口腔医学导论

主编 史彦 杨健

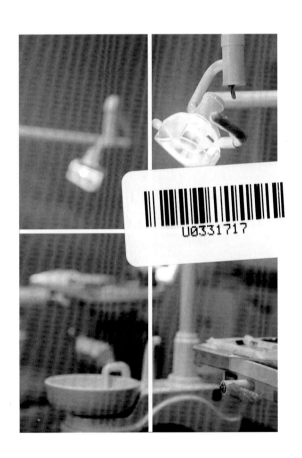

清华大学出版社

北京

内 容 简 介

本教材主要介绍口腔基础知识和口腔内科学、口腔修复学、口腔正畸学、口腔颌面外科学学科发展简史及其发展趋势以及口腔常见疾病的诊断与处理。本教材编写思路如下：首先，每一章前都有学习要点，帮助学生明确本章重点和难点；其次，除绪论和口腔基础知识外，每章按口腔各专业发展简史、主要疾病、未来发展趋势的逻辑主线进行阐述，内容全面，对学生有很好的指导作用；另外，阅读章后参考文献，有利于学生进行拓展学习，可培养学生循证医学思维；最后，书后附有中英文名词对照索引，可帮助学生掌握口腔医学常用专业术语。

本教材通俗易懂，配有大量临床图片，图文并茂，兼顾通识性与专业性，可作为临床医学专业学生的通识课教材。

图书在版编目（CIP）数据

口腔医学导论 / 史彦，杨健主编 . — 北京：清华大学出版社，2021.11
ISBN 978-7-302-58263-2

Ⅰ . ①口… Ⅱ . ①史… ②杨… Ⅲ . ①口腔科学—医学院校—教材 Ⅳ . ① R78

中国版本图书馆 CIP 数据核字（2021）第 105744 号

责任编辑： 罗　健
封面设计： 刘艳芝
责任校对： 李建庄
责任印制： 丛怀宇

出版发行： 清华大学出版社
　　　　　网　　址： http://www.tup.com.cn, http://www.wqbook.com
　　　　　地　　址： 北京清华大学学研大厦 A 座　　**邮　　编：** 100084
　　　　　社 总 机： 010-62770175　　　　　　　　**邮　　购：** 010-62786544
　　　　　投稿与读者服务： 010-62776969, c-service@tup.tsinghua.edu.cn
　　　　　质量反馈： 010-62772015, zhiliang@tup.tsinghua.edu.cn
印 刷 者： 三河市龙大印装有限公司
经　　销： 全国新华书店
开　　本： 185mm×260mm　　**印　张：** 19　　　**字　数：** 405 千字
版　　次： 2021 年 12 月第 1 版　　　　　　**印　次：** 2021 年 12 月第 1 次印刷
定　　价： 108.00 元

产品编号：089256-01

编 委 会

主 编 史彦（南昌大学附属口腔医院）

杨健（南昌大学附属口腔医院）

副主编（以姓氏笔画为序）

王予江（南昌大学附属口腔医院）

邓 炜（赣南医学院）

李小慧（九江学院口腔医学院）

李志华（南昌大学附属口腔医院）

邹 蕾（南昌大学抚州医学院）

廖 岚（南昌大学附属口腔医院）

编 委（以姓氏笔画为序）

王予江（南昌大学附属口腔医院）

王秋伟（南昌大学附属口腔医院）

王梦秀（南昌大学附属口腔医院）

刘 苗（武汉固瑞齿科）

许 勇（南昌大学附属口腔医院）

杨 健（南昌大学附属口腔医院）

杨娟霞（南昌大学附属口腔医院）

李小慧（九江学院口腔医学院）

李志华（南昌大学附属口腔医院）

邵 聆（南方医科大学附属第三医院）

欧阳志强（南昌大学附属口腔医院）

金幼虹（南昌大学附属口腔医院）

周子琪（南昌大学附属口腔医院）

郑治国（南昌大学附属口腔医院）

宗娟娟（南昌大学附属口腔医院）

胡晓菁（南昌大学附属口腔医院）

钟晓敏（赣南医学院第一附属医院）

黄 彦（南昌大学附属口腔医院）

黄文青（南昌大学附属口腔医院）

黄若瑜（南昌大学附属口腔医院）

黄美珍（南昌大学附属口腔医院）

喻静雯（南昌大学附属口腔医院）

廖　岚（南昌大学附属口腔医院）

戴　昱（深圳市人民医院口腔医学中心）

编写秘书　刘　清（南昌大学口腔医学院）

前言

以往口腔医学专业本科生的培养体系，学生前三年学习基础学科与临床医学知识，学生要到四年级才接触口腔医学专业知识。学生前三年往往对口腔医学专业知识一无所知。为了尽早向学生打开口腔医学专业大门，让学生在基础与临床医学知识学习阶段的早期即对口腔专业知识有初步了解，改变学生知识结构，扩大学生综合知识面，激发学生的专业热爱度，2014年，南昌大学口腔医学院在二年级本科生中开设口腔医学导论课，共16学时，学生反响良好，本课程起到了很好的专业引领作用。2017年，我们将口腔医学导论课又前移至一年级，让学生在大学一年级就了解口腔专业知识。经历了7年教学实践，笔者深刻体会到这门课程的重要性，但没有发现合适的教材，于是联系一批医学院校及医院口腔专业的同仁共同编写本教材，以满足教学需要。

本教材阐述了口腔医学的一些基本概念，介绍口腔医学各个专业学科发展简史和发展趋势以及口腔常见疾病的诊断与治疗。本教材编写思路如下：首先，每一章前都有学习要点，可帮助学生明确本章的重点和难点；其次，除绪论和口腔基础知识外，每章按各个专业学科发展简史、常见疾病、未来发展趋势的逻辑主线阐述，内容全面广泛，对学生有很好的指导作用；另外，阅读章后的参考文献，有利于学生拓展学习，可培养学生循证医学思维；最后，书后附有中英文名词对照索引，可帮助学生掌握常用口腔医学专业术语。

本教材配有大量临床图片，图文并茂，通俗易懂，兼顾通识性与专业性，既可作为口腔医学专业学生的教材，也可作为临床医学专业学生（甚至非医学专业学生）通识课教材。教师可按绪论、口腔基础知识、口腔各专业（口腔内科、口腔修复科、口腔正畸科、口腔颌面外科）学科发展简史、主要疾病、学科发展趋势这条逻辑主线讲授。

衷心感谢南昌大学口腔医学院杨健教授提供的指导意见，感谢南昌大学口腔医学院杨娟霞、黄文青主治医师，他们做了大量工作：参与了编写会、定稿会的讨论，并完成了部分章节的撰写，联系各个学科方向的具体编写人员，催促各位编委交稿，汇总稿件，对稿件进行修改。南昌大学口腔医学院刘清、江美参与了本书的整理、校对工作，对她们的付出一并表示感谢。因各种原因未联系到的原始图片作者，可与我们联系，我们将依法、依规支付相应稿费。

史彦

2021年6月

目　录

第一章

绪 论

学习要点

掌握：口腔医学导论课程目标（知识目标、能力目标和综合素质目标）。

熟悉：口腔医学发展简史。

口腔医学导论（introduction of stomatology）是口腔医学通识课程，是口腔医学生的必修课程。学习本课程，可为学生尽早打开口腔医学专业大门，让学生在入学早期即对口腔专业知识有初步了解，改变学生的知识结构，扩大学生知识面，激发学生的专业热爱度，为后续的专业学习奠定坚实的基础。

一、口腔医学的定义与口腔医学导论课程目标

口腔医学是医学的一个分支，是人类医学的重要组成部分。口腔医学是研究口腔器官（牙、牙槽骨、唇、颊、舌、腭、咽等），面部软组织，颌面复杂骨结构（上颌骨、下颌骨、颧骨等），牙髓炎，根尖周炎，牙周炎，牙体缺损和缺失的修复，错𬌗畸形的正畸等内容的一门学科。口腔医学导论是一门以介绍口腔基础知识、口腔医学各学科发展简史、发展趋势和常见疾病为主要内容的基础学科课程。

口腔医学导论课程目标包括知识目标、能力目标和综合素质（含德育）目标三个方面。

1. 知识目标

通过学习本课程的内容，使学生掌握口腔医学基础知识，掌握口腔保健专业知识，了解常见口腔疾病的预防和治疗知识。

2. 能力目标

能力目标包含四个方面的内容：

第一，培养学生将抽象的知识具体化、生活化的能力，加深学生对口腔医学知识的理解，使学生对口腔医学产生浓厚的学习兴趣。

第二，培养学生科普宣传和汇报的能力。

第三，初步培养学生查找文献资料的能力。查找文献资料是论文写作的重要基础能力。通过小规模限制性在线课程（small private online course，SPOC）教学，让学生

具备查找、应用专业文献的能力，为后续的本科生毕业论文甚至研究生的深造打下坚实的基础。

第四，大学生群体是学习能力和接受新事物能力最强的群体，通过对在校大学生进行系统规范的教学，让他们高效掌握口腔保健专业知识，预防口腔疾病。

3. 综合素质（含德育）目标

通过开展 SPOC 教学以及辩论赛等新颖的教学形式，使学生学会用科学的方法认识口腔疾病，培养学生积极探索口腔疾病客观规律和解决口腔疾病的基本素养，使学生学会用历史和发展的方法审视口腔疾病。

与此同时，通过实施课程思政，强化学生的辩证唯物观，培养其正确的社会价值观，并学会关注社会和民生问题。在实践中培养学生的坚强意志、团队与协作精神以及良好的医德、医风和为人民群众服务的全局意识。

二、口腔医学发展简史

（一）世界口腔医学四个发展时期

世界口腔医学经历了四个发展时期：

第一时期，牙匠时期。在漫长的历史发展过程中，牙医仅仅是指具备治疗牙病的技艺的匠人，即牙匠。这是口腔医学发展的原始时期。

第二时期，1728 年，法国医生皮埃尔·费查（Pierre Fauchard）出版了世界上第一本牙科专著——《外科牙医》（*Le Chirurgien Dentiste*）。该书描述了牙齿的解剖、生理、胚胎发育、口腔病理知识和临床病例，列举了 103 种牙病和口腔病。他把牙医从外科中独立出来，使之成为一种独立的职业，牙医从此被称为牙外科医师（surgeon-dentist）。该书奠定了近代牙医学的基础。这一时期，牙匠技艺开始向牙医学发展。

第三时期，1840 年，海顿（Haydan）和哈里斯（Harris）在美国马里兰州创办了世界上第一所牙科学院——巴尔的摩牙科学院（Baltimore College of Dental Surgery）。这标志着。牙医学从医学独立出来。此后世界各国都纷纷成立牙科学院或牙科系，1917 年，中国成立了第一所牙医学院——华西协合大学牙医学院。牙医学院独立招生，培养了一批又一批专科牙医师。在这个时期，牙医学得到快速发展。

第四时期是从 20 世纪中叶至今。随着医学、生物学和其他自然科学的发展，口腔医学快速发展。口腔医学的内容从仅仅医治牙病到治疗口腔疾病，包括黏膜病、颞下颌关节病等；从单纯研究牙齿转变为研究口腔器官、口腔颌面系统。

（二）中国口腔医学发展史上三个重大历史事件

中国口腔医学教育与西方的传统牙科教育有着显著差别，这与中国口腔医学发展史上的几个重大事件有关：

中国口腔医学发展史上第一个重大事件是：1950 年 7 月，时任北京大学医学院牙医学系主任的毛燮均教授向上级申请把牙医学系更名为口腔医学系。此申请报告经北京大学医学院、北京大学报中央人民政府卫生部批复，最后由教育部批准，在中国使用了几十年的牙医学系正式更名为口腔医学系。这一改变，在中国口腔医学发展史上具有极其重要的意义，是奠定我国口腔医学发展基础的一项极其重大的改变。它不仅把牙医学专业教育的范围从牙器官扩大到整个口腔器官，而且也改变了牙医学教育的知识结构和教育模式，使牙医学教育成为建立在大医学教育基础上的口腔医学教育，强调了口腔医学与大医学的联系，这一改变使中国口腔医学界受益至今。中国的口腔医学生不仅接受系统的牙科教育，同时接受全面的医学教育，中国口腔医生因而具有系统的医学知识背景。这为我国口腔医学发展奠定了极其重要的基础。

中国口腔医学发展史上第二个重大事件是：1952年，全国高等院校进行院系调整。中央人民政府决定在医药院校设立4个本科一级专业，即医疗系、口腔系、药学系、公共卫生系，近年来扩充为11个一级专业，口腔医学始终名列其中。

中国口腔医学发展史上第三个重大事件是：1996年，具有独立法人资格的国家一级学术团体——中华口腔医学会成立。它的成立对中国口腔医疗服务水平的提高、口腔医学教育事业的发展、中国老百姓口腔保健意识的增强起到了积极的推动作用。中华口腔医学会及其所属的21个专业委员会以及各省、市、自治区口腔医学会、口腔医学专业委员会等学术团体多年来举办了数以千计的学术会议、继续教育学习项目，极大地促进了中国口腔医学学术水平的提高。

（三）中国主要口腔医学院的历史渊源

1906年秋天，对教会工作非常感兴趣的艾西理·渥华德·林则（Ashley W. Lindsay）向加拿大有关委员会提出到中国开展牙医事业的申请。1907年，林则得到批准，成为第一名前往中国的牙科医学传教士。1907年，林则在中国成都首创牙科诊所，1911年扩建为牙症医院。1917年，他创办华西协合大学牙医学科，后扩充为牙医学院，该学院为中国现代口腔医学的发源地。1907—1950年，他担任华西口腔医院院长。2000年，华西医科大学与四川大学合并后更名为四川大学华西口腔医学院。之后，我国各个高校陆续建立口腔医学院或口腔医学系，口腔医学这一学科得以不断发展壮大。上海交通大学口腔医学院的前身是震旦大学医学院牙医系，创建于1932年。1952年9月，全国高等学校院系调整，圣约翰大学医学院、同德医学院与震旦大学医学院合并成立上海第二医学院，三校合并的牙医系改名为上海第二医学院口腔医学系。1987年10月，更名为上海第二医科大学口腔医学院。2005年7月，上海第二医科大学与上海交通大学合并，同年10月，更名为上海交通大学口腔医学院。空军军医大学（原第四军医大学）口腔医学院创建于1935年，其前身是中国人自主创办的第一所牙科学院——国立南京中央大学牙医专科学校。北京大学口腔医学院始建于1941年，从最初的国立北京大学医学院附属医院齿科诊室起步，名称历经"齿学系""牙医学系""口腔医学系"等演变，直至"北京大学口腔医学院"。武汉大学口腔医学院创建于1960年，其前身是湖北医科大学口腔医学系，该系是中华人民共和国依靠自己的力量建立的第一所口腔系。2000 年 8 月 2 日，经国务院批准，原武汉大学、武汉水利电力大学、武汉测绘科技大学与湖北医科大学组成新的武汉大学。现在，我国口腔医学的五大知名院校为四川大学、上海交通大学、北京大学、武汉大学、空军军医大学。

（四）口腔健康的重要性

人们常说口腔健康是整个社会文明、进步与发展的窗口与标志。看一个国家孩子们嘴巴里有多少颗龋齿，看他们老年人嘴巴里还剩多少颗牙齿，就知道了这个国家真实的发展水平。世界卫生组织（World Health Organization，WHO）把口腔健康列为人体健康的十大标准之一。前世界牙科联盟主席阿登（Aerden）女士认为应把无牙颌患者视为残疾人。这些都说明口腔健康是文明社会不可忽视的重大问题。近年来越来越多的研究表明，口腔健康与全身健康、口腔疾病与全身各系统疾病之间有着密不可分的联系。比如，牙周疾病可诱发心肌梗死，孕妇患牙周炎可影响胎儿发育。缺乏咀嚼运动可影响大脑发育。咬合状态可影响人体平衡，影响肌力；咬合状态紊乱会导致头痛等。这些研究表明，口腔疾病和其他疾病一样，是影响全身的疾病，口腔器官不是"独立"的。21 世纪，口腔医学将和医学更加融合，口腔医学作为医学的一个重要组成部分，将得到极大发展！

这也进一步加深我们对口腔健康重要性的认识。发展口腔医学，促进人民口腔健康水平的提高是我们义不容辞的责任，也是今后一个历史时期中国口腔医生的光荣使命。

三、学习口腔医学导论课程的基本方法

口腔医学导论是一门专业导学课程，属"Ⅰ类通识课程"，也可作为"Ⅱ类通识课程"，导论课程适合作为教学改革课程。在学习过程中，同学们可采用以下三种方法学习本课程：

（1）学生要以疾病为中心，以问题和项目为导向，以此牵引知识点的学习和基本技能的训练，将病案学习贯穿于教学与训练的全过程中，不断提高自身的科学分析能力和批判性思维能力。

（2）学生可结合生活实际，查找相关文献，对知识进行总结提炼，同时有意识地提高自身的科普宣传教育能力。

（3）学生应积极学习、领会课程思政精神，学会用科学方法认识社会，关注民生，培养良好的医德、医风和为人民服务的全局意识。

口腔疾病在临床上颇为常见，其发病率和就诊率非常高。预防口腔疾病、提高口腔疾病治愈率、维护人体健康变得越来越重要。口腔医学生应认真学习，充分掌握口腔疾病的基础理论和临床操作要点，并在临床工作中规范操作。同时，医学生应积极进行口腔卫生保健宣传，提高人民群众的口腔保健意识，切实践行口腔人"医、教、研、防"四位一体协同发展的理念，努力为老百姓提供全方位、全周期的口腔健康服务。

（史　彦）

第二章

第一节　口腔解剖与生理

一、口腔前庭和固有口腔

口腔为消化道的起始部分，具有重要的生理功能。它参与消化和呼吸过程，协助发音、言语和表情动作的形成，并具有感觉功能。口腔的前壁为唇，经上下唇间的口裂与外界相通，后面经由腭垂、腭舌弓和舌根共同组成的咽口通向口咽部。口腔的两侧壁为颊，上顶和下底分别为腭和舌下区域。以上下牙列、牙龈及牙槽黏膜为界，将口腔分为前外侧的口腔前庭和后内侧的固有口腔。

在口腔前庭内，可见数个有临床意义的表面解剖标志，包括口腔前庭沟（口腔前庭的上下界，为唇、颊黏膜移行于牙槽黏膜的沟槽），上唇、下唇系带，颊系带，腮腺管乳头，磨牙后区，颊脂垫尖和翼下颌皱襞等。

颊脂垫尖：口张大时，平对上下颌后牙𬌗面间可见三角形隆起，即颊垫。深面为颊脂垫所衬托，颊脂垫尖指向其后方，临近翼下颌皱襞的前缘，约相当于下颌孔平面，是下牙槽神经阻滞麻醉的重要标志（图 2-1）。

翼下颌皱襞：是指由翼下颌韧带衬托的，延伸于上颌结节后内方，位于磨牙后垫后方之间的黏膜皱襞，是下牙槽神经阻滞麻醉的参考标志，也是翼下颌间隙及咽旁间隙口内切口的标志（图 2-2）。

二、牙的分类、结构与功能

（一）牙的分类方法

牙的分类方法通常有两种：一种是根据牙在口腔内是暂时存在还是永久存在来分

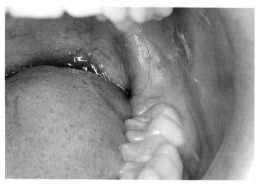

图 2-1　颊脂垫尖

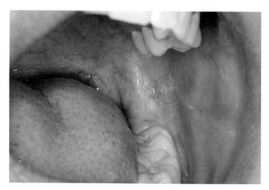

图 2-2　翼下颌皱襞

类；另一种是根据牙形态特点和功能特性来分类。

1. 根据牙在口腔内存在时间是暂时还是永久来分类

根据牙在口腔内存在时间是暂时还是永久，可将牙分为乳牙和恒牙，中间的过渡期是年轻恒牙。

人的牙齿有三个阶段，6 个月～2.5 岁为乳牙期阶段，6 岁～12 岁时为替牙期阶段，12 岁～终生为恒牙阶段。

（1）乳牙（deciduous teeth）：婴儿出生后 6 个月左右，乳牙开始萌出，至 2 岁半左右，20 颗乳牙全部萌出。从六七岁至十二三岁，乳牙开始逐渐脱落，最终为恒牙所代替。

乳牙不仅是婴儿期、幼儿期和学龄期咀嚼器官的主要组成部分，而且对儿童的生长发育、正常恒牙列的形成等都起重要的作用。

① 有助于儿童的生长发育

婴幼儿时期是生长发育的旺盛期，健康的乳牙有助于消化功能，并且有利于生长发育。

正常的乳牙能够发挥良好的咀嚼功能，给颌和颅底等软组织以功能性的刺激，促进其血液、淋巴循环，增强其代谢，进而有助于颌面部正常发育。

② 引导恒牙的萌出及恒牙列的形成

乳牙的存在为继承恒牙的萌出预留间隙，若乳牙因邻面龋导致近远中径减小，或因龋过早丧失，邻牙发生移位，乳牙原所占间隙缩小，继承恒牙因间隙不足而导致位置异常。乳牙过早丧失可使继承恒牙过早萌出或过迟萌出。乳牙的根尖周病亦可使继承恒牙过早萌出，也可影响继承恒牙牙胚，使其釉质发育不全，即形成特纳（Turner）牙（图 2-3）。特纳牙常见于乳牙根尖周严重感染，导致继承恒牙釉质发育不全。这种情况往往见于个别牙，以前磨牙居多。特纳牙不同于其他釉质发育不全累及口内多数牙，它往往只涉及单个牙齿。若患牙为尖牙或前磨牙，通常是因乳牙感染较重影响了后继恒牙的发育。若为前牙，则多由创伤因素所致，受创乳牙被推入下方发育中的恒牙胚，从而扰乱了恒牙釉质的发育。也就是说，乳牙下方有恒牙胚，若有龋坏要及时治疗，防止出现特纳牙。另外，乳牙对恒牙的萌出具有一定的诱导作用。

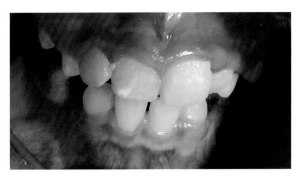

图 2-3 特纳（Turner）牙

③ 辅助发音

乳牙萌出期和乳牙列期是儿童开始发音和学习语言的主要时期，正常的乳牙列有助于儿童正常发音。若儿童时期乳牙损坏，尤其是上颌乳前牙的大面积龋坏或过早丧失，则发音学语都会受到影响。

④ 有利于美观及心理健康

乳牙在儿童颜面美观方面也有着举足轻重的作用。一个满口乳牙龋坏和（或）乳牙过早脱落的孩子是不愿张口说笑的，心理健康也会受到影响。

虽然乳牙在口腔内存在的时间较短，但此时正值儿童生长发育的快速期，因此，保护乳牙对于保障消化和促进营养的吸收，刺激颌面部正常生长发育，引导恒牙正常萌出都极为重要。

因此，重视和保护乳牙十分重要，特别提醒：乳牙萌出后就应加以保护。口腔科医生应重视卫生宣传教育工作，消除"乳牙对人是暂时性的，无关紧要"的错误观点，使孩子们都有一口健康、漂亮的牙齿。

（2）年轻恒牙（young permanent teeth）：年轻恒牙是指已萌出但在形态和结构上尚未形成和成熟的恒牙。

年轻恒牙的解剖特点：由于年轻恒牙尚处于不断萌出中，故临床牙冠的高度显得低，牙根尚未完全形成，根尖孔呈漏斗状，髓腔整体宽大，根管壁薄。

（3）恒牙（permanent teeth）：6 岁开始萌出第一个恒牙，即第一磨牙。一般 12 岁完成恒牙的萌出。恒牙是继乳牙脱落后的第二副牙，因疾病或意外损伤脱落后再无牙替代，故称之为恒牙。正常情况下，全口恒牙共 32 颗，近代人类第三磨牙有退化的趋势，故恒牙数在 28 与 32 之间也属正常。

恒牙一般在牙根形成 2/3 左右时开始萌出，萌出后，牙根继续发育，萌出后 2～3 年，牙根才达到应有的长度，3～5 年，根尖才发育完成。年轻恒牙牙龈缘附着的位置不稳定，随牙的萌出而不断退缩，需 3～4 年才稳定。大部分恒牙自萌出后达𬌗平面需 7～12 个月。

2. 根据牙形态特点和功能特性分类

食物进入口腔后，需经切割、撕裂、捣碎和磨细等工序将其粉碎，才能有效完成咀嚼功能。根据此功能特性，恒牙可分为切牙、尖牙、前磨牙和磨牙四类，乳牙可分为乳切牙、乳尖牙和乳磨牙三类。

（1）切牙（incisor）：位于口腔的前部，上下左右共8颗，包括上颌中切牙、上颌侧切牙和下颌中切牙、下颌侧切牙。牙冠形态简单，唇舌面呈梯形，邻面呈楔形，切端薄，牙根多为单根。切牙的主要功能是切割食物。

（2）尖牙（canine）：位于口角处，俗称犬牙，上下左右共4颗，包括上颌尖牙和下颌尖牙。牙冠较厚，唇舌面呈五边形，邻面呈楔形，切端有一长大的牙尖，尖牙牙根多为单根，长大并且粗壮。尖牙的主要功能是穿刺和撕裂食物。

（3）前磨牙（premolar）：位于尖牙和磨牙之间，又称双尖牙，上下左右共8颗，包括上颌第一、第二前磨牙和下颌第一、第二前磨牙。牙冠约呈立方体形，颊舌面呈五边形，邻面呈四边形，咬合面有两尖（下颌第二前磨牙可能有三尖型者）。牙根可分叉，以利于牙的稳固。前磨牙的主要功能是协助尖牙撕裂食物，并具有捣碎食物的作用。

（4）磨牙（molar）：位于前磨牙远中，上下左右共12颗，包括上颌第一、第二、第三磨牙和下颌第一、第二、第三磨牙。牙冠体积大，约呈立方体形，邻面呈四边形，咬合面大，有4~5个牙尖。牙根为多根，可有2~3个根。磨牙的主要功能为磨细食物。

临床上，通常以口角为界把牙分为前牙和后牙，前牙包括切牙和尖牙，后牙包括前磨牙和磨牙。根据牙的形态特点和功能特性，乳牙可分为乳切牙（共8颗）、乳尖牙（共4颗）和乳磨牙（共8颗）三类。

（二）牙齿的结构（图2-4）

1. 牙体外部形态

从牙体外部观察，每颗牙均由牙冠、牙根和牙颈三部分构成。

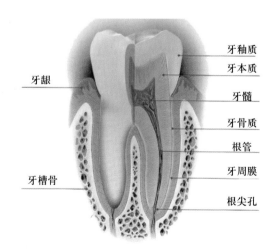

牙龈
牙槽骨

牙釉质
牙本质
牙髓
牙骨质
根管
牙周膜
根尖孔

图2-4　牙齿的结构、牙周支持组织

（1）牙冠（dental crown）：牙体外层被牙釉质覆盖的部分称为牙冠，牙冠与牙根以牙颈为界，是牙发挥咀嚼功能的主要部分。正常情况下，牙冠的大部分显露于口腔，牙冠与牙根以龈缘为界，其中龈缘上方的牙体部分称为临床牙冠。

（2）牙根（dental root）：牙体被牙骨质覆盖的部分称为牙根。牙根埋于牙槽骨内，是牙体的支持部分，起稳固牙体的作用。牙根的尖端称为根尖，通常每个牙根尖处都有小孔，内有牙髓的神经、血管穿行，该孔称为根尖孔。

（3）牙颈（dental cervix）：牙冠与牙根交界处形成的弧形曲线，称为牙颈。

2. 牙的剖面形态

观察牙纵剖面，牙体从组织学上可分为牙釉质、牙骨质、牙本质三种硬组织以及一种软组织——牙髓。

（1）牙釉质（enamel）：牙釉质是指覆盖于牙冠表面的、半透明的白色硬组织，是高度钙化的最坚硬的牙体组织，也是全身最坚硬的矿化组织，其硬度值约为 340KHN（洛氏硬度），可抵抗高强度的咀嚼压力和摩擦力。

（2）牙骨质（cementum）：牙骨质是指覆盖在牙根表面的硬矿化组织。牙骨质的组织结构与密质骨相似，呈淡黄色，比牙本质颜色略深，其硬度低于牙本质。

（3）牙本质（dentin）：牙本质是指构成牙主体的硬组织，色淡黄。牙本质冠部表面被牙釉质覆盖，而根部表面由牙骨质覆盖，其主要功能是保护内部的牙髓和支持表面的牙釉质及牙骨质。由牙本质围成的腔隙称为髓腔，内部充满牙髓组织。

（4）牙髓（dental pulp）：牙髓是牙体组织中唯一的软组织，是一种疏松结缔组织，位于由牙本质构成的髓腔内，牙髓中的血管、淋巴管和神经仅通过根尖孔与根尖部牙周组织相连。

三、牙周组织的解剖和生理

牙周组织由牙龈、牙周膜、牙槽骨和牙骨质组成。该系统将牙牢固地附着于牙槽骨，承受咬合力，同时使口腔黏膜与牙体硬组织间呈一良好的封闭状态，故习惯上将上述四种组织合称为牙周支持组织（图 2-4）。

（一）牙龈

牙龈（gingiva）是指覆盖于牙槽突表面和牙颈部周围的口腔咀嚼黏膜，由上皮及其下方的结缔组织组成，包括游离龈、附着龈和龈乳头三部分。

1. 游离龈（free gingiva）

游离龈又称边缘龈，呈领圈状包绕牙颈部，宽约 1mm，正常呈粉红色，菲薄且紧贴牙面。

2. 附着龈（attached gingiva）

附着龈与游离龈相连，均为角化上皮，附着龈与游离龈合称角化龈。附着龈的根方为牙槽黏膜，两者之间有明显的界限，称作膜龈联合。

3. 龈乳头（gingiva papilla）

龈乳头，亦称牙间乳头，呈锥形充填于相邻两牙接触区根方的楔状隙中。

（二）牙周膜

牙周膜，又称牙周韧带（periodontal ligament），是围绕牙根并连接牙根和牙槽骨的致密结缔组织。它与牙龈的结缔组织相续。牙槽动脉的分支经牙槽骨而进入牙周韧带。

1. 牙周膜纤维

牙周膜最重要的成分是胶原构成的主纤维，主纤维呈束状排列，一端埋入牙骨质内，另一端埋入牙槽骨内，从而将牙悬吊固定于牙槽窝内。

2. 牙周膜的细胞

牙周膜中有 4 种类型的细胞：结缔组织细胞、马拉瑟（Malasscz）上皮剩余细胞、防御细胞（巨噬细胞、肥大细胞和嗜酸性粒细胞）以及与神经、血管相关的细胞。结缔组织细胞包括成纤维细胞、成骨细胞、破骨细胞以及未分化间充质细胞。成纤维细胞又称为牙周韧带细胞，是牙周膜中最常见的细胞。该细胞的主要功能为合成胶原及吞噬、水解老化的胶原纤维。

（三）牙槽骨

牙槽骨（alveolar bone），亦称牙槽突，是上下颌骨包围和支持牙根的部分。容纳牙根的窝称牙槽窝。牙槽窝的内壁称为固有牙槽骨，牙槽窝在冠方的游离端称牙槽嵴，两牙之间的牙槽骨部分称牙槽间隔。牙槽骨的最冠方，即邻近牙颈部处称牙槽嵴顶。牙槽骨是牙周组织中，也是全身骨骼系统中代谢和改建最活跃的部分。牙槽骨的改建受局部和全身因素的影响，局部因素如牙功能的需要和改变以及炎症，全身因素可能是性激素、甲状旁腺素、骨钙素。

（四）牙骨质

牙骨质（cementum）覆盖于牙根表面，硬度与骨相似。牙骨质在一生中不断形成、增厚，从 10 岁至 70 岁，约增厚三倍，主要在根尖区和根分叉区，以代偿牙𬌗面磨耗和帮助牙继续萌出。

四、口腔颌面部的其他解剖结构

（一）舌

舌（tongue）为口腔内重要器官，参与言语、协调咀嚼、吞咽、吮吸、感受味觉和一般感觉等功能活动。

舌的表面解剖标志：

1. 舌背

舌背是指舌的上面，"∧"形界沟将舌分为前 2/3 的舌体和后 1/3 的舌根两部分。在界沟的前方有 7～9 个轮廓乳头；在舌侧缘的后部并排 5～8 条叶状乳头皱襞，舌背前 2/3 布满了体积很小的丝状乳头，其间分散有红色的菌状乳头。

2. 舌腹

舌腹是指舌的下面，在舌尖下面，舌腹与舌下区黏膜返折的中线处可见舌系带。舌系带两侧各有一条黏膜皱襞，向前内方行向舌尖。左、右黏膜皱襞与舌腹中线间的三角区内有舌神经及舌深血管穿行。

（二）唾液腺

唾液腺由 3 对大唾液腺和许多散在分布于口腔及口咽等部位黏膜下的小唾液腺构成。大唾液腺包括腮腺（parotid gland）、下颌下腺（submandibular gland）及舌下腺（sublingual gland），其分泌的唾液通过各自及交叉的导管系统排入口腔；小唾液腺通过口腔黏膜将唾液泌入口腔（图 2-5）。

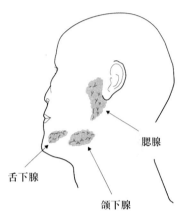

腮腺

舌下腺

颌下腺

图 2-5 唾液腺示意图

（三）上颌骨（maxilla）

上颌骨位于颜面中部，左右各一，相互对称，是除下颌骨外最大的口腔颌面骨。

上颌骨形态不规则，大致可分为"一体"和"四突"。"一体"即上颌体，略呈锥体形，分为前、后、上、内四面，中央有上颌窦。前面，又称脸面，上界为眶下缘，下界移行于牙槽突，内界为鼻切迹，后界为颧突及颧牙槽嵴。后面，又称颞下面，朝向后外，参与颞下窝及翼腭窝的构成。上面，又称眶面，呈三角形，构成眶下壁的大部。前缘是眶缘的一部分，后缘形成眶下裂前缘的大部分。中部有眶下沟。内面，又称鼻面，构成鼻腔的外侧壁。内面后上方有三角形的上颌窦裂孔通向鼻腔。上颌骨的"四突"分别为额突、颧突、腭突和牙槽突。

上颌窦（maxillary sinus）位于上颌体中央，呈锥体型，基底由鼻腔外侧壁构成，尖延伸至上颌骨的颧突，其上壁为眶底，下壁为上颌骨的牙槽突（图 2-6）。

（四）下颌骨（mandible）

下颌骨是颌面部骨中唯一能活动的骨，位于面部下 1/3，其后上方的髁突与颞骨的关节窝及关节结节共同参与颞下颌关节的构成。

下颌骨分为水平部和垂直部，水平部称为下颌体，垂直部称为下颌支。下颌体下缘与下颌支后缘相连的转角处称为下颌角（图 2-7）。

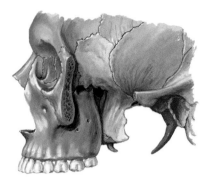

图 2-6　上颌骨

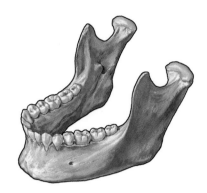

图 2-7　下颌骨

（五）颞下颌关节（temporomandibular joint）

颞下颌关节是颌面部唯一的动关节。颞下颌关节虽然分左、右两侧，但下颌骨将左、右侧髁突连为一体，因此颞下颌关节左右联动，支持咀嚼、吞咽、言语及部分表情等下颌功能活动。

颞下颌关节是由上方的颞骨关节窝及关节结节，下方的下颌骨髁突，居于两者之间的关节盘，以及外侧包绕的关节囊和囊内外韧带等部分构成。

第二节　常见口腔疾病

一、龋病

龋病（dental caries）是在以细菌为主的多种因素影响下，牙体硬组织发生慢性进行性破坏的一种疾病。

患龋病时，牙体硬组织的病理改变涉及釉质、牙本质和牙骨质，基本变化是微生物在牙面将蔗糖转化为酸，从而造成无机物脱矿和有机物分解。

龋病的临床特征是牙体硬组织在色、形、质各方面均发生变化。初期时牙龋坏部位的硬组织发生脱矿，微晶结构改变，牙透明度下降，致使釉质呈白褐色。继之病变部位有色素沉着，局部可呈黄褐色或棕褐色。随着无机成分脱矿、有机成分破坏分解的不断进行，釉质和牙本质疏松软化，最终发生牙体缺损，形成龋洞。龋洞一旦形成，则缺乏自我修复能力。

龋病的治疗即修复龋洞，就是人们常说的补牙，首先要去除病变的组织，保护正常的组织，改变口腔致龋的环境，然后利用生物相容并且能够承担生物功能的材料充填窝洞，恢复牙的外形、功能和美观。

二、牙髓病和根尖周病

牙髓病是指牙髓组织的疾病，包括牙髓炎症、牙髓坏死和牙髓退变。根尖周病是指局限于根尖部的牙周组织（包括牙骨质、牙周膜和牙槽骨）的病损。如果龋病进一步发展，就会导致波及牙神经，出现牙髓病和根尖周病。

根管治疗术（root canal therapy，RCT）是目前最有效、最常用的治疗手段，它采用专用的器械和方法对根管进行清理、成型（根管预备），有效的药物对根管进行消毒灭菌（根管消毒），最后严密填塞根管并进行冠方修复（根管充填），从而达到控制感染、修复缺损，促进根尖周病变的愈合以及防止根尖周病变发生的目的（图2-8）。

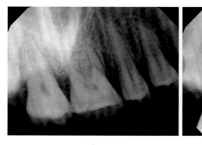 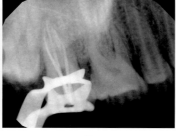 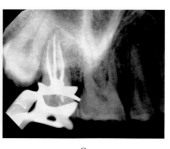

A B C

A. 根管治疗前；B. 试尖片；C. 根充片

图2-8 根管治疗术（南昌大学口腔医学院史彦医生供图）

根管治疗后的牙，由于没有神经，同时大部分根管治疗后的牙因为龋洞引起牙体组织较薄弱，所以比较脆弱，抗力差，需做桩冠或全冠等修复体来保护剩余牙体组织和恢复牙体形态与功能。

修复体是采用某种材料制成，借粘固剂固定在经过预备的患牙上，以恢复牙体形态与功能的人工替代体。

常用修复体的类型有桩冠、全冠、嵌体和贴面。

1. 桩冠（post crown）

利用冠桩插入残根根管内固位的全冠修复体。

桩核类型：金属桩（图2-9）、纤维桩（图2-10）、全瓷桩（图2-11）。桩核制作完成后，表面再进行全冠修复，修复体即制作完成。

2. 全冠（full crown）

全冠为覆盖全部牙冠表面的修复体。根据制作材质不同，全冠可分为金属全冠、非金属全冠和混合全冠。

（1）金属全冠：以金属材料制作的全冠修复体（图2-12）。

（2）非金属全冠：以树脂、瓷等修复材料制作的全冠修复体。

树脂全冠：以各种树脂材料制作的全冠修复体。

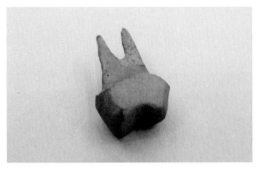

图 2-9　金属桩［洋紫荆牙科器材
（深圳）有限公司供图］

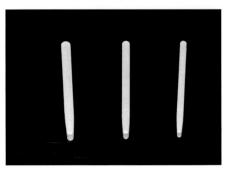

图 2-10　纤维桩

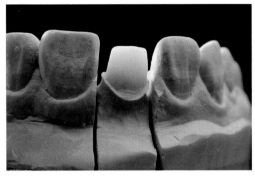

图 2-11　全瓷桩［洋紫荆牙科器材（深圳）
有限公司供图］

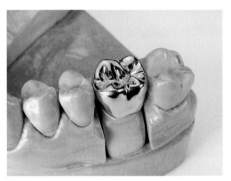

图 2-12　金属全冠［洋紫荆牙科器材
（深圳）有限公司供图］

全瓷冠：以烤瓷或铸造玻璃陶瓷材料制作的全冠修复体（图 2-13）。

（3）混合全冠：以金属与瓷或金属与树脂材料制成的复合结构的全冠修复体。

烤瓷熔附金属全冠：又称金属 - 烤瓷全冠，在真空高温条件下，在金属基底上制作的全瓷复合结构的全冠（图 2-14）。

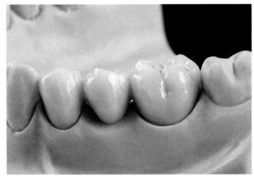

图 2-13　全瓷冠［洋紫荆牙科器材（深圳）
有限公司供图］

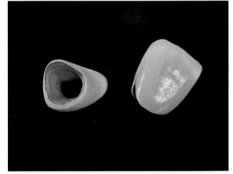

图 2-14　烤瓷熔附金属全冠［洋紫荆牙
科器材（深圳）有限公司供图］

树脂金属混合全冠：在金属基底上覆盖树脂牙面的混合全冠。

残根的纤维桩冠修复过程包括预备牙体及桩道，放置纤维桩，牙体预备，全瓷冠黏固（图 2-15）。

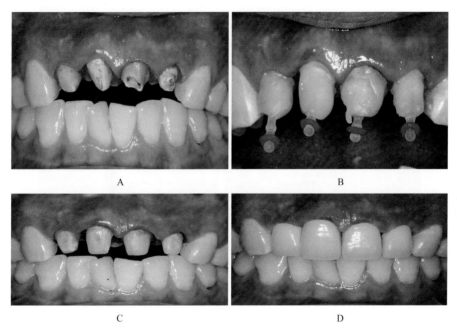

A. 残根；B. 制作纤维桩；C. 纤维桩；D. 全瓷冠

图 2-15 残根的纤维桩冠修复过程（南昌大学口腔医学院喻静雯医生供图）

3. 嵌体（inlay）

嵌体为嵌入牙冠内的修复体，其中部分嵌入牙冠内、部分高于殆面的修复体称为高嵌体（onlay）（图 2-16、图 2-17）。

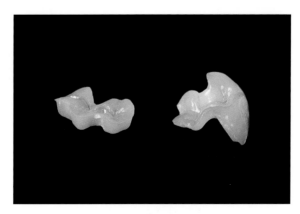

图 2-16 嵌体 [洋紫荆牙科器材（深圳）

有限公司供图]

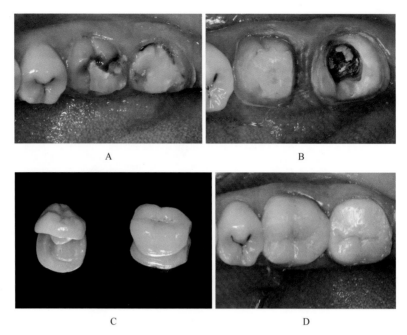

A. 牙体缺损；B. 牙体预备后；C. 高嵌体；D. 口内试戴完成

图 2-17　高嵌体（南昌大学口腔医学院喻静雯医生供图）

4. 贴面（veneer laminate）

贴面是指在保存活髓、少磨牙或不磨牙的情况下，采用粘接技术，用修复材料直接或间接粘接覆盖牙体表面缺损、着色牙、变色牙和畸形牙等，以恢复牙体的正常形态和改善其色泽的一种修复方法（图 2-18）。

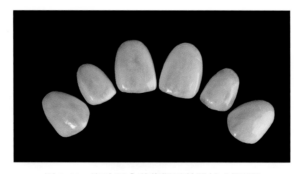

图 2-18　瓷贴面［洋紫荆牙科器材（深圳）
有限公司供图］

三、牙周疾病

牙周疾病指只发生在牙周支持组织（牙龈、牙周膜、牙槽骨和牙骨质）的各种疾病，包括牙龈炎和牙周炎两大类疾病。

（一）牙龈炎

牙龈的炎症主要位于游离龈乳头，是最常见的牙龈病，几乎每个人在其一生中的某个时间段都可发生不同程度和不同范围的慢性龈炎。龈缘附近牙面上堆积的牙菌斑是慢性牙龈炎的始动因子，其他因素如牙石、食物嵌塞、不良修复体、牙错位拥挤、口呼吸等均可促进菌斑的积聚，引起或加重牙龈的炎症。临床上以牙龈组织的炎性肿胀为主要表现，患者常在刷牙或咬硬物时牙龈出血（hamorrhage）（图2-19）。

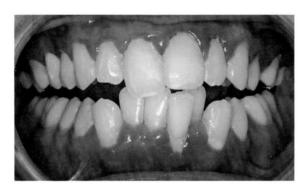

图 2-19　牙龈炎

（二）牙周炎

牙龈的炎症侵犯牙周支持组织，导致附着丧失、牙周袋形成和牙槽骨吸收。若不及时治疗，病变一般缓慢加重，直至牙松动而脱落。慢性牙周炎可发生于任何年龄，但大多数患者为成年人，35岁以后患病率明显升高，男性、女性无差异。

牙周炎四大临床特征：

（1）牙周袋形成：探诊深度超过3mm，且袋底位于釉牙骨质界的根方。此时结合上皮向根方增殖，其冠方部分与牙面分离形成牙周袋。

（2）牙龈炎症：牙龈发炎时，龈色变暗红或鲜红色，质地松软而失去弹性，牙龈肿胀，边缘厚钝，甚至肥大增生，这会使菌斑积聚，进一步加重牙龈炎。

（3）牙槽骨吸收：X线片上显示牙槽嵴顶到釉牙骨质界的距离超过2mm，即视为有牙槽骨吸收，其主要由慢性炎症和咬合创伤所致。

（4）牙齿松动：患牙周炎时，由于牙槽骨吸收、咬合创伤、急性炎症及其他牙周支持结构的破坏，使牙的动度超过了生理性动度的范围，出现了病理性的牙松动。

四、牙外伤

牙外伤（traumatic dental injury，TDI）（图2-20）是指牙受到各种机械外力作用发生的牙体硬组织、牙髓组织、牙周组织的急性损伤，包括牙震荡、牙脱位和牙折。

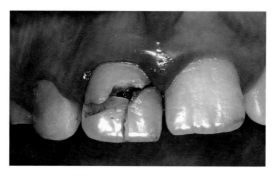

图 2-20 牙外伤（摘自 Textbook of Endodontology）

牙受外力作用脱离牙槽窝者称为牙脱位，严重时可完全离体，称为全脱位（图 2-21）。牙脱位后应立即将牙放入原位，如果牙已落地污染，患者应就地用生理盐水或无菌水冲洗，然后放入原位。如果不能即刻复位，患者可将患牙放置于盛有牛奶的杯子中，切忌干燥。患者应尽快到医院就诊。医生处理牙根时，不要用手接触牙根表面，以保护牙周膜。医生清洁牙根表面后，将牙放回原位，并用树脂和钢丝做夹板固位。这样处理脱位牙，牙再植的成功率会非常高。

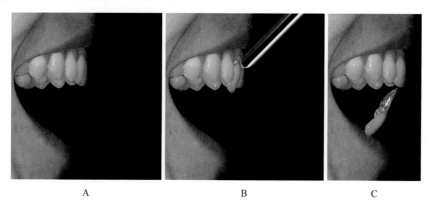

A | B | C

A. 正常牙；B. 牙受外力；C. 牙完全脱位

图 2-21 牙完全脱位示意图（截图来自国际牙外伤协会网站 http://iadt-dentaltrauma.org）

五、牙列缺损

牙列缺损（dentition defect）（图 2-22）是指在上下颌牙列内的不同部位有不同数目的牙齿缺失，牙列内同时有不同数目的天然牙存在。牙列缺损是口腔修复科临床常见和多发的缺损畸形。

（一）牙列缺损的危害

1. 影响美观

牙齿对维持面部的外观有非常重要的作用，尤其是前牙对面部美观的影响非常大。

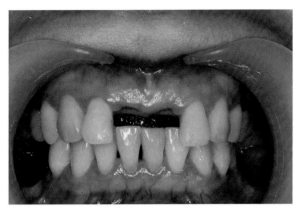

图 2-22 牙列缺损

前牙缺失会让人看起来缺少活力，使人显得衰老。

2. 影响发音

牙齿缺失，特别是前牙缺失，会造成发音不清，进而影响患者的交际活动，甚至会影响患者的心理健康。

3. 殆紊乱

牙齿缺失后，相邻牙齿的咀嚼负担增加，同时由于缺牙空隙的存在，邻近的牙齿也失去了约束和依靠，这大大增加了口腔内剩余牙齿的负担。若长时间不修复缺牙，可能会造成相邻牙齿的倾斜，以及相应咬合面的牙齿伸长等，继而引发龋病、牙周病，进一步加重对剩余牙齿的损害。缺牙时间越长、数目越多，对余留牙齿的影响越大。

4. 影响消化

牙齿缺失以后，人的咀嚼功能会变差，其影响程度与缺牙的部位及数量有关。前牙缺失会影响咬断食物，后牙缺失会影响磨碎食物。人的咀嚼功能降低后，未经充分研磨、捣碎的食物直接进入胃肠道，将大大增加消化系统的负担，这会影响到营养成分的吸收。

5. 影响舒适度

当个别牙齿缺失后，咀嚼力集中在口腔内剩余的牙上。当咀嚼力超过了剩余牙的承受限度时，可引起剩余牙牙周组织的不适。

6. 影响认知能力

牙周本体感觉为反射性深部感觉，能够感受牙的动度，反射性调节殆力，诱导开口反射。一级神经元的胞体在三叉神经节内，其周围突至牙、牙周、肌、腱和颞下颌关节等深部感受器，中枢突经三叉神经传入纤维至三叉神经中脑核和丘脑腹后内侧核，由三叉神经中脑核和丘脑腹后内侧核换元后，经上行传导束上行至小脑和（或）大脑皮层，其具体途径尚不完全清楚。

牙周本体觉感受器有：

（1）梭形末梢，分布于牙周膜内，感受牙体受力的方向、大小等感觉，参与本体感觉及定位，是牙周本体感觉的主要感受器；

（2）游离神经末梢，既感受疼痛刺激，也参与本体感觉等；

（3）Ruffini 末梢，分布在根尖周围，属于机械感受器，参与本体感觉；

（4）此外还有环状末梢，分布在牙周膜中央区，功能尚不清楚。

（二）牙列缺损的处理

1. 活动义齿（removable partial denture）

活动义齿是利用天然牙和基托下黏膜及骨组织作支持，依靠义齿的固位体和基托来固位，用人工牙恢复缺失牙的形态和功能，用基托材料恢复缺损的牙槽嵴及软组织形态，患者能够自行摘戴的一种修复体。

可摘局部义齿（图 2-23）是牙列缺损修复中最常用的方法之一，具有磨除牙体组织少、患者能自行摘戴、便于洗刷清洁以保持良好的口腔卫生的作用。此方法的优点为制作方法简便，费用较低，便于修理和增补。其缺点是体积大、部件多，初戴时患者有异样感，有时会影响发音，引起恶心，其稳定性和咀嚼效能均不如固定义齿。如果出现义齿设计不合理，制作质量差或患者不易保持口腔卫生等情况，还可能对患者带来基牙损伤、黏膜溃疡、菌斑形成和牙石堆积、龋病及牙周病发生、牙槽骨嵴加速吸收、颞下颌关节疾患等不良后果。

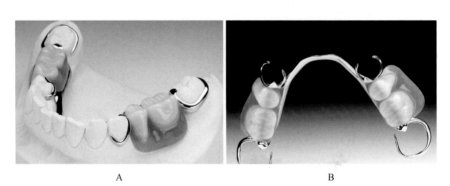

A   B

A. 可摘局部义齿在牙模型上；B. 可摘局部义齿

图 2-23   可摘局部义齿［洋紫荆牙科器材（深圳）有限公司供图］

2. 固定义齿（fixed bridge）

固定义齿是利用缺牙间隙两端或一端的天然牙或牙根作为基牙的一种常规修复体，也称为固定桥（图 2-24）。与可摘局部义齿相比较，固定义齿在口内完成安装后，患者不能自己取戴。

固定桥是由固位体、桥体和连接体三个部分组成。固定桥通过固位体与基牙的粘接形成功能整体，桥体则可恢复缺失牙的形态和功能。基牙除了必须承担自身所受的𬌗力，还要额外承担桥体所受的𬌗力，固定桥承担的𬌗力几乎全部经过基牙传导至牙槽骨及支持组织上。基牙承担额外𬌗力的能力是固定桥修复的生理基础。

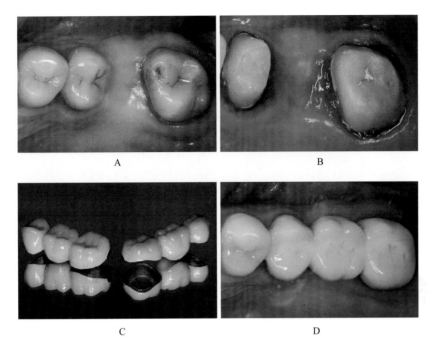

A. 26 牙缺失；B. 25 牙、27 牙预备；C. 25 牙 -27 牙固定桥；D. 口内戴牙

图 2-24 固定桥修复（南昌大学口腔医学院喻静雯医生供图）

牙周储备力又被称为牙周潜力，是指在正常咀嚼运动中，咀嚼食物的殆力大约只有牙周组织所能支持力量的一半，而在牙周组织中尚储存有另一半的支持能力，即牙周储备力。固定桥修复正是动用了基牙的部分，甚至全部的牙周储备力，以承担桥体的额外负担来补偿缺失牙的功能，故牙周储备力是固定桥修复的生理基础。

基牙的牙周储备力主要由基牙的牙周组织和颌骨的健康状况决定，牙周膜起着重要的作用。临床上最常使用的方法是用牙周膜面积大小评价基牙的支持力，选择基牙。

固定义齿修复切割的基牙牙体组织较多，如操作不慎，还可造成基牙进一步的损伤。粘固后的固定桥不易修理。适应范围较窄，对基牙和咬合关系要求高。

3. 种植义齿（implant-borne prothesis）

种植义齿是以牙种植体（dental implant）为支持部位基础所完成的一类缺牙修复体。将牙种植体经手术植入缺牙区域骨内或骨膜下，承担修复体的固位、支持和殆力传导等功能，被誉为人类第三副牙齿。

与常规义齿相比，种植义齿具有以下优点：

（1）支持、固位和稳定功能较好；

（2）避免了常规固定义齿基牙预备引起的牙体组织损伤；

（3）义齿无基托或基托面积较小，具有良好的舒适度（图 2-25）。

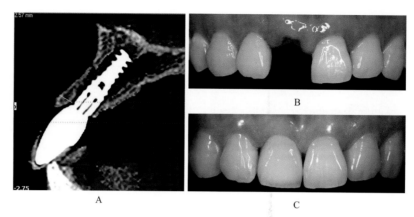

A. 种植后 X 线片；B. 种植前口内照；C. 种植修复后口内照

图 2-25　单颗牙种植（南昌大学口腔医学院张显华医生供图）

六、牙列缺失

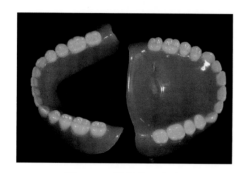

图 2-26　传统全口义齿

牙列缺失是指整个牙弓上不存留任何天然牙或牙根，又称无牙颌。全口义齿由基托和人工牙两部分组成。全口义齿靠义齿基托与黏膜紧密贴合及边缘封闭产生的吸附力和大气压力产生固位，吸附在上下颌牙槽嵴上，借基托和人工牙恢复患者的面部形态和功能（图 2-26）。传统全口义齿是黏膜支持式义齿。

由种植体支持的全口义齿称为种植全口义齿（图 2-27）。常用的设计方案包括 All-on-four、All-on-six 等。

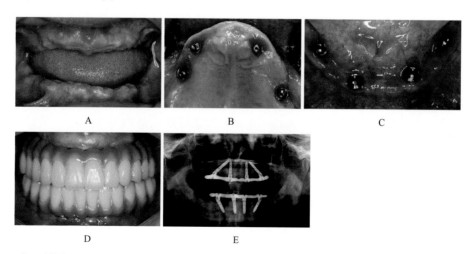

A. 全口牙缺失；B. 上颌种植体植入后；C. 下颌种植体植入后；D. 全口种植修复完成；E. 全口种植后影片

图 2-27　All-on-four 种植修复全口缺失牙（南昌大学口腔医学院张显华医生供图）

七、牙列不齐

　　牙列不齐又称牙列拥挤，是最常见的错𬌗畸形，分为单纯拥挤、复杂拥挤。单纯拥挤指因牙弓间隙不足而表现为不同程度的牙唇（颊）舌向错位或扭转，一般不伴上下颌骨及牙弓间关系不调（图2-28，图2-29）。复杂拥挤除了因牙量、骨量不调造成的牙列拥挤外，还伴有上下颌骨及牙弓间关系不调，磨牙关系为近中或远中，软组织侧面型多为异常。

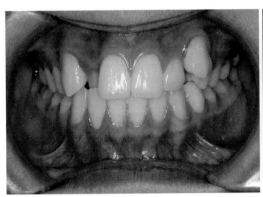
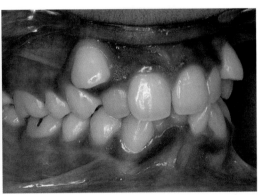

A　　　　　　　　　　　　　B

A. 牙列不齐口内正面照；B. 牙列不齐口内侧面照

图 2-28　牙列不齐（南昌大学口腔医学院童菲医生供图）

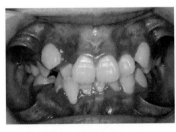
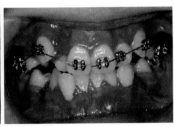
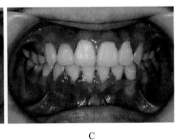

A　　　　　　　　B　　　　　　　　C

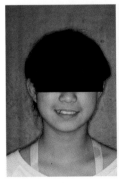
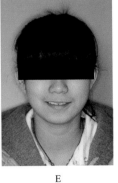

A. 矫治前；B. 矫治中；C. 矫治完成；D. 矫治前正面照；E. 矫治完成后正面照

图 2-29　牙列拥挤矫治病例（南昌大学口腔医学院童菲医生供图）

D　　　　　　　E

八、口腔外科疾病

（一）智齿冠周炎（pericoronitis）

智齿冠周炎是指智齿（第三磨牙）萌出不全或阻生时，牙冠周围软组织发生的炎症。临床上以下颌智齿冠周炎多见。

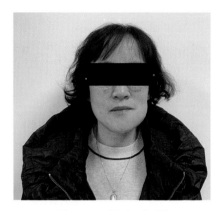

图 2-30 咬肌间隙感染

阻生智齿及智齿萌出过程之中，牙冠可部分或全部为龈瓣覆盖，龈瓣与牙冠之间形成较深的盲袋，食物及细菌极易嵌塞于盲袋内，加之冠部牙龈常因咀嚼食物而损伤，形成溃疡。当全身抵抗力下降、局部细菌毒力增强时可引起冠周炎的急性发作。

冠周炎症可直接蔓延或由淋巴管扩散，引起邻近组织器官或筋膜间隙的感染。炎症沿着下颌支外侧或内侧向后扩散，可分别引起咬肌间隙、翼下颌间隙感染，此外亦可导致颊间隙（buccal corridor）、下颌下间隙、口底间隙、咽旁间隙感染或扁桃体周围脓肿的发生（图 2-30）。

阻生智齿的危害，最常见的就是反复发作的智齿冠周炎引起患者疼痛，甚至全身发热。当它和邻牙的邻接关系不正常时，容易引起食物嵌塞，刷牙的时候也不容易清洁到位，时间久了会引起邻牙病变，包括龋坏、牙髓炎及牙周疾病等。

（二）唇裂（cleft lip）

唇裂是口腔颌面部最常见的先天性畸形，常与腭裂伴发。

口腔和面部的发育始于胚胎发育的第 3 周，在 12 周左右完成。胎儿在发育过程中，特别是胎儿发育成形的前 12 周，若受到某种因素的影响而使各胚突的正常发育及融合受到阻挠时，就有可能使胎儿发生各种不同的相应畸形。例如，一侧上颌突未能在一侧与内侧鼻突融合，则在上唇一侧产生单侧唇裂，如在两侧发生，则形成双侧唇裂。唇裂会引发吮吸、进食、语言等生理功能出现障碍。

（三）腭裂（cleft palate）

腭裂可单独发生，也可与唇裂同时伴发。腭裂不仅有软组织畸形，大部分腭裂患者还可伴有不同程度的骨组织缺损和畸形。腭裂的形成与唇裂相似，同样为胚突融合不全或完全不融合所致。如原发腭突未能在一侧或两侧与继发腭突融合，则形成单侧或双侧腭裂。

腭裂畸形造成多种生理功能障碍，特别是语言功能障碍和殆错乱会给患者的日常生活、学习、工作均带来不利影响，也容易造成患者的心理障碍。唇腭裂治疗相关内容参见第六章第十节。

唇腭裂发病因素目前尚未完全明了，可能为多种因素的影响而非单一因素所致，可能的因素如下所述：

1. 遗传因素

患者的直系或旁系亲属中有类似的唇腭裂畸形发生，说明它与遗传有一定的关系。

2. 营养因素

多种原因造成孕妇缺乏维生素，（如缺乏维生素 A、维生素 B_2 及泛酸、叶酸等）。

3. 感染与损伤

母体在怀孕初期如遇到某些损伤，如人工流产不全或不科学的药物堕胎，均能影响胚胎发育导致畸形；母体在妊娠初期，罹患病毒感染性疾病，（如风疹）也可能影响胚胎发育。

4. 内分泌的影响

在妊娠期，生理性、精神性及损伤性等因素可使孕妇体内肾上腺皮质激素分泌增加，从而诱发先天性畸形。

5. 药物因素

有些药物可能导致畸形的发生，如环磷酰胺、甲氨蝶呤、苯妥英钠、抗组胺药物、美克洛嗪、沙利度胺等均可能致胎儿的畸形。

6. 物理因素

胎儿发育时期，如孕妇频繁接触放射线或微波有可能影响胎儿的生长发育。

7. 烟酒因素

流行病学调查资料表明，妇女妊娠早期大量吸烟及酗酒，可能导致胎儿畸形。

综上所述，口腔和面部发育畸形的致病因素是多种多样的，它可能是多种因素在同一时期或不同时期内作用的结果。由于病因尚不完全清楚，因此在妊娠早期特别是在妊娠第 12 周之前，采取积极的预防措施是非常必要的。

（四）颞下颌关节紊乱病（temporomandibular disorder，TMD）

颞下颌关节紊乱病是一种常见的口腔颌面部疾病，好发于青壮年，以 20～30 岁患病率和就诊率最高。发病原因目前尚未完全阐明，一般认为与以下因素有关：

1. 社会心理因素

病人常有情绪焦虑、易怒、精神紧张、容易激动以及失眠等精神症状。

2. 𬌗因素

如𬌗关系紊乱，包括𬌗干扰、牙尖早接触、严重的锁𬌗、深覆𬌗、多数后牙缺失，𬌗面过度磨耗导致垂直距离过低等。

3. 免疫因素

免疫学研究表明，关节软骨的主要成分（如胶原蛋白多糖和软骨细胞）都具有抗原性。

4. 关节负荷过重

关节负荷过重，超出生理限度，就会造成关节退行性改变，甚至关节器官的破坏，如单侧咀嚼、磨牙、白天紧咬牙等，另外经常吃硬食物、长时间嗑瓜子、嚼口香糖等都会加重关节负荷。

5. 关节解剖因素

随着人类的进化，为适应更为复杂的语言和表情等下颌运动，关节和颌骨更为灵巧，增强了颞下颌关节结构，减弱颞下颌关节的负担。一些行为，如不控制地打哈欠，一口啃半个苹果，以及接受牙科治疗时张口时间过长、张口过大等，常常会诱发颞下颌关节紊乱病。

6. 其他因素

如寒冷刺激、不良姿势（如用手支撑下颌、低头驼背伏案工作等因素），可造成头颈部肌腱的肌张力不平衡，继而诱发关节紊乱病。

第三节　口腔保健和卫生

口腔保健和卫生与牙菌斑（dental plaque）和牙结石（dental calculus）这两个概念有密切关系。

1. 牙菌斑

牙菌斑是口腔中不能被水冲去或漱掉的细菌性斑块，是由基质包裹的互相黏附或黏附于牙面、牙间或修复体表面的软而未矿化的细菌性群体，它们构成较多相互有序生长的建筑式样生态群体，是口腔细菌生存、代谢和致病的基础。

刷牙是去除牙菌斑最有效的方法之一。每天至少刷牙两次，这非常重要，尤其是饭后刷牙。首先拿一把软尼龙牙刷，在牙刷（tooth brush）上挤含氟牙膏，牙刷与牙齿成45°角，轻轻地刷牙龈缘，短距离水平上下颤动并继续运动，刷牙齿和其他部分。刷完每一个部分之后，清洗你的牙刷。刷牙力气过大会损坏牙釉质和牙龈。因此，使用温和的力，并确保让刷毛到达牙齿之间的空隙。刷牙时，先清洁牙齿的外表面，然后清洁牙齿的内表面，然后刷下一个牙。当清洁牙齿的内表面时，保持牙刷的笔直上下，并用牙刷的尖端来刷。刷牙时要特别注意牙龈线、牙舌侧和牙冠部位的填充物。每次刷牙至少2分钟。

2. 牙结石

牙结石是沉积在牙面或修复体上已钙化或正在钙化的菌斑及沉积物，由唾液或龈沟液中的矿物盐逐渐沉积而成（图2-31）。一旦形成牙结石，刷牙无法去除，就需要去医院通过龈上洁治术去除（图2-32）。

综上所述，提出几点牙齿保健建议：

（1）每天刷牙两次；

（2）每天至少使用牙线两次；

（3）每年访问牙医两次；

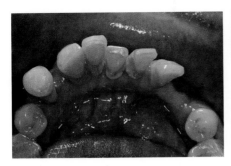 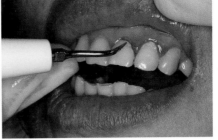

图 2-31 牙结石   图 2-32 龈上洁治术

（4）每年定期洁牙。

（史 彦）

参 考 文 献

［1］ 高岩. 口腔组织病理学 [M]. 8 版. 北京: 人民卫生出版社, 2020.

［2］ 周学东. 牙体牙髓病学 [M]. 5 版. 北京: 人民卫生出版社, 2020.

［3］ 孟焕新. 牙周病学 [M]. 5 版. 北京: 人民卫生出版社, 2020.

［4］ 陈谦明. 口腔黏膜病学 [M]. 5 版. 北京: 人民卫生出版社, 2020.

［5］ 张志愿. 口腔颌面外科学 [M]. 8 版. 北京: 人民卫生出版社, 2020.

［6］ 何三纲. 口腔解剖生理学 [M]. 8 版. 北京: 人民卫生出版社, 2020.

［7］ 赵志河. 口腔正畸学 [M]. 9 版. 北京: 人民卫生出版社, 2020.

［8］ 赵铱民. 口腔修复学 [M]. 8 版. 北京: 人民卫生出版社, 2020.

［9］ 冯希平. 口腔预防医学 [M]. 7 版. 北京: 人民卫生出版社, 2020.

［10］ 葛立宏. 儿童口腔医学 [M]. 5 版. 北京: 人民卫生出版社, 2020.

［11］ INGLE J I, BAKLAND L K, BAUMGARTNER J C. Ingle's endodontics [M]. 7th edition. Hamilton: BC Decker Inc, 2019.

［12］ HARGREAVES K M, BERMANS L H. Pathways of the pulp [M]. 11th edition. NewYork: Elsevier Inc, 2016.

［13］ BERMAN L H, COHEN S, BLANCO LUCIA. A clinical guide to dental traumatology [M]. London: Mosby Inc, 2007.

［14］ GUNNAR BERGENHOLTZ.Textbook of endodontology [M]. 2nd edition. London: Blackwell Publishing Ltd, 2010.

［15］ ALBERS H F.Tooth-colored restoratives principles and techniques [M]. 9th edition. London: BC Decker Inc, 2002.

［16］ OLE FEJERSKOV, EDWINA KIDD. Dental caries-the disease and clinical management [M]. 2nd edition. New York: Blackwell Munksgaard Ltd, 2007.

［17］ SYNGCUK KIM, SAMUEL KRATCHMAN. Microsurgery in endodontics [M]. New York: John Wiley &Sons Inc, 2018.

［18］ MICHEL GOLDBERG.The dental pulp biology, pathology and regenerative therapies [M]. Berlin: Springer-Verlag Berlin Heidelberg, 2014.

第三章

口腔内科学

学习要点

掌握: 1. 掌握牙体牙髓病内容,龋病、牙髓病、根尖周病的定义,牙体牙髓科常见疾病(龋病、釉质发育不全、着色牙、氟牙症、四环素牙、畸形中央尖、牙外伤、磨损、酸蚀症、楔形缺损、牙根纵裂、牙本质过敏症、牙髓炎、根尖周炎)的类型、临床表现、治疗。

2. 掌握牙周疾病的定义、牙龈的表面解剖、牙龈炎分类、慢性龈炎、青春期龈炎、妊娠期龈炎、白血病牙龈病损、药物性牙龈增生、牙龈纤维瘤病、急性坏死性溃疡性龈炎临床表现、牙周炎临床特征及治疗原则。

3. 掌握口腔黏膜病的定义、内容,口腔黏膜感染性疾病(口腔单纯疱疹、带状疱疹、口腔念珠菌病),口腔黏膜变态反应性疾病(药物过敏性口炎),口腔黏膜溃疡类疾病(复发性阿弗他溃疡、创伤性溃疡),口腔黏膜大疱性疾病(天疱疮),口腔黏膜斑纹类疾病(口腔扁平苔藓、口腔白斑病)的临床表现。

4. 掌握乳牙及年轻恒牙的解剖形态及组织结构特点,乳牙及年轻恒牙龋病的特点、危害及诊治方法,乳牙及年轻恒牙牙髓病、根尖周病的定义、临床表现及诊治方法。

5. 掌握口腔预防医学的三级预防、临床口腔预防技术、口腔癌的预防。

6. 掌握基本的口腔保健知识和科普宣传方法。

熟悉: 熟悉龋病的预防。

了解: 1. 了解牙体牙髓病学、牙周病学、口腔黏膜病学、儿童口腔病学及口腔预防医学简史和发展趋势。

2. 了解龋病的历史、危害。

3. 了解唇舌疾病(慢性非特异性唇炎、光化性唇炎、口角炎、地图舌、沟纹舌、萎缩性舌炎、轮廓乳头炎、正中菱形舌、黑毛舌、灼口综合征)的临床表现。

第一节　牙体牙髓病学

一、牙体牙髓病学的概念与简史

（一）牙体牙髓病学的概念

牙体牙髓病学是研究牙体硬组织和牙髓组织疾病的发病机制、病理变化、病理生理、临床表现、治疗及转归的一门学科。涉及龋病、牙体硬组织非龋性疾病和牙髓病的病因、临床病理、症状、诊断、治疗和预防各个方面。

（二）牙体牙髓病学发展简史

龋病被列为人类三大重点防治疾病之一，也是人类最古老的疾病之一。龋病是在人类历史中存在时间极长的疾病，在人类历史的早期就已经出现。在出土的旧石器时代山顶洞人颌骨上，考古学家就发现了龋齿以及龋齿导致的颌骨破坏。考古研究发现，迄今为止最早整理出来的龋病流行病学资料，可以追溯至新石器时代，即公元前12000—公元前3000年，这是口腔医学史上关于龋病最早的记载。有文字以来，就有关于龋病的记载。在我国河南安阳殷墟出土的公元前14世纪的甲骨文中就有"疾齿""龋"等记载。将龋病以象形文字"虫"字和"齿"字合并组成"龋"字，所以民间一直讲龋病称为"虫牙"。这一记载比埃及、印度、希腊等国的相应记载要早700~1000年。

中医对牙病的认识至少有3000多年的历史，我国首创了许多牙病治疗技术。《素问·上古天真论》云："肾气平均，故真牙生而长极""肾气衰，发堕齿槁"，阐述了牙齿和肾气的关系。《内经》还论及口糜、口疮、齿痛、漏齿等病及针刺治法，如《灵枢·杂病》谓："齿痛，不恶清饮，取足阳明；恶清饮，取手阳明。《内经》还有针刺治疗龋病的记载，《素问·缪刺论篇》云："齿龋，刺手阳明"；《灵枢·寒热病》谓："大迎，下齿劇取之，臂恶寒补之，不恶寒泻之""角孙，上齿爾取之。"西汉史学家司马迁《史记》中记载了西汉名医淳于意（仓公）以灸法和苦参汤漱口治愈齐中大夫的智齿病，并指出此病得之"食而不漱"，这是我国现存最早的龋病病案。1972年，甘肃武威汉墓出土的医简中有用"千金膏药方"（蜀椒、萼穷、白芷、附子）外涂治疗齿痛的记述，这是现今可见的牙病方的最早文字实物。东汉末年医学家张仲景在《金匮要略》中提到了用雄黄治疗小儿的龋病，比欧美早1700年。晋代皇甫谧《针灸甲乙经》（282年）除有"手足阳明脉动发口齿病"的专论之外，还阐述了针刺治疗牙病的主治腧穴，如合谷、商阳、下关、颊车、耳门、四渎、上关、完骨等，而且一直沿用至今。《诸病源候论》列有牙痛候、牙龈肿候、齿间出血候、齿龈注候、齿挺候、齿动摇候等，论述了21种牙病的病因、病理和证候。根据隋代医学家巢元方《诸病源候论》的记载，牙痛的病因有两种：一种是由于"髓气不足，阳明脉虚"；另一种则是由于牙虫而引起的，牙虫居于牙齿根部的缝隙中，食于牙齿，由此带来的疼痛感可以传遍整个牙齿。隋唐时期，我国已能拔牙、补牙、镶牙。《诸病源候论》记载"拔齿损候"，指出拔齿而损脉，致出血不止，可引起"脏虚而眩闷"。在唐代，耳目口齿已逐渐成为独立专科。公元624年，唐政府设"太医署"，有耳目口齿专科，专门培养耳目口齿科医生，学习四年。公元659年，我国第一部药典《新修草本》（文名《唐本草》）中记载了使用"白锡"、"银泊"和水银制作成的银膏填补牙齿缺损。这种充填物类似于银汞合金。这比西方采用银汞合金充填龋齿要早七八百年。唐代孙思邈所著《千金翼方》，集晚年近三十年之经验，以补早年巨著《千金要方》之不足，其中有"上七窍病·齿病第六"的内容，介绍了齿病治疗的方法（图3-1）。唐代王焘辑录的《外台秘要》中载有药物填充牙孔并行烙法止痛："雄黄末，以枣膏和为丸，塞牙孔中，以膏少许置齿，烧铁篦烙之，令彻热以差之。至宋代，又分出口齿兼咽喉专科。宋代已有以安装义齿为业者，而欧洲在18世纪才有义齿修复，比宋代晚700多年。明代薛己于1528年著成口齿科专著《口齿类要》，记载了茧唇、口疮、齿痛、舌症等8种口腔科疾患，并附有验案多则，内容精要，切合实用。

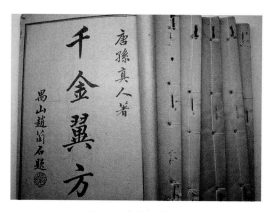

图3-1　《千金翼方》

中世纪早期的欧洲，人们普遍没有清洁牙齿的观念，蛀牙是当时引起牙痛的主要原因。那个时代的医学家发现牙洞的形态和被虫蛀的木头极为相似，所以他们认为牙痛是由藏在牙齿里的"牙虫"引起的。人们根据这个猜想发明了手持钻孔器，用它来治疗牙痛。手持钻孔器由一片长竹条、一根圆木和长线组成，通过线拉动竹条让圆木在牙齿上转动，磨掉被蛀烂的牙齿。中世纪中后期，人们认为躲藏在牙齿里的恶魔是牙痛的病因，于是牙痛患者就会把整颗牙齿拔掉。中世纪的牙医由理发师兼任，他们从不消毒拔牙的工具，人们很容易因为拔牙而感染疾病。当时没有科学的麻醉方法，病人只能忍耐拔牙的疼痛，所以中世纪的人不到万不得已不会轻易去拔牙。害怕拔牙的人们信仰一个名叫阿波罗尼亚的牙痛之神，他们相信这位女神能够帮助自己免于牙痛，而代价则是她自己将会受到无尽的牙痛折磨（图3-2）。

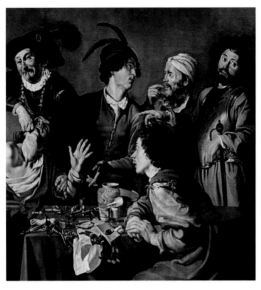

图 3-2　中世纪中后期在没有麻醉的条件下拔牙

　　尽管牙痛很可怕，但人们也没有养成好的护牙习惯。中世纪的人继承了古罗马人的生活习惯：用尿漱口。除了用尿液漱口，人们还会用一种腐蚀性的含氮酸水保持牙齿美白。可是酸水会侵蚀牙齿表面的具有保护作用的釉质，使牙齿溃烂更快，这也导致当时人们的牙齿普遍不好，经常遭受拔牙的痛苦。

　　1683 年，显微镜的发明人列文虎克（Antony van Leeuwenhoek）就用他自制的世界上第一台显微镜观察到了牙垢中的微生物。这项发明对医学和口腔医学的发展起到了极大的推动作用。

　　牙髓病学的历史始于 17 世纪。自那以后，取得了许多进展和发展，研究不断向前推进。皮埃尔·费查（Pierre Fauchard）（1678—1761 年）被认为是现代牙科学的创始人，他将牙科知识系统化，并提出分科的概念，在其教科书《外科牙医》（Le chirurgien dentiste）中，他精确地描述了牙髓组织，并打破了"牙虫"的传说。牙科学从街头江湖游医正式演变形成一门学科，上升为科学。

　　1725 年，拉扎尔·里维耶尔（Lazare Riviere）介绍了丁香油的镇静作用。

　　1746 年，皮埃尔·费查（Pierre Fauchard）描述了清除牙髓组织的情况。

　　1821 年，科克（Koecker）已经提出了盖髓的目的是形成了一座牙本质桥。1850 年，柯德曼（W. W. Codman）也验证了这一结果。

　　1826 年，科克（Koecker）曾以烧红的铁丝灼烧暴露的牙髓以形成焦痂，然后用铅和金充填。

　　1836 年，科克希亚沙布·斯普纳（Shearjashub Spooner）推荐将三氧化二砷用于牙髓的失活。

　　1838 年，美国医生埃德温·梅纳德（Edwin Maynard）利用一个锉表弹簧发明了第一个根管器械。

1847 年，埃德温·杜鲁门（Edwin Truman）引进了古塔胶作为填充材料。

1862 年，美国的贝瑞姆（S. C. Barium）博士首次试用橡皮障于临床，并将其发明奉献给牙医学界。鲍曼（G. A. Bowman）于 1873 年发明了橡皮障夹钳。

1867 年，马吉特（Magitot）证明糖发酵物可以溶解牙齿。

1867 年，鲍曼（Bowman）使用古塔牙胶尖作为填充根管的唯一材料。

1867 年，麦格（Mag）建议用电流来测试牙髓的活力。

1885 年，莱普科斯基（Lepkoski）用福尔马林代替砷"干燥"了切除后留在根管内的无活力的残留牙髓组织，并防止其分解。

1890 年，米勒（W.D.Miller）提出了著名的化学细菌学说。他认为口腔细菌代谢糖类产生的酸使釉质脱矿导致龋病的发生。这一学说奠定了现代龋病病因学说的基础。

1891 年，德国牙医奥托·沃克霍夫（Otto Walkhoff）介绍了使用樟脑氯酚作为根管消毒的药物。

1895 年，更确切地说，是在 11 月 8 日傍晚，科学家伦琴（Röntgen）在巴伐利亚州伍兹堡市的实验室里意外地发现了一种新的有能力穿透固体材料的能量。由于它们的未知性质，他决定称这些射线为"X"射线。

几周后，德国牙医奥托·沃克霍夫（Otto Walkhoff）拍摄了第一张牙科 X 线片，对牙科做出的贡献，几乎等于伦琴对医学做出的贡献。

1900 年，普赖斯（Price）将根尖周放射性病变描述为"盲脓肿"，并建议使用 X 线检查来确定无髓牙的诊断。

1908 年，纽约的内科医生和牙医梅耶 L. 莱茵（Meyer L.Rhein）博士引进了一种技术来确定根管的长度。与此同时，布莱克（G. V. Black）建议通过测量控制，以确定根管的长度和根尖孔的大小，从而防止过度填充。

1904 年，弗兰克·比林斯（Frank Billings）把注意力集中到牙医学和医学的关系上，甚至把口腔脓毒症和细菌性心内膜炎联系起来。5 年后，他的一位学生罗赛诺（Rosenow）在研究根管治疗的细菌影响时提出了"局灶性感染"的理论。他证明链球菌存在于许多病变器官中，并且它们可以通过血源性传播在远处引起感染。病灶感染学说使得牙科学和牙髓病学的发展受到影响，大量的活髓牙和死髓牙被拔除，这种现象一直持续到 1945 年以后。

1917 年美国的布莱克（G.V. Black）根据龋病的病理改变和临床研究，提出了窝洞分类，此分类法至今仍是普遍使用的窝洞分类标准。

在 20 世纪 40 年代末或 50 年代初，累积的实验室研究和临床证据足以证实失活的牙齿在系统性疾病的因果关系中不起作用。因此，局灶性感染理论影响下降，并恢复了对牙髓治疗的信心。由于这些研究人员的努力，今天的病人仍然可以得到可预见的、可靠的、安全的牙髓治疗。

20 世纪 50 年代，无菌动物广泛应用于科学实验。学者们经过实验研究发现，无菌动物本身无龋，即使饲以高度致龋的食物（如高糖高黏度的食物等）也不会罹患龋齿。而当这些无龋动物与其他龋活跃的动物同笼饲养时，就会产生龋齿，证明了微生物是导致龋病的必要因素。

20世纪60年代凯斯（Keyes）提出的龋病三联因素概念，随后发展成为包括时间因素的四联因素理论，丰富了龋病病因学说的内容。

1980年，罗伊特（Roiit）与莱纳（Lehner）提出龋病发生是由细菌、牙齿、糖和抗体减少四种因素综合形成。

20世纪初，中国口腔医学教育体制正式建立，以后不断完善。

1949年后，我国口腔医学教育体系全盘借鉴苏联的学科体系，临床口腔专业课程仅分为口腔内科学、口腔外科学和口腔修复学三大学科。20世纪80年代后，我国大批口腔医学人才赴西方发达国家学习进修，经过近10年的学习、探索，结合我国实际情况，于1996年在武昌召开的全国口腔医学规划教材会议上，正式将传统的口腔内科学分为牙体牙髓病学、牙周病学和口腔黏膜病学三个学科。中华医学会口腔医学会牙体牙髓病学组由第四军医大学牙髓病学专家史俊南教授任组长。1996年11月，中华口腔医学会正式成立，1997年10月牙体牙髓病专业委员会成立，樊明文教授任主任委员。

随着科学技术的不断发展，口腔科设备不断更新，经历了从脚机、电动机到涡轮牙钻机的过程，其他口腔科配套设备，如根管显微镜、镍钛根管机动预备系统、热牙胶根管充填系统、超声根管预备设备、激光治疗仪、CBCT等新设备层出不穷。生物陶瓷材料等新材料的不断问世，使传统口腔医学治疗手段得到创新。微创修复的概念，活髓保存的新理念及牙髓再生研究的不断发展使临床治疗水平大大提高，加之现代口腔诊室的温馨布局，极大地减轻了患者手术的痛苦，患者在温馨的环境及背景音乐的伴随下享受现代化口腔疾病治疗的科研成果。

（郑治国）

二、常见牙体牙髓疾病

（一）龋病

1. 龋病的定义和主要影响因素

龋病（dental caries or tooth decay），即大家俗称的"蛀牙""虫牙"。人们常常将蛀牙当作被虫蛀的牙齿，但实际上龋齿并不是所谓的"虫子"导致的，而是因为一些附着在牙齿表面的致龋菌利用口腔内的食物残渣进行代谢，进而产生酸性物质腐蚀牙齿表面，牙齿脱矿、溶解，腐蚀不断发展，最终就会在牙齿上形成我们平时看到的黑色的龋洞。

龋病是指在细菌等多因素影响下，牙体硬组织发生慢性进行性破坏的一种疾病。龋病发生在牙体硬组织，包括牙釉质（enamel）、牙本质（dentin）及牙骨质（cementum）。临床特征是牙体硬组织发生形状、颜色、质地方面的改变。病理改变为无机物脱矿和有机物分解。牙齿患龋部位最先由于无机物脱矿而发生颜色改变，呈白垩色，后期因为食物中色素沉着而呈现黄褐色或棕褐色。随着无机物脱矿和有机物分解不断进行，最终发生牙体缺损，出现龋洞。龋病是慢性疾病，从颜色改变到出现龋洞是一个很长的过程。

由龋病的定义可知，龋病的发生受多种因素的影响。目前有关龋病病因学说中，被广泛认同的是四联因素理论，包括微生物、饮食、宿主以及时间因素。其中，最主要的因素是微生物因素。

1）微生物因素

常见口腔致龋微生物主要包括链球菌属、乳杆菌属及放线菌属微生物。变异链球菌是主要致龋菌。变异链球菌利用葡萄糖产酸的能力及其本身的耐酸性是致龋的原因；乳杆菌致龋性次于变异链球菌，一般仅导致窝沟龋；放线菌则是龈下菌群及根面龋牙菌斑中最常检测到的微生物。口腔中的细菌产生的有机酸包括乳酸、乙酸、丙酸等，这些有机酸会在牙菌斑中形成浓度梯度，导致氢离子和半解离的酸扩散至釉质表面，釉质中的钙、镁离子等从晶格中移出。有机酸持续作用，这一脱矿过程就持续存在。早期龋形成过程为：酸进入釉质，碳酸盐和镁丧失；而后钙移出，矿物质密度降低；釉质表面氟离子浓度轻微增加；最终羟基磷灰石（HAP）溶解，龋损形成。

2）饮食因素

饮食结构和宿主自身也是影响龋病发生的因素。单糖及双糖较易被细菌利用，蔗糖是变异链球菌最为主要的代谢底物，常见的糖类代谢底物还有果糖、葡萄糖、麦芽糖等。糖醇类尤其是木糖醇致龋能力最弱，因为细菌不能利用木糖醇生长代谢。膳食纤维是一种常见的多糖，虽不能被人体吸收，但咀嚼过程中可以增强牙齿的自洁能力。进食频率增加，会增强龋活跃性，相当于不断为致龋菌提供营养，使得口腔 pH 长期处于较低水平，牙齿更易脱矿。进食黏性较大的食物后，食物残渣更容易残留在牙齿表面，为细菌提供营养。所以，避免高糖或高黏性食物的过度摄入，早晚认真刷牙，清除牙齿表面食物残渣和细菌，可以有效地减少龋病发生的概率。

3）宿主因素

龋病的宿主因素主要是牙和唾液。除此之外，龋病的发生还受免疫、遗传、年龄等因素影响。相较于平滑的牙面，龋病更易发生在点隙窝沟处。牙列不齐导致不易清洁的区域，也是龋病的好发部位。唾液有清洁和缓冲的作用，唾液流速越大，缓冲能力越强，清洁作用也越强。一些颌面部和颈部接受放射性治疗的患者，口内多数牙齿有可能在短时间内出现龋病，这种龋病称为猛性龋（rampant caries），也称为放射性龋。另外，有部分舍格伦综合征（Sjogren's syndromes）患者，也可因为唾液分泌量减少而出现猛性龋。唾液有 3 个缓冲系统：重碳酸盐、磷酸盐、蛋白缓冲系统，这些缓冲系统能调节唾液，维持口腔 pH。

4）时间因素

龋病的形成是漫长的过程，从获得性膜到牙菌斑形成，细菌产酸致牙体脱矿，所以时间也是龋病的重要因素。

世界卫生组织将龋病列为人类三大重点防治疾病之一，另外两大疾病是肿瘤和心血管疾病。由此可见，龋病极大地危害着人类的健康。龋病是一种常见病、多发病，人们常因为龋病发展慢，一般情况下不危及生命，而忽视其严重性。龋病不断发展，最终会导致牙髓炎、根尖周炎，甚至导致颌骨骨髓炎，引起剧烈疼痛并对全身健康造成威胁。龋病导致牙体缺损较多时，还会影响牙齿的咀嚼、发音、美观等功能，对人的心理及生理健康都造成损害。口腔不是一个独立于人体的器官，口腔的疾病与全身健康也是密切相关的，我们应加强重视。

（王梦秀）

2. 龋病的危害

1）直接危害

多年以来，患者对于龋病并不是特别重视，"牙痛不是病"这样的观点深入人心。龋病给患者带来的最直接的危害就是牙体组织的缺损。随着牙体缺损的扩大和加深，龋病离髓腔越来越近，患牙会对外界刺激感到不适。当龋坏进一步加深，细菌感染了髓腔里的牙髓时，形成牙髓炎，患者很可能出现剧烈疼痛，影响睡眠，俗话说就是"痛起来要人命"。如果患者不处理，任由疾病继续发展下去，细菌将会到达根尖，破坏周围的牙槽骨，甚至出现间隙感染，进一步造成患牙的丧失（图3-3）。

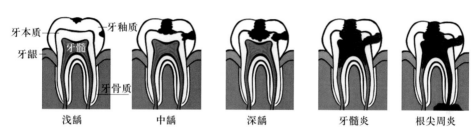

图3-3　龋病的进展

2）间接危害

龋病的危害并不仅仅局限于牙齿。龋坏特别严重时，会只剩下牙根或残冠，引起创伤性溃疡（图3-4），降低牙齿的咀嚼效率，影响消化吸收功能，严重的还会导致消化不良及胃肠疾病。龋坏会造成根尖部位的炎症，严重时局部肿胀和皮瘘（图3-5），如脓液和细菌被吸收，可引起败血症或菌血症。儿童可能引起特纳（Tunner）牙。龋

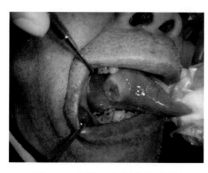

图3-4　残冠引起创伤性溃疡

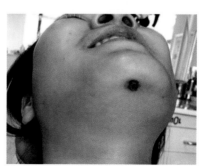

图3-5　根尖周炎引起皮瘘图

病进一步发展形成牙源性病灶感染，其危害主要有包括虹膜睫状体炎、类风湿性关节炎、肾炎、风湿性心脏病或病毒性心肌炎等。最严重的，口腔病灶中的细菌和毒素通过血液转移至心脏易引发细菌性心内膜炎或者坏死性纵隔炎，很可能会危及生命。

3. 龋病的临床表现及类型

1）按损害的解剖部位分类

（1）殆面窝沟龋和平滑面龋

殆面窝沟是釉质的深通道，个体之间的形态差异很大，常影响龋病发生。窝沟龋限指磨牙、前磨牙咬合面、磨牙颊面沟和上颌前牙舌面的龋损。由于这些不规则表面的先天性特征，导致其缺少自洁作用，对龋病更具敏感性。

（2）根面龋

龋病过程大多从釉质表面开始，但亦有从牙骨质或直接从牙本质表面进入，如牙根面龋。在根部牙骨质发生的龋病损害被称作根面龋。这种类型的龋病损害主要发生于牙龈退缩、根面外露的老年人牙列。

（3）线性釉质龋

线性釉质龋是一种非典型性龋病损害，主要发生于上颌前牙唇面的新生线处，或更确切地说是新生带。

（4）隐匿性龋

釉质脱矿常从其表面下层开始，有时可能在看似完整的釉质下面形成龋洞，因其具有隐匿性，临床检查常易漏诊。隐匿性龋好发于磨牙沟裂下方和邻面。

2）按病变深度分类

根据病变深度可分为浅龋、中龋和深龋，这是临床上最常使用的诊断标准（图3-6）。

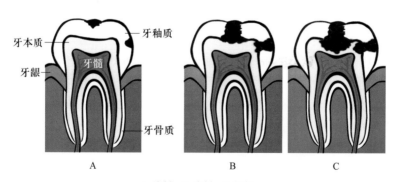

A. 浅龋；B. 中龋；C. 深龋

图 3-6 龋病

（1）浅龋：浅龋位于牙冠部时，一般均为釉质龋或早期釉质龋，但若发生于牙颈部，则是牙骨质龋或牙本质龋，亦有一开始就是牙本质龋者。

（2）中龋：当中龋进展到牙本质时，由于牙本质中所含无机物较釉质少，有机物较多，构造上又有许多小管，有利于细菌入侵，龋病进展较快，容易形成龋洞。

（3）深龋：龋病进展到牙本质深层时为深龋，临床上可见很深的龋洞，易被探查到。但位于邻面的深龋洞以及有些隐匿性龋洞，外观仅略有色泽改变，洞口很小而病变进展很深，临床检查较难发现。

（黄文青）

（二）非龋性牙体硬组织疾病（hard tissue damage without carious）

龋病是造成牙体发生缺损的最主要疾病，而除此之外，所有其他原因，如牙发育异常，着色牙，牙外伤，牙的慢性损伤等所造成的牙体硬组织缺损，一律称为非龋性牙体硬组织疾病。

1. 牙齿发育异常

在牙齿发育的过程中，由于全身疾患，营养障碍，遗传等因素导致的牙齿结构的异常。包括釉质发育不全，遗传性牙本质障碍，先天性梅毒牙，畸形中央尖，畸形舌侧沟等。

2. 着色牙

受到疾病、药物等内源性因素或食物、茶叶等外源性因素导致牙齿颜色的改变。如氟牙症、四环素牙等。

3. 氟牙症

氟牙症又称氟斑牙或斑釉牙。与饮用水中氟含量过高有关。氟本身对牙齿具有双重作用。饮用水中氟含量过高产生氟斑牙，过低则容易形成龋齿，当饮水含氟量为1ppm时，既有防龋作用，又不致形成氟斑牙。

4. 四环素牙

在牙发育矿化期，服用的四环素族药物，可被结合到牙组织内，使牙着色，引起牙釉质发育不全。

5. 牙外伤

牙齿在外力的作用下发生损伤，如牙折，牙脱位等，如牙齿没有移位，松动度增加，也没有牙体组织的缺损，我们诊断为牙震荡。如牙齿由于外力作用，导致患牙脱离牙槽窝，轻则偏离原位，重则完全离体，我们都可以称为牙脱位。而如出现牙体组织的缺损，我们称为牙折。牙折线出现在冠部称为冠折，出现在根部称为根折，如出现冠部及根部都有牵连则称为冠根联合折。

6. 牙慢性损伤

牙齿在长期使用的过程中，硬组织每天因摩擦而造成丧失，随着时间推移导致的牙体组织发生实质性的缺损，如磨损，楔状缺损（图3-7），牙隐裂，牙根纵裂，牙本质过敏症等。酸蚀症则是指长期接触酸造成的牙体硬组织丧失的疾病。酸蚀症的患者大部分有长期喝碳酸饮料史或者胃酸反流史。牙本质过敏症是指牙齿受到生理范围的刺激，包括机械、化学、温度刺激时出现的短暂、尖锐的疼痛或不适的现象。

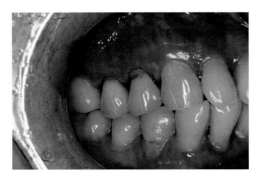

图 3-7　牙楔状缺损

（三）牙髓炎（pulpitis）

牙髓是牙组织中唯一的软组织，位于牙本质围成的髓腔内，一旦受到外界的各种刺激，就可能产生炎症。而炎症一旦发生，牙髓组织会出现水肿，渗透压增加，而牙髓周围的牙本质非常坚硬，压力无处释放，患牙就会出现疼痛，常常会影响睡眠和进食。

临床表现：牙髓炎根据病程进展可以分为牙髓充血、急性牙髓炎和慢性牙髓炎三种。

1. 可复性牙髓炎（irreversible pulpitis）

对冷刺激一过性敏感，一旦刺激结束，疼痛很快消失，患者不会自己痛起来。

2. 急性牙髓炎（acute pulpitis）

患者会出现剧烈疼痛，影响睡眠，有时候无法判断牙位。

3. 慢性牙髓炎（chronic pulpitis）

症状不太典型，一般没有剧烈疼痛，可能会出现钝痛，自发痛，有时候可能也没有明显自发痛，但一般有长期冷热刺激疼痛。

（四）根尖周炎（apical periodontitis）

根尖周炎大部分是因为牙髓疾病没有得到治疗，导致细菌的感染进入根尖周组织。这些组织发生的炎性病变。根据临床表现又可以分为急性根尖周炎和慢性根尖周炎。

1. 急性根尖周炎（acute apical periodontitis，AAP）

在根尖周组织的炎症过程中，由于渗出、水肿造成的局部压力过大，导致患牙和周围组织肿痛为主要临床表现，会影响患者的咀嚼和生活，往往这时来医院就诊的患者比较多。

2. 慢性根尖周炎（chronic apical periodontitis，CAP）

因患牙根管内长期存在感染及病源刺激物而导致的根尖周组织慢性炎症，炎性的肉芽组织形成，产生破骨细胞，牙槽骨被破坏。从 X 线片上往往可以看到根尖区的暗影，但只要去除了根管内的感染物质，肉芽组织又会转化成纤维结缔组织，成骨细胞又能产生新骨，被破坏的牙槽骨又能重新恢复。

（黄文青）

三、牙体牙髓疾病的治疗方法

（一）龋病的治疗

龋病的治疗目的在于终止病变发展，保护牙髓，恢复牙齿的形态和功能。临床上主要采用非手术治疗和手术治疗两种方法。

1. 非手术治疗

非手术治疗主要是采用药物或者再矿化技术终止或消除龋病的治疗方法。氟保护漆可以促进再矿化，治疗釉质早期脱矿引起的白斑。一般都适用于早期龋，即还没有出现牙体组织缺损的患牙。

2. 手术治疗

对于龋坏较大已经形成龋洞的患牙，只有通过各种方法，去除龋坏，使用各种材料人工修复龋坏。

在临床上，判断是否患龋并不难，难的是判断患牙的牙髓状况和治疗过程中的各方面刺激可能导致的牙髓变化。临床上我们所诊断的浅龋、中龋、深龋，是指没有牙髓问题，可以直接进行修复的状况。对于龋坏的治疗应该遵守"保留活髓的原则"，如果去除龋坏后发现牙髓暴露，而患者没有疼痛史时，也可考虑使用生物材料直接盖髓，尽量保存活髓。我们在临床上应该仔细检查以判断牙髓状况，做好龋坏和牙髓炎的鉴别诊断后，再开展治疗工作。

（黄文青）

（二）非龋性牙体硬组织疾病的治疗

对非龋性硬组织疾病，我们首先要判断的是牙髓的活力状况。如果牙髓活力正常，那我们对症处理即可。如果牙髓活力异常，则需要作根管治疗了。

1. 牙齿发育异常

一般不需要特别治疗，如果需要改善美观可以选择树脂充填或者贴面，全瓷冠修复。

2. 着色牙

碰到着色牙时我们需要分析病因，如果是外源性着色，洗牙和喷砂可以去除；如是内源性着色，则可以考虑牙漂白、树脂修复、贴面修复（图 3-8）、全瓷冠修复。

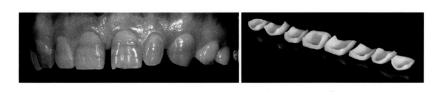

A   B

A. 着色牙口内照；B. 瓷贴面；C. 瓷贴面模型照；D. 瓷贴面模型腭侧面照；E. 瓷贴面修复完成

图 3-8　着色牙瓷贴面修复

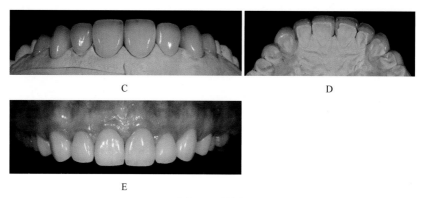

C　　　　　　　　　　　　　　D

E

图 3-8 （续）

3. 牙外伤

对于出现牙外伤的患者，应该检查是否有颌骨或者身体其它部位的损伤。如果仅仅是牙震荡，可以考虑调𬌗观察。而牙脱位就比较麻烦了，牙脱落很有可能造成牙髓坏死，牙根吸收或者髓腔变窄或吸收。如部分牙脱落应该在局部麻醉下复位，结扎固定，酌情做根管治疗。完全性脱位后牙齿应该立即放回原位，如不能立即复位，应该放入舌下或者放入装有牛奶、生理盐水或者自来水的杯子里，尽快来医院就诊，不能干燥。如果在 0.5 小时内再植，90% 的患牙可以避免牙根吸收。如出现了牙折，我们需要判断牙髓是否暴露。如牙折仅存在于牙冠且牙髓没有暴露，可以试着保留活髓。采用树脂充填或者贴面修复缺损，同时密切关注牙髓活力。而出现折裂线在冠部且牙髓暴露的，如根尖已发育完全，需直接行根管治疗，如根尖没有发育完全可考虑保留部分根髓，以利于根尖的进一步发育。根折的治疗首先选择夹板固定后促进其自然愈合，如果根折发生于颈部与龈沟相通，将不会愈合，这时就得酌情考虑是否拔除该牙了。

4. 牙慢性损伤

磨耗牙如牙髓活力正常可以调𬌗观察，出现牙本质过敏可以脱敏治疗，必要时可以进行咬合重建（图 3-9）。酸蚀症一定要去除病因，尽量减少牙齿与酸性物质的接触，已经造成实质损害的需进行树脂充填修复或根管治疗。对于楔状缺损，症状由轻到重可酌

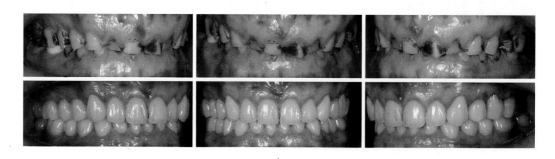

A

A. 上下颌前后对比照；B. 口内咬合对比照

图 3-9　咬合重建

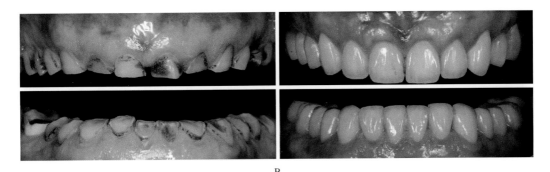

B

图 3-9 （续）

情采用观察、脱敏、树脂充填及根管治疗几种治疗方法。牙齿出现隐裂时如没有累及到牙髓，没有牙髓炎的症状，可考虑充填裂纹，如有牙髓炎及根尖周炎的症状，就需要进行根管治疗后冠修复。如果牙根出现根裂，基本上没办法治疗，需要拔除该牙。

（三）牙髓炎（pulpitis）和根尖周炎（apical periodontitis）的治疗

对于可复性牙髓炎，应该及时去除病因，保护牙髓，修复牙体的缺损，防止感染继续发展下去。

除了可复性牙髓炎，目前国际上通用的治疗牙髓炎和根尖周炎的方法就是根管治疗。根管治疗的目的是：治疗并预防根尖周炎。简单说来，不可复性的牙髓炎和根尖周炎，都是因为细菌感染了髓腔造成的，只要能去除这些感染的细菌，疼痛就能消失，被破坏的根尖周组织就能恢复，牙齿的咀嚼功能就能正常行使。根管治疗的过程就是去除这些感染，并且严密的将根管充填好，杜绝再次感染的过程（图 3-10）。

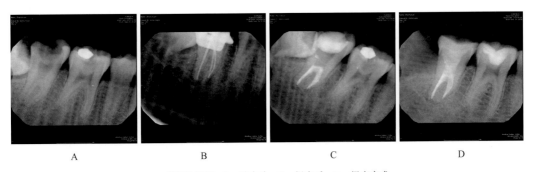

A. 根管治疗前；B. 试尖片；C. 根充后；D. 根充完成

图 3-10 根管治疗

（四）根管治疗后的修复方案

参见第四章第三节。

（黄文青）

四、龋病的预防

龋病发生在牙体硬组织，包括牙釉质（enamel）、牙本质（dentin）及牙骨质（cementum）。临床特征是牙体硬组织发生形状、颜色、质地方面的改变。病理改变为无机物脱矿和有机物分解。牙齿患龋部位最先由于无机物脱矿发生颜色改变，呈白垩色，后期因为食物中色素沉着而呈现黄褐色或棕褐色。随着无机物脱矿和有机物分解不断进行，最终发生牙体缺损，出现龋洞。龋病是慢性疾病，从颜色改变到出现龋洞是一个很长的过程。牙体缺损是不可逆的，在龋病早期进行充填治疗，对于维护口腔健康十分重要。然而，临床上几乎很少有患者在早期牙齿的龋损部位颜色改变时就诊，通常只有发生明显的牙体缺损时，甚至出现疼痛才会选择就诊。这一情况的发生有许多原因：第一，这与龋病发生的部位有明显关系，龋病最易发生在窝沟点隙，位置常常较为隐匿，龋坏不易察觉；第二，龋病的早期患者通常无自觉症状，往往到龋坏发展到较深时，患者才会出现不适；第三，口腔保健意识普遍较差，对龋病不重视，常常任其发展。因此，定期进行口腔检查是十分重要的。建议 2～12 岁儿童每半年检查一次，12 岁以上者一年检查一次。根据第四次全国口腔健康流行病学调查报告显示，儿童患龋率较十年前提高了约 5%～8%，儿童龋齿经过充填治疗的比例有了明显提高，这说明人们对于口腔健康更加重视了。

龋病主要是由细菌引起的，没有细菌，就没有龋病，因此，龋病的预防主要围绕降低细菌含量展开。

（一）菌斑控制

细菌在口腔中主要以牙菌斑的形式存在。牙菌斑生物膜是龋病和牙周病的主要致病因素。菌斑的控制主要通过以下四种方法：

1. 机械性清除

使用牙刷、牙线、牙间隙刷等器械机械清除菌斑。

2. 化学方法

使用一些药物和化合物控制菌斑。

1）抗生素类杀菌剂：近来很多研究表明，抗生素可以抑制革兰氏阳性菌的生长和积聚，但不适当的使用会造成菌群失调和耐药等问题。

2）表面活化剂：氯己定又称洗必泰（hibitane）。氯己定有抗菌性，同时是表面活化剂，它可以干扰菌斑的形成，同时不破坏口腔菌群的生态平衡，但长期使用氯己定会使牙齿着色并且会增加牙石的形成。

3）酚类化合物：酚类化合物常存在于口腔清洁剂和含片中，可以减少菌斑的堆积，缺点是部分患者有灼伤感。

3. 其他方法

还有一些其他方法，如植物提取物、生物方法、抗菌斑附着剂、免疫方法等。

1）植物提取物：包括有黄芩、五倍子、金银花、两面针、茶多酚及蜂胶等，主要功能是抑制致龋菌。提取物多加入漱口剂及牙膏中使用。

2）生物方法：主要指酶类，有特异性及非特异性酶。非特异性酶多是蛋白酶类，能破坏细菌细胞膜。特异性酶有葡聚糖酶，用于溶解葡聚糖，减少菌斑在牙表面堆积，可加入牙膏中使用。目前产品主要是非特异性蛋白酶牙膏。

3）抗菌斑附着剂：主要作用是阻止菌斑在牙表面附着，包括茶多酚、甲壳胺等，可加入含漱剂或牙膏中使用。

4. 免疫方法

包括主动免疫和被动免疫。

（1）主动免疫：通过注射各种疫苗达到防龋的效果。

（2）被动免疫：直接应用特异性抗体以中和及对抗特异性致病菌的致病作用。

（二）窝沟封闭

刚萌出的牙齿一般都有比较深的窝沟，细菌容易残留而且不容易清洁。窝沟封闭（pit and fissure sealant）就是将一种材料（一般是流动性好的合成有机高分子树脂）涂布于牙齿表面，液态时可以渗透到窝沟内，光照后固化，将窝沟封闭住，从而达到防龋的效果。乳磨牙在 3~4 岁，第一恒磨牙在 6~7 岁，第二恒磨牙在 11~13 岁为最适宜封闭的年龄。总之封闭的最佳时机是牙齿完全萌出，龋尚未发生的时候。

（三）使用氟化物

氟可以促进牙齿的再矿化，也有抑菌的作用，因此可通过增强氟化物的使用来达到防龋的目的。如使用含氟牙膏，饮用水中加氟，或者医生在局部涂氟等。

（四）养成健康的饮食习惯

日常生活中应平衡膳食，尽可能少吃糖、甜食、碳酸饮料。饮食习惯与口腔健康密切相关，减少糖分摄入可以有效防龋而频繁摄入碳酸饮料会使牙齿更容易脱矿患龋。

使用木糖醇等糖替代品代替高致龋性的蔗糖，可以单独地抑制链球菌变异种的增长，从而减轻龋齿的发生率。木糖醇不会被细菌代谢产酸腐蚀牙齿，同时木糖醇的清新甜味还能促进唾液的分泌，补充唾液中的磷和钙，促进牙齿的自然修复。

另外，粗糙食物、纤维多的食物不容易黏附于牙面，还有自洁的作用，而精细的、黏性的食物容易黏附在牙面上，利于细菌的繁殖和产酸，所以应该多吃粗纤维食物，以达到防龋目的。

（五）定期进行口腔检查

早期龋患者无症状，因而不容易发现，等到有症状的时候往往已经到中晚期，因此，要定期做口腔检查，如每年检查一次口腔，发现小洞及时处理，以防后患。

（黄文青 史 彦）

防龋疫苗是近年来龋病预防的研究热点之一。龋病是一种慢性细菌感染性疾病，所以人们希望能从免疫方面对龋病进行预防。我国龋病疫苗研究起步较晚但发展迅速，是第一个开发防龋 DNA 疫苗的国家。牙髓炎是龋齿最常见的并发症，是就诊率极高的口腔疾病，牙髓再生也是口腔内科发展研究重点。除了年轻恒牙，大部分的牙髓炎结果都是牙髓坏死，牙髓再生就是希望能让牙髓重新充满髓腔，保持牙齿的营养供应和活力。

随着现代社会发展，人类饮食结构发生明显改变。进食高糖食物和软质食物的比例明显增高，患龋率也在增加。但同时，随着口腔卫生保健知识普及，人们健康意识增强，对于口腔健康越来越重视，龋病就诊率也不断升高。口腔卫生宣教，对于龋病及牙周病的疾病的防治起到了重要作用。随着预防医学的发展，窝沟封闭和预防性树脂充填越来越广泛地应用于临床，龋病的重点必然是从治疗转向预防。

（王梦秀）

五、牙体牙髓病学的未来发展趋势

牙体牙髓病学在几十年的发展历程中，出现了很多新理念、新方法、新材料，提高了治疗的质量。目前国内一些优秀的牙体牙髓科专科医生的治疗水平已经达到国际一流水平。牙体牙髓病学的未来发展趋势主要体现在以下三个方面：

（一）诊断

目前，临床上对于牙齿的临床检查主要采用叩诊、扪诊、温度测试、电测和牙周探诊。尤其对牙髓状态的判断最容易出现误差。

牙髓活力测试主要依靠温度测试和电活力测试。对电活力测试有反应的患牙并不代表其牙髓处于健康状态，仅仅是神经纤维能正常传导。如果活力测试为阴性，一般推断为牙髓坏死。但是根据生物学的定义，组织坏死指的是血液循环的丧失，而牙髓活力测试的仅仅是神经纤维，阴性反应仅代表了神经传导出现问题，并不是组织学意义上的坏死。目前临床上没有准确的方法去判断牙髓是处于病变还是健康状态。激光多普勒流量计和双波长分光光度仪可以通过监测牙髓的血液循环判断牙髓的健康状况，但仅仅局限于实验，未来有可能应用于临床。因此，有效判断牙髓状态并制定正确的治疗方案，是未来牙体牙髓病学发展的趋势之一。

（二）治疗

1. 根管治疗中的感染控制

目前，对于牙髓病和根尖周病首选的治疗方法是根管治疗。它的核心思想是"彻底清除感染源"，但由于根管系统的复杂性，导致根管治疗过程中无论使用哪种技术都至少有 35% 的表面是未被清理的。目前根管内细菌的清理方法，主要靠使用根管锉不断扩大根管达到去除细菌的目的，但过度切割根管势必会导致牙根抗折强度降低。因此有关清理根管的研究热点在于如何更微创地去除感染物质，主要集中在根管预备器械及根管消毒两方面。

（1）根管器械预备：一般来说，根管预备的器械主要为镍钛器械，镍钛合金一般含有 55% 的镍和 45% 的钛。镍钛合金具有奥氏体和马氏体两种不同的晶体相。奥氏体是温度较高或去除载荷时的晶相，为面心立方晶格结构，其合金丝刚性大，形状稳定；马氏体是温度较低或加载荷时的晶体相，为体心立方晶格结构，其合金丝韧性好，抗折强度高。传统镍钛合金呈奥氏体相，而新型镍钛合金经过热处理过程后，在体温状态下主要呈现马氏体相，因而表现出良好的柔韧性及抗循环疲劳性。目前临床上常规使用的是旋转运动器械和往复运动器械。近日出现有自适应器械，如 xp-edno 系列锉，self-adjusting file（SAF）等，这种锉的特点是：可适应根管形态发生扩张和压缩，并且可触及最大直径 6mm 范围内的根管壁，在维持根管原有形态的基础上提高清洁效果。

（2）根管内消毒：①抗菌光动力疗法：是一种联合应用光敏剂及相应光源，通过光动力学反应选择性破坏病变组织的全新技术，具有靶向性强、低毒微创、可重复操作等优点，光动力疗法被认为是目前现有的消毒方法的补充。②根管冲洗方法的改进：传统治疗中一般使用注射器注射正压冲洗，但由于根管系统的复杂性以及正压冲洗时冲洗液渗透能力的局限性，根尖区在通常情况下很难获得清洁。目前临床中使用超声荡洗器械和被动超声荡洗器械可以增加根管的清洁效果。最近推出的 EndoVac 和 GentleWave 等负压冲洗设备可以很好地改善这一问题。使用该设备可以在尽可能少切割牙本质的情况下（可能只需要将根管疏通到 15#）彻底地清除根管内细菌及感染物，但由于费用较高，没有大规模应用。临床效果还有待考证。

2. 根管充填

传统的治疗方法是用合成材料填充根管系统，彻底地封闭根管，消除病原体从口腔和根尖组织进入根管系统的途径，并且隔离封闭残留于根管中病原体，以达到预防根管系统再感染的目的。

最完美的充填方法是将牙髓填充到清洁和成形的根管中以达到牙髓再生的目的。这项研究还停留在实验室，没有进入临床。目前，许多密封材料无法达到完全封闭根管的效果。2004 年西皮尔（Shipper）和特罗普（Trope）提出充填材料和根管壁之间应该形成"一体化"的结构，也就是说根管充填系统和牙根要融为一体，这样才能提高牙根的抗折性能。近年来的新型材料的研究主要围绕着如何形成"一体化"展开。如 iroot sp、BP 和 MTA 等在硬化时可以与根管融为一体，更好地封闭根管系统。

3. 活髓保存治疗

过去在深龋去腐的过程中如果出现露髓，传统方法可直接选择根管治疗。但随着技术的进步，对于无症状的患牙可以考虑直接盖髓，首先止血，并用 MTA 或生物陶瓷材料直接覆盖于牙髓表面，以达到保存剩余健康活髓的目的。有文献显示：当轴壁暴露而患者年龄又超过 50 岁时，根管治疗的成本、有效率优于直接盖髓；但当穿髓点局限在咬合面且为年轻患者时，则直接盖髓治疗成本效率更优。

4. 牙髓再生

牙髓再生术目前运用于临床的又称作血运重建。主要是通过充分的根管消毒,使坏死的牙髓组织形成无菌的基质,再通过刺激根尖部的组织促使血液进入髓腔内,然后形成血凝块,继而形成类似牙髓组织的一些组织。但目前的研究表明,再生的为牙周组织,而不是真正的牙髓组织。目前还没有办法进行真正的牙髓再生,血运重建的结果也是不可预估的。

5. 手术性根管再治疗

当根管治疗失败时,首先应该考虑进行根管再治疗,如果再治疗仍然失败,则需要通过外科手术的方法去除根尖和根尖周感染源,以达到治愈病变的目的,包括显微根尖手术或意向再植术(图 3-11)。这都依赖于牙科显微镜的发展。

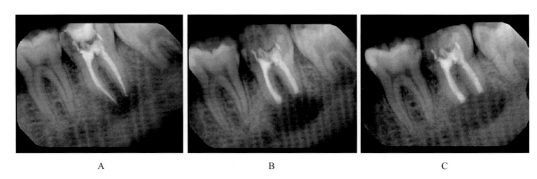

A. 意向再植术前片;B. 意向再植术后片;C. 意向再植术后 3 个月后片

图 3-11 意向再植术

牙科显微镜是一种特殊的为口腔临床治疗量身定制的手术显微镜,它可以给手术区域提供一个聚焦的光源,它的放大和照明特性使得医生在临床治疗过程中可以获得更好的视觉效果,可以让医生更细致地观察根管内错综复杂的解剖形态,更好地进行根管的清洁和成型以及充填工作。在临床诊断方面,使用显微镜可以清晰地定位和追踪隐裂纹,可以观察髓室底的微小穿孔,现在已经是牙髓科医生进行治疗时不可或缺的工具。

(三)根管治疗后的修复选择

根管治疗后,为了防止剩余牙齿的折裂,延长患牙的使用寿命,传统的方案一般为全冠、桩冠或嵌体修复。但是任何修复体都不可能完全模拟天然牙体组织,因此最好的方法就是尽可能保留它们。制作修复体的过程中往往涉及大量牙体结构的丧失,有时甚至是龋坏导致牙体结构丧失的数倍。修复体的寿命都是有限的,希望让修复体终身保留这个愿望几乎无法实现。因此,保留更多的牙体组织和延长修复体的寿命是牙体修复中微创原则及循序渐进原则的核心思想。因此在根管治疗后的患牙,微创的修复方案应该作为第一选择,尽可能保留健康牙体组织,提高修复体粘接、边缘封闭等性能从而延长修复体寿命。

(杨　健)

第二节　牙周病学

一、牙周病学的概念和简史

（一）概念

牙周病学作为口腔医学中一门独立的专门学科，是指研究牙周病的诊断、治疗和预防的临床科学。

顾名思义，牙周病指发生在牙齿支持组织（牙龈、牙周膜、牙槽骨和牙骨质）的各种疾病。这就好比树和土壤的关系，因此牙周病主要是针对牙齿"土壤"的疾病。牙周病主要分为两大类：牙龈病（gingival diseases）和牙周炎（periodontitis）。牙龈病是指只发生在牙龈组织的疾病，而牙周炎则是累及牙周支持的炎症、破坏性疾病（图 3-12）。

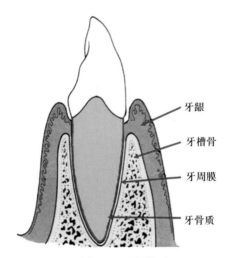

牙龈

牙槽骨

牙周膜

牙骨质

图 3-12　牙周组织

（二）牙周病学简史

人类在古代文明时期即已存在牙周疾病。古病理学研究表明破坏性牙周病，如骨吸收，影响早期人类在古埃及和早期前哥伦比亚美洲等多种文化。最早涉及医学主题的历史记录揭示了人们对牙周病的认识和治疗的必要性。几乎所有保存下来的早期著作都有关于口腔疾病的章节，而牙周问题在这些著作中占据了相当大的篇幅。

牙周病是古埃及木乃伊中最常见的疾病之一。在我国陕西宝鸡发掘的新石器时代人类的遗骨（距今 5000～6000 年）上可以看到不同程度的牙齿的牙槽骨破坏，占出土颅骨的 42.3%，占总牙数的 11.4%。埃伯斯文献也包含了许多关于牙龈疾病的参考文献，并提供了许多加强牙齿和牙龈健康的处方。古代印度和中国的医学著作在口腔和牙周问题以及口腔卫生方面都有很大的篇幅，它们描述了牙龈炎症、牙周脓肿和牙龈溃疡。如古印度最早的医书《妙闻集》（公元前 600 年）和我国战国时代的《黄帝内经》素问篇中均有关于牙周病的描述。

然而，直到 18 世纪，被誉为牙科之父的法国牙医皮埃尔·费查（Pierre Fauchard）出版了《外科牙医》（*The Surgeon Dentist*）（1782 年），才奠定了牙科作为一门临床学科的基础。该书详细描述用各种器械刮除牙石的步骤以及保护牙齿和牙龈的方法等，包括洁治术、牙龈切除术、牙周辅料及预防方法等。

现代牙周病学的建立始于 19 世纪末 20 世纪初。约翰·里格斯（John W. Riggs）（1811—1885 年）被认为是第一位牙周专科医师。当时称牙周炎为牙槽脓漏（pyorrhea alveolaris），一度称为里格斯（Riggs）病。里格斯认为牙周病是局部病因所致，认为牙石堆积是牙周疾病的主要原因，同时提倡加强口腔卫生，并主张彻底刮治。

19 世纪下半叶，医学出现了几项重大发展，开创了包括牙科在内的现代医学时代。第一个重大发现是 1845 年霍勒斯·威尔士（Horace Wells）（1813—1848 年）在康涅狄格哈特福德和威廉·莫顿（William Morton）（1819—1868 年）1846 年在马萨诸塞州波士顿分别发现氧化亚氮和乙醚的全身麻醉效果。局部麻醉由维也纳眼科医生卡尔·克勒（Carl Köller）（1857—1944 年）发明，他用可卡因滴注以麻醉眼睛。普鲁卡因（诺和卡因）是 1905 年由慕尼黑化学家阿尔弗雷德·艾因霍恩（Alfred Einhorn）和理查德·威尔斯特德（Richard Willstädter）发现。后来，美国的高峰让吉（Jokichi Takamine）和托马斯·贝尔·奥尔德里奇（Thomas Bell Aldrich），又在原基础上加入了肾上腺素。局部麻醉就这样诞生了。第二项科学突破由法国化学家路易斯·巴斯德（Louis Pasteur）（1822—1895 年）提出，他创立了疾病的细菌理论。随后，德国医生罗伯特·科赫（Robert Koch）（1843—1910 年）发现了导致牛炭疽病、结核和霍乱的病原菌。第三项科学发现是德国物理学家威廉·伦琴（Wilhelm Röntgen）（1845—1923 年）发现的 X 射线。伦琴的发现纯粹是一个基础学科的发现，但它很快被医生和牙医运用，它对牙周病学和许多其他医学领域的发展有重大意义。

随着显微镜的问世和医学及病理学的发展，对牙周病的组织病理学有了准确地了解。1902 年，俄罗斯的明钠斯基（N. N. Znamensky）描述了牙周疾病病因学中的局部和全身因素的相互复杂作用。他描述了牙龈炎症细胞浸润达到深部、破骨细胞引起的陷窝性骨吸收。米勒（W. D. Miller）（1890 年）在《人类口腔中的微生物》一书中提出口腔固有的各种细菌共同引起牙周病——这一被后世称为非特异性菌斑学说的观点连续盛行了 70 年。

20 世纪上半叶，在欧洲形成了两个牙周病学研究中心——维也纳和柏林。维也纳学派主要是针对牙周病学的基础研究。这些基础研究成为后来临床治疗发展的基础。柏林学派的贡献主要在临床治疗，他们发展和改进了牙周手术方法。

第二次世界大战后的 20 世纪 50 年代，主要的研究集中在实验病理学、微生物学和免疫学上。这个时期创立的关于牙周袋的病理、发病机制、咬合创伤、实验病理等方面的研究仍被引用。

1947 年，美国牙医学会正式承认牙周病学是牙医学中的一个专科，西方国家大都建立了牙周病学会，学术活动非常活跃。在牙医学院开设独立的牙周病学课程，并有专科医师培训制度，进一步推动了牙周病学的发展。

随着我国中华口腔医学会牙周病学专业委员会的成立，大批中青年学者通过出国学习、研究生培养、进修学习等渠道迅速成长。在本科生课程中独立设置牙周病学，研究生学位授予点也独立设立了牙周病学，大大促进了我国牙周病学的发展。近年来随着广大群众以及临床医师对牙周病学的重视，形成了学习牙周病学的热潮。目前关于牙周病的科学研究也是牙医学领域里蓬勃发展最快的学科之一。

回顾口腔医学和牙周病学的发展，可以看出它们与临床医学、基础医学乃至生命科学及自然科学的发展密不可分。进入 21 世纪，牙周病学研究与临床医学和基础医学的结合更为紧密，牙周炎和其他慢性疾病一起被认为是多因素、涉及多个生物系统的复杂疾病。口腔科医师应该把口腔和牙周组织视为人体的一个重要部分，在临床工作中兼顾局部和全身、兼顾牙周疾病和口腔的其他疾病，努力使自己成为一名具有全面知识的口腔科医师。

（杨娟霞）

二、牙周病的病因

牙周疾病是人类口腔中的常见病、多发病，是一组发生于牙齿周围组织的疾病，常常累及牙齿周围的牙龈、牙周膜、牙骨质和牙槽骨。牙周疾病主要分为两类：一类只是牙龈组织有炎症而牙槽骨并未发生吸收，称为牙龈病（gingival diseases）；另一类则是炎症不仅波及牙龈组织而且侵犯牙周膜、牙骨质和牙槽骨，称为牙周炎（periodontitis）。牙周疾病是不分国别、地域、民族、性别和年龄均可能发生的疾病。2001 版《吉尼斯世界纪录》记载牙周病是人类最常见的疾病之一，我国 80%～90% 成人患有牙周疾患。2008—2012 年欧盟 27 国口腔诊治费用每年高达 790 亿欧元，其中严重牙周炎治疗费用就达 540 亿欧元。

临床中，口腔医师接诊的患者通常以刷牙出血、口腔异味、牙齿移位、牙齿松动等为主诉前来就诊。牙周疾病的病因非常复杂，近年来世界各国学者一直致力于病因的研究。目前公认引起牙周病的始动原因是微生物感染，而局部刺激因素（如牙石、食物嵌塞、根分叉等）和全身易感因素（如遗传、吸烟等）均对牙周疾病起很大的促进作用，这几种因素共同作用导致牙周疾病的产生（图 3-13、图 3-14）。

（一）牙菌斑

1. 牙菌斑生物膜的定义

人类的口腔内寄居着许多种微生物，这些微生物大部分是口腔有益菌群，只有少

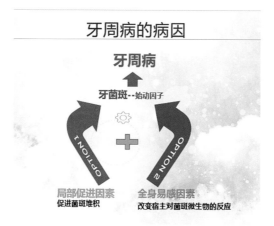

图 3-13　牙周病病因

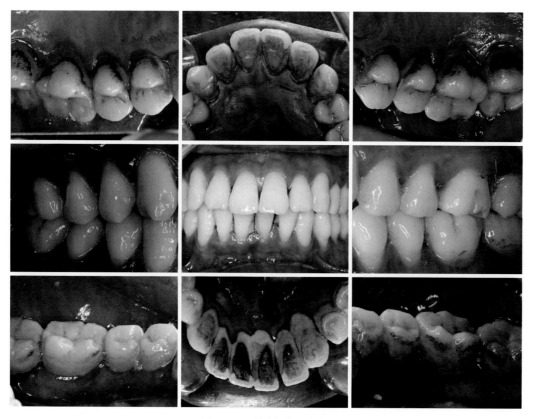

图 3-14　牙周疾病示意图

部分细菌对人体有害，其中有数十种细菌被检测出来和牙周疾病相关联，如牙龈卟啉单胞菌（*porphyromonas gingivalis*）、中间普氏菌（*prevotella intermedia*）、具核梭杆菌（*Fusobacterium nucleatum* ssp）、福赛坦氏菌（*Tannerella forsythia*）、齿垢密螺旋体（*Treponema denticola*）等。

牙菌斑生物膜（dental plaque biofilm）是由细菌及其生产代谢的产物共同组成的生物膜性结构，质地柔软，紧密附着在牙面上，不易被水冲洗掉。菌斑染色剂显示呈红色的膜状物，覆盖在牙齿表面。这种牙菌斑生物膜其实是一种特殊的微生物膜，它的产生具有渐进性，最初唾液中的蛋白膜黏附在已经清洁干净的牙面上，紧接着口腔中的一些细菌陆续地定植于蛋白膜上，革兰氏阳性球菌是最早定植的细菌，当附着在蛋白膜上的细菌越来越多时，细菌与细菌之间通过黏附和共聚相互连接，这些菌群之间就形成了规则的细菌群体，快速生长、繁殖、成熟后便形成牙菌斑生物膜。

2. 牙菌斑生物膜是牙周组织发生炎症和破坏的始动因子

大量流行病学调查发现那些不经常刷牙或者牙齿清洁不到位的患者，患牙周炎的概率会远远高于那些有良好口腔卫生习惯并定期去医院检查的患者，而且如果牙周组织局部无菌斑，仅有修复体和其他机械刺激时，很少发生牙龈炎症。1964 年，克耶（Keyes）和约东（Jordon）曾经用仓鼠做过这样的实验，他们把动物随机分成两组：一组仓鼠用没有细菌的食物饲养，但是牙周组织有牙石或结扎丝等异物刺激；另一组仓鼠用有细菌的食物饲养。实验结果表明无菌组不会引起龈炎，而有细菌组的动物则患上了牙周炎症。这充分证明了细菌是引起牙周炎的始作俑者。

通过大量临床病例的观察也发现对牙周炎患者采用机械除菌的方法，如超声波龈上洁治、龈下刮治、根面平整、辅助手工刮治器刮治均会使牙龈组织肿胀消退、牙龈出血减轻甚至停止，从而有效防止牙周组织的继续破坏。而对牙周炎患者使用抗菌药物，如甲硝唑、替硝唑、阿莫西林、四环素、氯己定、螺旋霉素等，也有一定的疗效，能够缓解牙周疾病的症状。诺厄（Löe）等人在 20 世纪 70 年代开展了一项关于刷牙频率与牙周健康之间关系的实验，他们召集了 32 位牙齿洁净、牙龈健康的年轻人，发现每天刷牙两次再辅助用牙线和牙间隙刷的实验者牙菌斑数和牙龈炎的发生率显著少于每四天用类似方法清洁牙齿的受试者。卡塞（Kasai S.）及其研究团队发现，经过牙周基础治疗后的慢性牙周炎患者龈沟液内的各类白细胞介素含量显著降低，而白细胞介素是机体对抗细菌入侵时炎症反应的产物，说明牙周基础治疗能有效地清除黏附在牙齿表面的细菌。

（二）牙周病的局部促进因素

局部促进因素是指使牙菌斑更容易堆积在牙面上的因素，如牙石、牙齿不整齐、𬌗创伤等。

1. 牙石（dental calculus）

牙菌斑在牙齿表面或修复体表面不断沉积、矿化后形成牙石。牙石不易去除，与牙周病关系密切。我们通常可以看到上颌磨牙颊侧及下颌前牙舌侧有许多牙石，而牙龈缘下的牙石一般无法用肉眼直接看见，需要借助牙周探针来探查。相比牙龈缘上可见的牙石而言，牙龈缘下牙石则更容易吸附毒力强的牙周致病菌。牙石的形成主要经过三个阶段：一是获得性膜形成（acquired pellicle）；二是菌斑成熟（plaque mature）；三是矿物化（mineralization）。紧密地附着在牙面上的牙石，其表面堆积着大量菌斑，牙石上的孔状结构又吸收大量的细菌毒素，引发组织炎症反应，进而对组织造成损伤（图 3-15）。

2. 解剖因素

（1）根分叉（root furcation）、根面凹陷（root concavities）：造成牙周病的牙齿解剖因素主要为根分叉（图 3-16）、根面凹陷等，附着于这些结构的菌斑难以借助机械清除的方法去除，所以易导致牙周疾病的产生。

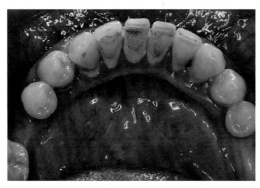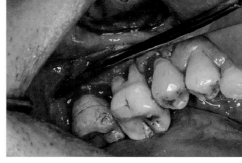

图 3-15　牙石　　　　　　　　　　　　图 3-16　根分叉示意图

（2）釉突、釉珠：釉质在釉牙骨质界的根方异位沉积呈指状突起伸向根分叉处，有的突起还能进入根分叉内，被称为"颈部釉突"。颈部釉突通常可分为三类：第一类是在釉牙骨质界与根分叉之间的突起；第二类是突起快接近根分叉，但没有接触；第三类是突起延伸入分叉区。釉珠发生率低于釉突，约 1.1%～9.7%。由于附着于釉突、釉珠的结合上皮易被细菌侵害，所以易造成牙周组织损伤。

（3）骨开裂（dehiscence）、骨开窗（fenestration）：常好发于上下颌的前牙区、前磨牙区及上颌第一磨牙区。因为唇颊侧骨板较薄，当发生牙齿的颊向错位、牙根隆突过大或牙槽骨吸收时，根面骨质减少所致。主要存在两种情况：一是骨质缺损从牙槽嵴边缘向根尖方向延伸，呈 V 形称骨开裂；二是骨嵴顶区尚完整但是根面牙槽骨出现孔状缺损，呈圆形或椭圆形称骨开窗。

（4）膜龈异常：指的是牙槽嵴黏膜和牙龈的形态、宽度异常以及两者之间的关系异常，最常见的是附着龈宽度异常和系带附着异常。如果出现了膜龈异常的现象，那么在日常口腔卫生的清洁中一定要格外注意，因为这些地方菌斑容易堆积。

（5）牙齿位置异常、拥挤和错𬌗畸形：当牙齿发生位置异常、拥挤或错𬌗畸形时，人们难以彻底地清洁自己的牙齿，容易导致菌斑的堆积、食物的嵌塞，所以好发牙周疾病。但是如果能够运用正确的刷牙方式，并定期去医院做清洁，则发生牙周病的概率就会下降。

（6）𬌗创伤（occlusal trauma）：𬌗创伤是指不正常的𬌗接触关系或过大的𬌗力造成咀嚼系统各部位的病理性损害或适应性变化。斯蒂尔曼（Stillman）于 1917 年首次提出"𬌗创伤"的概念，但直到 1978 年世界卫生组织才正式承认这一概念。牙齿的早接触、过高的修复体、进食时突然咬到硬物或者夜磨牙等𬌗创伤都可以使牙周组织损伤、牙槽骨吸收。𬌗创伤加剧大鼠实验性牙周炎牙槽骨破坏和附着丧失，是影响牙周炎进展的一个重要因素。

（7）食物嵌塞（food impaction）：正常情况下，牙列中相邻的两颗牙齿紧密接触，以防止食物进入牙间隙，发生食物嵌塞（图3-17）。然而，当相邻的两颗牙之间的接触关系发生异常时，食物残渣容易进入两牙之间的间隙。若挤入牙间隙的食物未被及时清除，初期牙间有胀感或隐痛，牙龈充血红肿；长期可以造成牙龈乳头退缩、牙周袋形成、牙槽骨吸收。

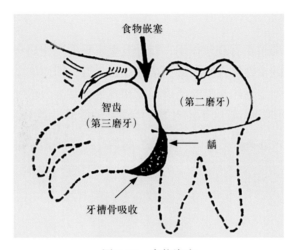

图 3-17　食物嵌塞

3.　其他促进因素

（1）修复体或者充填体边缘与被修复牙齿不密合：这会使牙齿与修复体之间存在间隙，此处易堆积菌斑且不易洁净。

（2）全冠边缘侵犯了生物学宽度：由于全冠边缘过长压迫了颈部牙龈，导致牙周组织损伤。

（3）正畸矫正器位置放置不当或正畸力量过大：正畸托槽不利于菌斑的清洁，易引起牙龈炎症，不恰当的施力也会给牙周组织带来伤害（图3-18）。

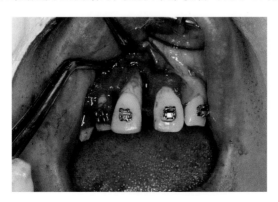

图 3-18　正畸矫正器位置放置不当或

正畸力量过大

（三）牙周病的全身促进因素

1. 遗传因素

有些人口腔卫生不良却没有发展成牙周疾病，而有些人牙菌斑量很少却快速发展成牙周炎症。现代医学认为这种现象与遗传密不可分。冯希（Feng X.）及其同事通过 Meta 分析确认白细胞介素 IL-1A 的基因多态性与非洲、欧洲和美洲人群易感慢性牙周炎有关联。

2. 性激素

性激素不仅对牙周组织有调节作用，而且激素水平的变化与牙周炎的严重程度有密切关系。由于妊娠期的女性体内雌激素和孕酮逐日上升，即使妊娠妇女的菌斑指数与妊娠之前无明显变化，但是牙龈炎症的严重程度和发生率却大大增加，易引起妊娠期多发性龈瘤（图 3-19）。同样随着青少年体内类固醇激素的增高，青少年易患青春期牙龈炎。

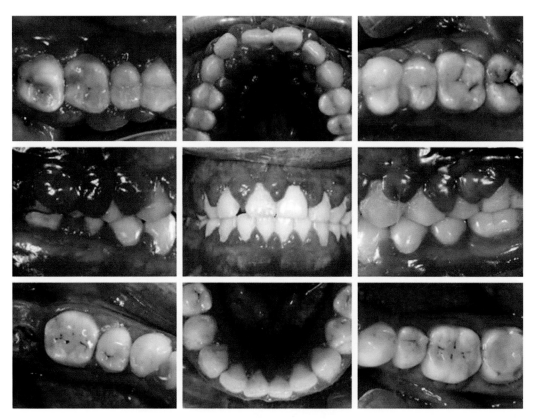

图 3-19　妊娠期多发性龈瘤

3. 吸烟

吸烟有害身体健康是人尽皆知的事实，燃烧中的烟草通过烟雾排放出一氧化碳、尼古丁、重金属元素等数百种有害物质，这些有害物质会使机体对外界的防御能力下降，从而影响机体的血液循环、免疫过程。以此类推，吸烟也损伤牙周组织。8-羟基鸟苷（即 8-OHdG）是一个可监测牙周组织损伤的生物标记物，瓦吉斯（Varghese J.）等证明抽烟伴慢性牙周炎组患者唾液内 8-OHdG 含量明显高于不抽烟伴慢性牙周炎组，上述 2 组患者经牙周基础治疗后 3 个月复诊，结果 2 组慢性牙周炎的所有临床参数都得到了改进，但是抽烟组患者唾液内 8-OHdG 含量仍然显著高于不抽烟组，此结果说明抽烟还在继续破坏牙周组织。另外，吸烟也可以改变龈下菌群生态平衡，耗竭有益菌，促进牙周致病菌的繁殖，形成烟斑（图 3-20）。因此，医生应劝诫牙周炎患者戒烟。

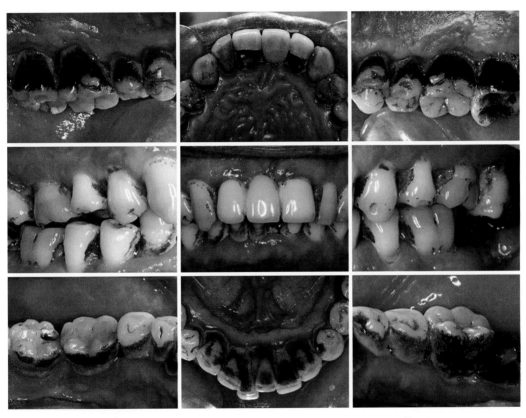

图 3-20　烟斑引起牙周病（南昌大学口腔医学院金幼虹医师供图）

4. 有关的系统性疾病

国内外学者研究发现牙周病与全身诸多疾病有关联，如糖尿病、高血压等，牙周病可以影响这些疾病的发生、发展；同样地，这些疾病反过来也可以左右牙周病的进展与疗效。糖化血红蛋白（HbA1c）是红细胞中的血红蛋白与血清中的糖类相结合的产物，是衡量血糖控制与否的金标准，人类正常值为 4%～6%。米伦达（Miranda T. S.）等发现 HbA1c≥8%、牙周袋≥5mm 组的糖尿病伴慢性牙周炎患者龈下菌斑具核梭杆菌检出量显著增加，福赛坦氏菌和具核梭杆菌检出频率也大于 HbA1c<8% 的患者；在 HbA1c≥8%、牙周袋 <5 mm 组普氏菌检出频率远超过 HbA1c<8% 的患者，由此得出

结论：血糖浓度越高，龈下菌斑内细菌的繁殖率越高。因此，良好的血糖管理是控制牙周炎症的不二选择。

（金幼虹）

三、各型牙龈炎

牙龈病是一组发生于牙龈组织的疾病，包括牙龈炎症及全身病变在牙龈的表现。在 1999 年分类中，将牙龈疾病分为菌斑引起的牙龈疾病（如龈缘炎、青春期龈炎、妊娠性龈炎及药物性牙龈肥大等）和非菌斑性的牙龈病（如病毒、真菌等引起的牙龈病，全身疾病在牙龈的表现及遗传性病变等）。各种牙龈病病因和临床表现如下所述：

（一）慢性龈炎

慢性龈炎（chronic gingivitis）是菌斑性牙龈病中最常见的疾病，本病又称为边缘性龈炎（marginal gingivitis）和单纯性龈炎（simple gingivitis）。牙龈的炎症主要位于游离龈和龈乳头。慢性龈炎患病率高，涉及的人群广，几乎每一个人在其一生中的某个阶段都可发生不同程度和不同范围的慢性龈炎。该病的诊断和治疗不复杂，但因其患病率高，治愈后仍可复发，且一部分慢性龈炎的患者可发展成牙周炎，因此预防其发生和复发尤为重要。

1. 流行情况

儿童和青少年患病率高，国内外调查显示，人群患病率为 60%～90%，儿童在 3～5 岁时就有可能患牙龈炎，随着年龄增长，患病率和严重程度逐步增加，到青春期后达到高峰，17 岁以后，患病率逐渐下降。我国 2015 年第四次全国流行病学调查资料显示：随着我国国民口腔卫生保健措施的实施和口腔卫生习惯的改善，15 岁年龄组牙龈出血的比例为 64.7%，较以前的比例略有下降。

2. 病因

龈缘附近牙面上堆积的牙菌斑是慢性龈炎的始动因子，其他因素（如牙石、食物嵌塞、不良修复体、牙错位拥挤、口呼吸等）均可促进菌斑的积聚，引发或加重牙龈的炎症。

3. 临床表现

患慢性龈炎时，牙龈的炎症一般局限于游离龈和龈乳头，严重时也可波及附着龈。牙龈炎症一般以前牙区为主，尤其以下前牙区最为显著。

（1）自觉症状：刷牙及咀嚼硬物时牙龈出血，无自发性性出血，有些患者有牙龈局部肿胀不适、口臭等症状。

（2）牙龈色、形、质的改变：一种以牙龈组织炎性肿胀为主要表现，表面多鲜红或暗红，质地松软脆弱，缺乏弹性；另一种以细胞及胶原纤维增生为主要表现时，质地较硬而有弹性，过去也称为"增生性龈炎"（hyperplastic gingivitis）。

（3）龈沟深度：健康的龈沟深度探诊不超过 3mm。当牙龈有炎症时，由于组织水肿或增生，龈沟深度可超过 3mm，此时形成的牙周袋叫假性牙周袋。龈沟底的位置仍在釉牙骨质界处，临床上不能探及釉牙骨质界也就是无附着丧失，也无牙槽骨吸收（图 3-21）。

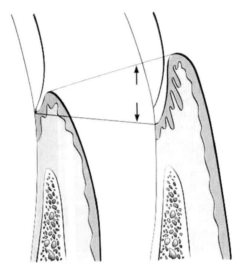

图 3-21　病理性加深的牙周袋

（4）龈沟探诊出血：健康的牙龈在刷牙或轻探龈沟时不出血。患牙龈炎时，用钝头探针轻探即可引起出血。

（5）龈沟液量增多：健康牙龈有极少量的龈沟液。牙龈有炎症时，龈沟液量增多，其中有大量的炎症细胞因子。

（二）青春期龈炎

青春期龈炎（puberty gingivitis 或 puberty-associated gingivitis）是受内分泌影响的牙龈炎之一。男女均可患病，但女性患者稍多于男性。

菌斑是青春期龈炎的主要病因。青春期少年体内性激素水平的变化，是青春期龈炎发生的全身因素。牙龈是性激素的靶组织，由于内分泌的改变，牙龈组织对菌斑等局部刺激物的反应性增强，产生明显的炎症反应，或使原有的慢性龈炎加重。青春期过后，牙龈炎症可有部分消退，但原有的牙龈炎不会自然消退。

（三）妊娠期龈炎

妊娠期龈炎（pregnancy gingivitis 或 pregnancy-associated gingivitis）是指妇女在妊娠期间，由于女性激素水平升高，原有的牙龈慢性炎症加重，使牙龈肿胀或形成龈瘤样的改变，分娩后病损可自行减轻或消退。妊娠期龈炎的发病率报告不一，约为

30%～100%，有文献报告孕期妇女的龈炎发生率及严重程度均高于产后妇女，虽然两组的菌斑指数无差异。

妊娠不是引起牙龈炎的直接原因，如果没有菌斑的存在，妊娠并不会引起牙龈的炎症。患者一般在妊娠前即有不同程度的慢性龈炎，从妊娠2～3个月后开始出现明显症状，至8个月时达到高峰，临床表现与血中孕酮水平的升高相关联。分娩后约2个月时，牙龈炎可减轻至妊娠前水平。

（四）白血病的牙龈病损

白血病是恶性血液疾病，有人报告约有3.6%的白血病患者出现牙龈肿胀，主要是由于大量幼稚白细胞浸润牙龈组织，致牙龈肿大，非结缔组织本身的增生。肿胀出血促进菌斑堆积，加重牙龈炎症。患者因牙龈肿胀和出血首先就诊于口腔科，因此正确鉴别，早期诊断，避免误诊、漏诊很重要。

白血病牙龈病损的临床表现：牙龈色、形、质的改变，牙龈色苍白或暗红发绀，极易出血；牙龈肿大，全口牙龈肿胀，波及龈乳头、边缘龈和附着龈；牙龈质地松软脆弱或中等硬，表面光滑、光亮；白细胞浸润，血管阻塞导致龈缘处坏死、溃疡、假膜覆盖，口臭；牙龈有明显出血倾向，可自发出血或渗血，且不易止住，牙龈及口腔黏膜的广泛出血点或瘀斑；

自觉症状：患者可自觉龈肿胀或增生，出血，自发痛；发热，淋巴结肿大，疲乏，贫血。

（五）药物性牙龈肥大

药物性牙龈肥大（drug-induced gingival enlargements）是指长期服用某些药物而引起的牙龈纤维性增生和肥大。引起牙龈肥大的药物主要有三类：抗癫痫类药物，如苯妥英钠；免疫抑制剂，如环孢素；钙通道阻止剂，如硝苯地平、维拉帕米等。长期服用上述药物，使原有炎症的牙龈发生纤维性增生。有研究表明牙龈增生的程度与原有的炎症程度和口腔卫生状况有明显关系。

临床表现：药物性牙龈增生的牙龈组织一般呈淡粉色，质地坚韧，略有弹性，一般不易出血。自觉症状：多数患者无自觉症状，无疼痛。

（六）牙龈纤维瘤病

遗传性牙龈纤维瘤病（hereditary gingival fibromatosis，HGF）又名家族性或特发性牙龈纤维瘤病。本病为牙龈组织的弥漫性纤维结缔组织增生，是一种较为罕见的疾病。

本病病因不明，有的患者有家族史，有的患者并无家族史。本病可在幼儿时发病，一般恒牙萌出后，最早可发生在乳牙萌出后。牙龈广泛增生，累及龈缘、龈乳头和附着龈，甚至膜龈联合处上磨牙腭侧最为严重。增生的牙龈可覆盖部分或整个牙面，妨碍咀嚼，可有牙移位。增生的牙龈颜色正常，坚韧，光滑或呈颗粒、结节状，点彩明显，不易出血。有时会出现牙齿萌出困难。

（七）牙龈瘤

牙龈瘤（epulis）是指发生在牙龈乳头部位的炎症反应性瘤样增生物。它来源于牙周膜及牙龈的结缔组织，非真性肿瘤，但切除后易复发。

根据组织病理学表现不同，牙龈瘤通常可分为纤维型、肉芽肿型及血管型。主要的治疗方法是手术切除。切除必须彻底，否则容易复发。

（八）急性坏死性溃疡性龈炎

急性坏死性溃疡性龈炎（acute necrotizing ulcerative gingivitis，ANGU）是指发生龈缘和龈乳头的急性炎症和坏死。本病有很多命名。由于奋森（Vincent）于1898年首次报告，故称Vincent龈炎。Vincent报告本病为梭形杆菌和螺旋体混合感染所致，故又称梭菌螺旋体性龈炎。由于第一次世界大战时在前线战士中流行本病，故又称战壕口炎；中医称之为牙疳。患有坏死性溃疡性牙龈炎的患者一般有自身压力大，严重吸烟史或营养不良等情况或与某些免疫性疾病有关。

急性坏死性溃疡性龈炎好发于18～30岁年轻人，男性多见。起病急，病程短（数天至2周）。以牙龈乳头和边缘龈红肿、坏死为特征。初起牙龈乳头红肿，个别牙龈乳头中央凹下如火山口状，上覆灰白色污浊的坏死物。牙龈极易出血，轻轻碰触即可出血。患者常自述晨起枕头上有血迹，口中有血腥味，有自发性出血。疼痛明显或有牙齿撑开感和胀痛，唾液多黏稠，有典型的腐败性口臭，患者常自述口内有金属味道。轻者一般无全身症状，重者可有低热、乏力和颌下淋巴结肿大等。急性期若未能及时治疗，坏死可扩延至邻近组织形成坏死性龈口炎。

（杨娟霞）

四、各型牙周炎

慢性牙龈炎若不及时治疗，病变可向牙周深部组织发展，导致牙齿支持组织（牙龈、牙周膜、牙槽骨和牙骨质）的破坏——牙周袋形成并有炎症，附着丧失和牙槽骨吸收。随着病变逐渐根向发展加重，出现牙松动移位、牙龈退缩、咀嚼困难、急性肿胀疼痛等，最后可导致牙齿丧失的严重后果。牙周炎是成人牙齿丧失的首位原因。

牙龈炎和牙周炎的主要区别在于牙龈炎不侵犯支持组织（没有附着丧失和牙槽骨吸收），经过常规治疗后，牙周组织可完全恢复正常，是可逆性病变。但若维护不良，较容易复发。

牙周炎的基本病理变化和主要表征基本一致，但也可以看到不同类型的临床表现、转归，对治疗的不同反应以及有不同的全身背景等。1999年在美国召开的牙周病分类临床研讨会上，学者们将牙周炎分为慢性牙周炎（chronic periodontitis，CP）、侵袭性牙周炎（aggressive periodontitis，AgP）、反映全身疾病的牙周炎（periodontitis as a manisfestation of systemic diseases）、坏死性溃疡性牙周炎（necrotizing ulcerative periodontitis）等类型。2017 年，美国牙周病学会（ American Academy of Periodontology，AAP ）和欧洲牙周联盟（ European Federation of Periodontology，EFP ）在美国芝加哥共同举办了有关牙周病和植体周病分类的研讨会。在这次会议上，专家们回顾了 1999 年牙周病分类研讨会以来的系列研究，并提出了牙周病新分类系统。这对牙周病学及口腔种植的临床诊疗带来深远及持续的影响。基于人们对牙周病、种植体周围疾病及状态的科学认识的发展，这个新分类与 1999 年的分类有很大的不同。在新分类中，确立了三种形式的牙周炎：①坏死性牙周炎；②作为系统疾病表现的牙周炎；③牙周炎。牙周炎不再区分"侵袭"和"慢性"，而是把疾病进行分期和分度。牙周炎共分为 4 个阶段，3 个等级。

第Ⅰ阶段：属于非常早期的牙周炎，它是牙龈炎和牙周炎之间的边界，代表附着丧失的早期阶段。此时临床附着丧失和骨吸收都局限于牙根的最冠方部分。在这阶段，患者不存在牙周袋，并且没有牙周病导致的骨吸收。

第Ⅱ阶段：牙周破坏影响了牙根的冠向三分之一部分，存在中度牙周袋（≤5mm）并且患者当时没有因为牙周炎丧失牙齿。第Ⅰ阶段和第Ⅱ阶段可以简单通过非手术途径控制，在患者口腔卫生依从性的练习中以及专业预防性措施的前提下，可以获得理想的远期预后。

第Ⅲ阶段：牙周炎进一步发展，牙周组织破坏超过根长的一半，一定数量的牙齿丧失通常已经发生，并且存在根分叉病变和骨内病变。综合以上方面，使得此阶段的治疗复杂且常常需要手术治疗。

第Ⅳ阶段：相对上一阶段严重性和复杂性进一步增长，牙齿的丧失数量增加（>5颗），咀嚼功能下降，除了牙周治疗之外，通常需要其他多学科交叉治疗。

新的分级系统定义了疾病进展的速率，可能影响疾病进展的危险因素以及患者对治疗的反应：

A 级：进展速率缓慢并且患者没有危险因素；

B 级：进展速率符合预期；

C 级：患者具有明显的危险因素，牙周炎进展高风险。

通过定义牙周炎不同的疾病阶段和分级，个体化明确每个病例的发展模式和治疗方案的顺序，从而更好地评估每个病例的治疗结果。

此外，许多系统性紊乱会影响牙周病的起始和进程，或者对牙周结构有负面的影响。牙周组织形态上的变化，特别是牙龈退缩的发病率很高。这些通常跟发生在暴露根面的牙齿敏感，龋齿和非龋性颈部缺损相关，并且可能是美学隐患。咬合力可以损害牙齿以及牙周附着装置。牙齿或修复体相关的条件变化或进展可能会使牙周病组织容易患病。

（杨娟霞）

五、牙周疾病的治疗

牙周疾病在我国是高发疾病，然而目前我国的口腔医师中能够提供合理、合适的牙周治疗者的比例极低，许多人甚至一些口腔医师都认为牙周治疗仅仅是洁牙。

实际上，牙周治疗最终目标是包括创造一个在健康牙周组织的条件下能行使良好功能的牙列。牙周病的治疗应以局部治疗为主，药物为辅（全身、局部），长期治疗、终身维护。其总的原则包括消除菌斑牙菌斑生物膜，控制感染；手术治疗；建立平衡的殆关系；药物治疗；拔除患牙疗效维护和防止复发。因此牙周疾病的治疗包含了很多内容如洁治、拔牙、刮治、根面平整、调殆、松牙固定术、膜龈手术、翻瓣术、植骨术、再生术、牙体牙髓、修复、正畸等多学科的治疗。牙周治疗应该是结合牙周疾病的诊断、预后、疾病严重性等制定的长期的系统的治疗计划。

通常牙周病的治疗分为以下四个阶段。

第一阶段：基础治疗阶段（initial therapy）

这一阶段的治疗又称为消除病因治疗。主要目的是消除致病因素，从而控制炎症，终止牙周疾病的进展。其主要内容包括：①指导患者自我控制菌斑的方法，如建立正确的刷牙方法和习惯，使用牙线、牙签（toothpick）及牙间隙刷等辅助工具保持口腔卫生等；②拔除无保留价值的患牙；③实施洁治、刮治以消除菌斑、牙石；④消除菌斑滞留的因素，如充填龋洞、改正不良修复体等；⑤在炎症控制后进行必要的咬合调整，必要时可做暂时性松动牙固定；⑥必要时可辅以药物治疗；⑦发现和尽可能纠正全身性环境因素，如吸烟和用药情况，全身疾病的控制等。

第二阶段：手术治疗阶段（periodontal surgery）

为了不让牙齿周围的牙槽骨继续吸收破坏，首先要去除病因，也就是要通过牙周基础治疗把牙齿根面的菌斑、牙石以及炎性肉芽组织清除干净，但牙槽骨吸收到一定程度，也就是牙周炎发展到较严重的阶段后，器械在盲视的情况下是不能将其完全清除干净的，仅靠牙周基础治疗不能完全解决问题。这个时候就要进行牙周手术治疗。

牙周病的手术治疗阶段是牙周病总体治疗计划的第二阶段，是牙周病治疗的重要组成部分。手术治疗主要包括牙龈修整术、翻瓣术（flap surgery）、植骨术（bone graft）、引导性组织再生术（guided tissue regeneration，GTR）、膜龈手术、牙种植术等（图3-22、图3-23、图3-24）。

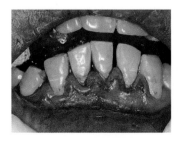

图3-22 牙龈修整术

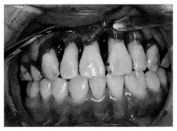

图3-23 翻瓣术

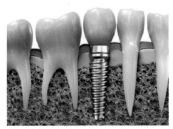

图3-24 种植术

第三阶段：修复正畸治疗阶段（restorative therapy）

修复治疗虽不属于牙周病学的内容，但它是牙周炎治疗程序中重要的组成部分，特别是永久性的修复治疗以及在修复缺牙的同时固定预留的松动牙。一般在牙周手术后2～3个月进行。对于牙排列不齐或错𬌗者，也可进行正畸治疗，以建立稳定的平衡𬌗。

第四阶段：牙周支持治疗（supportive periodontal therapy，SPT）也称为牙周维护治疗（periodontal maintenance）。

在经历上述的治疗后，通常患者已经花了至少三个月时间，投注了这么多的时间与心力于其上，很多患者以为牙周治疗已经结束了。事实上牙周治疗除了需要患者每天口腔清洁外，还应定期到医院复查复治，以长期维持牙周健康。一般每3～6个月复查一次。

虽然牙周疾病的治疗是采用多种方法才能完成的，但应有一定的次序。牙周系统治疗流程如图3-25所示。

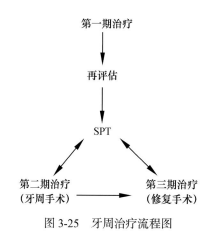

图 3-25　牙周治疗流程图

（杨娟霞）

六、牙周疾病的预防

在牙周病病因的学习中，我们知道菌斑是牙周病的始动因子，即使除去之后还会不断地在牙面重新形成，因此必须坚持每天彻底地清除菌斑，才能预防牙周病的发生和复发。菌斑控制（plaque control）是预防和治疗牙周病的必需措施，是牙周病基础治疗的重点。菌斑控制并不是某一阶段的治疗，它贯穿在牙周治疗过程的始终，而且在治疗后也要终身实施，才能保证牙周治疗的顺利进行并保持长期的疗效。

菌斑控制方法包括机械性和化学药物控制。但目前仍以机械清除菌斑的效果最为确切，以下介绍几种菌斑控制的方法。

（一）刷牙

刷牙是自我清除菌斑，预防牙周病发生、发展和复发最主要的手段。要选择设计良好的牙刷，符合牙弓形态和牙齿大小，在口内能够灵活转动，清除牙齿各个部位的食物碎屑。一般选用刷头小、刷毛软、有弹性、刷毛末端经过磨圆，毛束稀疏适当，不损伤牙龈和牙釉质，刷毛可以进入龈沟和牙间隙，光滑、容易清洁的磨毛或球化毛的尼龙丝牙刷。每天早晚各刷牙一次，每次最少 3 分钟。人们往往注意早晨刷牙，忽视晚上刷牙，其实后者比前者更为重要。由于夜间睡眠时，口腔内唾液的分泌量明显减少，唾液对牙齿的清洗作用大为减弱，晚上临睡前刷牙，保持口腔清洁的时间最长，对预防龋齿和牙周炎有十分重要的作用。

刷牙的方法很多，主要介绍以下两种刷牙方法：

1．水平颤动法

此方法又称 Bass 法，对于清除牙龈缘附近的菌斑最为有效，而此处的牙菌斑对牙周炎的发生发展又是危害最大的，故而此法更适合于患有牙周疾病的患者，尤其是牙周手术后的患者进行口腔卫生维护的首选方法。要注意要选用软毛牙刷，以避免损伤牙龈。

Bass 刷牙法要点：

（1）将牙刷毛放在牙龈和牙齿交界处，使牙刷毛与牙面呈 45°，让刷毛尖端指向牙根方向，部分刷毛进入龈沟和牙间隙内。

（2）牙刷在原位作近远中方向短距离水平轻颤动，水平颤动的幅度不超过 1mm，每个位置颤动 4～5 次。然后移动牙刷至另一个部位，两个部位之间要有一定的重叠，方可不会遗漏牙面。

（3）刷上下前牙的舌面时，可将牙刷头竖起，以刷头的前部接触近龈缘处的牙面上，作上下的颤动。

注意不要遗漏牙列中最末端牙的远中面，牙刷头尽量向里放，将牙刷略竖起，旋转刷头即可刷到（图 3-26）。

2．竖转动法

又称 Rolling 法，有效地去除菌斑及软垢的同时，能刺激牙龈角化，维护牙龈外形的正常。有牙龈退缩者更适合竖转动法。可选用中硬或软毛牙刷。

该方法与水平颤动法不同之处在于应将刷毛与牙长轴平行，末端指向龈缘，加压扭转牙刷，使刷毛与牙长轴成 45° 角，转动牙刷，即刷上牙时刷毛顺着牙间隙向下刷，刷下牙时从下往上

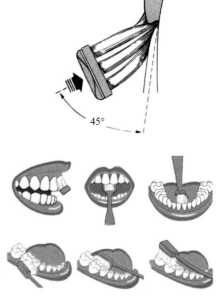

图 3-26　Bass 刷牙法

刷，注意动作稍慢一些，带一点震颤，同一部位要重复5～6次．

也可综合运用以上两种方法，在每次水平颤动后再顺牙间隙竖刷，可有效清除牙颈部、龈沟及邻面的菌斑。

（二）刷牙用品

1. 电动牙刷

电动牙刷的优势在于增强菌斑清除的效果，又促进患者的积极性。早期电动牙刷设计以旋转摆动式为主，与手动牙刷的刷牙原理一样，依靠机械摩擦的原理清除菌斑。近20年来，电动牙刷技术发展很快，很多电动牙刷通过增加刷毛速度、频率、样式和运动方式来改进菌斑去除效率。近年来，一类利用声波震动技术的电动牙刷在菌斑控制方面显示出其优势。声波震动牙刷除了清洁牙齿表面外还可以清洁刷毛难以触及的牙间隙和牙颈部的菌斑，这使的它在控制菌斑方面表现出明显优势（图3-27）。

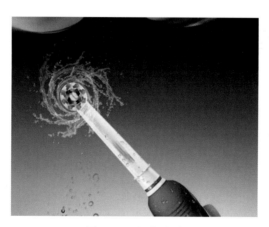

图 3-27 电动牙刷

2. 牙膏

牙膏由于含有摩擦剂和洁净剂，可具有防龋、消炎、止血、防酸、止痛、抑制牙石、减轻口腔异味作用，所以刷牙时使用牙膏可增强洁净牙齿的效果。但需要提醒患者不能过分依赖牙膏的作用，因为即使是药物牙膏，也仅起辅助作用，主要是靠牙刷机械清扫作用去除牙面菌斑。

（三）邻面清洁措施

一般的刷牙方法只能清除颊舌侧及咬合面的菌斑，占菌斑的40%～60%；在牙齿的邻面常余留菌斑；牙周炎患牙因牙间乳头退缩而暴露的较大牙间隙，牙列不齐、佩戴固定式正畸矫治器或固定义齿修复者需要除牙刷以外特殊的方法来辅助清除牙面菌斑。根据不同的情况，需选用牙线、牙间隙刷等来清除牙齿邻面的菌斑。

（1）牙线（dental floss）为尼龙、塑料等纤维制成的细线，分涂蜡和不涂蜡两种。

适用于清洁平或凸的牙面。使用方法：①拉出长度合适的牙线（20～40cm），用包装盒上的金属刀片切断；②将线的两端绕在二个中指第二指节上，两指间控制牙线的距离为1～1.5cm。用左右手手指将牙线通过接触点。当接触点较紧时，可做前后拉锯式动作，滑过接触点，轻柔地到达接触点下的牙面，不要用力加压牙线以进入牙间隙，以免损伤牙龈；③牙线放到牙龈沟底，环绕紧贴一侧牙齿颈部成C形，然后从龈下向牙冠方向移动，刮除牙齿邻面食物残屑、软垢和菌斑，重复3～4次。再清洁另一侧牙齿；④将牙线滑出牙间隙缝，换一段干净的牙线，对下一个牙间隙进行清洁，直至清洁所有的牙间隙；⑤最后一个磨牙远中面同样需要清洁；⑥漱口，漱净刮除的食物残屑、软垢和菌斑。牙线对清除牙邻面很有效，尤其对牙间乳头无明显退缩的牙间隙最为适用。

（2）牙签：在牙周治疗后牙间乳头退缩或牙间隙增大的情况下，可用牙签来清洁邻面菌斑和根分叉区。应选用硬质木质或塑料的光滑无毛刺的牙签，将邻间隙两侧的牙（根）面上的菌斑"刮"净。注意动作轻柔，切勿损伤牙龈和强行进入牙间乳头完好处。因为这样会引起牙龈乳头萎缩，使本来没有间隙的牙齿之间形成缝隙，食物更容易嵌塞，再用牙签去剔，久而久之，成为恶性循环。因此需提醒患者不正确使用牙签或使用劣质牙签剔牙会严重损坏牙周组织健康。

（3）牙间隙刷（interdental brushes）：牙间隙刷的刷头为金属丝，其四周附带有柔软的刷毛有各种不同大小和形状的刷头，以供患者选择。适合于宽大的牙间隙，或牙龈退缩者，尤其是牙齿邻面外形不规则或有凹陷时及根分叉处的菌斑清除。也适合正在进行正畸矫正的患者。使用时注意，若龈乳头无退缩，插入有困难时，不宜勉强进入，以免损伤牙龈 。

（4）家用冲洗器：借助带有一定压力的脉冲水流，可帮助冲洗清除软垢和食物残渣，并且可以有节律地控制脉冲压力大小和速度。

（四）化学药物控制菌斑

化学性菌斑控制只能在机械清除菌斑和牙石基础上，作为辅助性控制菌斑的措施。因为所用的化学药物的作用仅局限于一定的时间和部位，需持续应用，而且不易达到牙周袋内，对龈下菌斑的抑制作用甚微。比较成熟的有氯己定溶液，又称洗必泰漱口液。它是一种广谱抗菌剂，目前是牙周病防治的标准含漱剂，也是评价新型含漱剂的金标准。其主要缺点是长期使用会使牙面、舌背和树脂类修复体的表面着色；有苦味；对有些患者的口腔黏膜有轻度的刺激等。

（杨娟霞）

七、牙周病学的未来发展趋势

2018 年世界牙医联盟（World Dental Federation，FDI）发布了首份《牙周健康白皮书》，提出口腔健康新定义：无口腔疾病、良好口腔功能、良好心理和社会功能。全球牙周健康专项工作组主席、香港大学金力坚教授在 2019 年全国牙周病学年会上指出：2010 年的研究揭示严重牙周炎在全球 291 种常见疾病负担中排名第六，全球口腔疾病负担巨大，但公众健康意识低下，要控制牙周病，预防是关键。在牙周病学的未来发展过程中，一方面加强科学研究，深入探求牙周炎的流行病学趋势、病因机理、药物治疗手段及与全身其他疾病的联系；另一方面口腔医务工作者必须加强公众的牙周保健意识，真正做到早发现，早诊断和早治疗。

（一）流行病学

牙周病流行病学调查的主要目的是查清牙周病在不同人群的患病率、易感因素、口腔卫生状况等，根据统计结果提出相应的预防、治疗措施。20 世纪 70 年代以前，牙周疾病的命名和分类比较混乱，缺乏统一的诊断标准，使流行病学调查结果大相径庭。2018 年欧洲牙周联盟在修订 1999 年《牙周疾病和状况的国际分类》基础上，将侵袭性牙周炎与慢性牙周炎两个病种合并为慢性牙周炎单个病种，同时增加了种植体周病的概念及诊断标准，向全球颁布了《2018 年牙周病和种植体周病国际新分类》。这一文件的公布使今后流行病学调查结果更有参考价值。通过流行病学的调查发现伴有慢性疾病的人群中，随着糖尿病的发生率增高，患牙周疾病的人数也增加，但是这两者之间究竟有何关联，还有待于未来更多流行病学的资料和相关基础研究的积累。

流行病学调查显示牙周炎的患病率和严重程度随年龄的升高而不断增加，35 岁以后患病率显著增加，如果不及早治疗，牙齿会过早松动脱落。全球接受牙齿种植手术治疗的患者中由超过 76% 的人天然牙齿是由于牙周炎而引起的缺失。

随着我国经济实力的不断提升，人们的生活条件日渐改善，民众对口腔卫生保健的意识日益增强，牙龈炎和轻中度牙周炎的患病率已呈现逐年下降的趋势。

（二）病因学

在日常生活中，我们经常发现有的人不足 20 岁却满口牙松动，有的人刷牙出血长达几十年，有的人口腔总有异味，究竟是什么因素导致这样的现象发生呢？科学研究表明这一切都与口腔中寄居的微生物有关。因为在这类人群中，口腔中的细菌数量和种类远远高于牙周状况良好的人群。那么究竟是何种微生物以怎样的方式导致这些现象？目前已经确定口腔中有十余种细菌与牙周炎有关。未来有望找到更多与牙周疾病相关的微生物，研究其致病机制，为预防和控制牙周病提供理论依据。

除微生物外，牙结石和心理状态也是诱发牙周炎的因素。沉积在牙面上的牙石，不仅可以压迫周围的牙龈导致炎症，而且其上的多孔结构还可以吸收有毒物质引起炎症反应；当人们遭受心理打击时，过大的精神压力会使急性坏死性龈乳头炎的发生率增加。然而牙结石和心理因素引起牙周疾病的分子机制并不明朗，还需要科研工作者继续努力，早日揭秘。

（三）与全身健康的关系

1. 牙周病与心血管疾病

牙周病和心血管疾病均是由多种因素共同促进而诱发的。很多研究发现在牙周病的人群中，患心血管疾病的概率会比因为其他疾病引起心血管类疾病的概率高 1.24～1.34 倍。如果再伴有 12 颗以上的缺失牙和 6mm 以上的深牙周袋，这类牙周炎患者患心血管疾病的可能性更是远远高于其他人群。奥利维拉（Oliveira）的研究结果表明，如果不仔细刷牙清除食物残渣致大量菌斑堆积在牙面，血液中与冠状动脉斑块有关的纤维蛋白原的浓度将会明显升高。因此，牙周病和心血管疾病究竟如何相互影响，也将是探索研究的重点。

2. 牙周病与脑血管疾病

基姆（Kim H. D.）科研团队运用病例对照研究揭示慢性牙周炎有可能是出血性脑卒中的独立危险因子，但慢性牙周炎与出血性脑卒中之间的因果关系还有待进一步确证。

3. 牙周病与早产及低体重婴儿

与正常人群相比，妊娠期妇女的口腔健康尤其令人担忧，一方面日常菌斑的清洁难以按质按量完成，另一方面受体内雌激素和孕酮升高的影响，更易引起牙周组织的炎症。母亲有严重牙周疾病的新生儿出现低体重或早产的可能性加大；相反，如果母亲牙周状况良好，或者在怀孕期间得到了有效的牙周治疗，新生儿出现低体重或早产的概率则会大幅度下降，但是它们之间的关系目前尚不清楚，也是未来研究的主题之一。在此，建议孕前女性及早进行口腔检查，提前排除口腔隐患。

4. 牙周病与糖尿病

糖尿病患者的机体免疫力下降，如果同时患有牙周炎，血糖不易被控制。且高糖状态下的糖尿病患者容易口干、唾液黏稠、口腔卫生变差，因而给口腔内的细菌提供了极度丰富的营养环境，导致细菌快速繁殖，从而使牙周组织的破坏程度比非糖尿病患者更严重。牙周病的微生物不仅可以引起局部牙周组织的感染，如果机体抵抗力下降或微生物毒力增强时更易波及全身，所以当糖尿病患者患有牙周炎时，一定要在医生的指导下控制血糖浓度后再及时进行相关的牙周治疗。糖尿病与牙周病之间存在何种基因联系是未来研究的工作目标。

5. 牙周病与关节炎

风湿性关节炎的患者体内会大量分泌 PGE、LI-1 等炎症细胞因子，它们能够激活破骨细胞上的活化因子，致使骨质破坏，同样也可以经过血液循环作用在牙周组织上，引起牙槽骨的吸收。未来我们应该加强牙周病与关节病之间关系的研究，以期找到更好的方法控制风湿性关节炎患者牙周骨质的吸收。

6. 牙周病与消化系统疾病

自 2005 年诺贝尔医学奖获得者巴里·马歇尔和罗宾·沃伦在罹患胃炎、胃溃疡、十二指肠溃疡的患者胃内发现了幽门螺杆菌（*Helicobacter pylori*）以来，人们惊异地观察到患有牙周病的人群中幽门螺旋杆菌的含量明显高于没有牙周病的患者，且牙周炎患者患消化性溃疡的风险是无牙周炎患者的 1.15 倍。幽门螺杆菌是否是牙周炎致病菌的共生菌有待探讨。

7. 牙周病与呼吸系统疾病

由于呼吸道病原体优先定值于牙齿或义齿上，而不是口腔软组织，因此长期坚持牙周治疗的人群患肺炎的风险会降低。戈梅斯（Gomes-Filho I. S.）课题组通过 Meta 分析也证实了牙周炎与气喘、急性肺炎和慢性阻塞性肺疾患呈正相关。然而呼吸道病原体由口腔侵入肺泡的机制有待进一步阐明。

8. 牙周病与阿尔茨海默病

2019 年 1 月 25 日斯蒂芬·多米尼（Stephen Dominy）博士在《科学》子刊报道：引起牙周炎的细菌 - 牙龈卟啉单胞菌是导致阿尔茨海默病（即老年痴呆症）发生的元凶之一，该种细菌能轻易地突破血脑屏障侵入大脑，它分泌的牙龈蛋白酶能使细菌定植在脑神经元周围抑制人的免疫系统，促进 β- 淀粉样蛋白沉积，进而诱发老年痴呆症。然而，牙龈卟啉单胞菌侵入大脑的详细运行路线值得追踪。

9. 牙周病与睡眠紊乱

卡拉（Carra M. C.）等人就睡眠紊乱与口腔健康之间的关联做了一个横断面研究。他们共调查了 29870 名应试者，37.4 % 的应试者睡眠不良，每晚睡眠少于 6 小时的个体患牙龈炎的风险增高且咀嚼效能降低。引起牙周炎的致病微生物如何左右睡眠，其机制不明。

10. 慢性牙周炎与抑郁症

逊达拉贾（Sundararajan S.）研究组通过对 35 位抑郁症患者的调查发现，牙周炎的严重程度与抑郁症的严重程度有直接的相关性。他们认为抑郁症患者除了常常忽视口腔保健外，其紊乱的下丘脑 - 垂体轴系统和下丘脑 - 垂体 - 甲状腺系统通过干扰免疫系统而影响牙周状态。牙周炎与抑郁症之间是否存在蛋白分子的信号交流？这是急需解决的问题。

11. 慢性牙周炎与男性勃起功能障碍

2018 年，马丁（Martín A.）及其团队对 158 名男性做病例对照研究，其中 80 位有勃起功能障碍，78 位为对照组。借助于逻辑回归理论分析得出以下结论，即慢性牙周炎的患者具有更大可能患勃起功能障碍，慢性牙周炎是勃起功能障碍的一个危险因素，但慢性牙周炎的致病菌 - 牙龈卟啉单胞菌引起勃起功能障碍的致病机制尚不明确。

12. 患严重牙周炎的年轻成人有早死的风险

索德尔（Söder B.）课题组对 3273 名 30～40 岁瑞典城市人进行了前瞻性研究，经过 16 年的追踪观察发现，患有牙周炎和磨牙缺失的年轻人似乎更有可能死于危及生命的疾病，如肿瘤、循环和消化系统疾病。

（四）牙周药物治疗

目前治疗牙周炎最主要的方法是借助于超声洁牙器械和 Gracy 手工刮治器械直接清除附着在牙齿表面的菌斑及牙结石。药物只是作为一种辅助治疗措施，用于消灭器械无法触及的区域。

使用药物治疗牙周疾病的给药途径分为全身系统用药和局部用药。因为药物经过全身血液循环到达牙周组织后药物浓度极低，疗效不佳，如果加大药物剂量又存在药物对机体细胞毒性增加或者机体对药物反应过敏，所以并不提倡全身系统用药。适用于全身系统用药的药物是硝基咪唑类药物甲硝唑、替硝唑和四环素类药物与广谱抗菌素类药物阿莫西林等。局部用药有复方氯己定含漱液和盐酸米诺环素软膏。基于口腔环境的特殊性，流动的唾液和龈沟液会迅速冲洗掉普通的局部用药，降低药效，所以，塞纳维拉特纳（Seneviratne C. J.）和他的同事利用纳米粒子包裹氯己定后有效抑制变形链球菌、核梭杆菌、放线杆菌和牙龈普啉单胞菌生物膜形成达 72 小时。如何使药物在牙齿特定的部位留存更长的时间，发挥更稳定的药效，是未来研发的方向所在。

（五）促进牙周组织再生

尽管当前瑞士盖氏公司生产的 Bio-oss 骨粉、骨胶原和 Bio-gide 骨膜被临床上广泛用于因牙周炎致牙槽骨吸收后的骨再生，可以有效地恢复窄而深的骨内袋，但对牙槽骨水平吸收后的骨再生无效。桑切斯卡萨诺娃（Sanchez-Casanova S.）采取近红外反应水凝胶局部递送骨形态发生蛋白的方法用于骨组织再生取得一定疗效。畑山（Hatayama T.）等尝试利用胶原支架原位组织工程再生牙龈组织获得了新生的牙龈。牙槽骨水平吸收后的骨再生和牙龈组织再生的产业化将是今后待攻克的难点。

（六）牙周疾病的预防

2017 年全球牙周专业界呼吁全球各界采取行动，减轻牙周病对人类健康、营养、福祉造成的影响。2019 年 2 月 16 日，国家卫生健康委员会发布的《健康口腔行动方案（2019—2025 年）》中提倡"以维护牙周健康为重点，推广使用保健牙刷、含氟牙膏、牙线等口腔保健用品，推动将口腔健康检查纳入常规体检项目，倡导定期接受口腔健康检查、预防性口腔洁治、早期治疗口腔疾病等防治服务"。

在国家的积极倡导和政策扶持下，全体口腔医护人员齐心协力，定期开展宣传活动或义诊，逐渐提高人们的牙周保健意识，以预防带动治疗，真正让"健康口腔，牙周护航"的观念深入人心。

（金幼虹）

第三节　口腔黏膜病学

一、口腔黏膜病学的概念及其简史

口腔黏膜病学（diseases of oral mucosa）是口腔医学的重要组成部分，是研究口腔黏膜病的基础理论与临床诊治的学科。由于其研究对象种类繁多，且与机体的全身状态关系密切，为强调它与普通内科学的联系，国外学科名称为 oral medicine，直译为"口腔内科学"。其研究范围除了口腔黏膜上发生的各类疾病以外，还包括面痛症等神经疾患、颞下颌关节疾病及唾液腺疾病等范畴。但我国在 20 世纪 50 年代初学习苏联的教育体制，设立的"口腔内科学"实际上包括"牙体病学"、"牙髓病学"、"牙周病学"和"口腔黏膜病学"（四个主要部分），以及"儿童牙医学"、"预防牙医学"等内容。根据我国的具体情况，若采用"口腔内科学"一词易引起歧义，而且神经疾患、唾液腺疾病及关节病等又已发展成为了独立的专科，所以沿用"口腔黏膜病学"更切合我国实际。

口腔黏膜病学是近代才发展起来的一个较新的分支学科，虽然它出现较晚，但人们对口腔黏膜疾病的认识却可以追溯到远古时代。据记载，在公元前 11 世纪的殷墟甲骨文中有两片"贞疾口"的卜辞，可能是占卜口腔黏膜疾病的，疾舌是占卜舌疾病的卜辞；战国时期成书的《黄帝内经》是我国现存最早的理论比较系统、完整的医学著作，《内经》中口腔医学方面的内容丰富，其中就有用阴阳五行的观念分析口腔黏膜病的观点，为古代口腔黏膜病学的发展奠定了理论基础；隋朝太医博士巢元方组织撰写的《诸病源候论》是我国第一部系统论述病因症候的专著，其中列有唇口病诸候十七论，全面、系统地记载了主要口腔疾病的病因及症状；此外，唐、宋、元、明、清等各代名著对口腔黏膜病有诸多描述，其中某些对疾病的认知或治疗方法与现代医学的观点相类似。

1840 年鸦片战争以后，中国越来越多地受到了西方医学思想的影响，开始逐步接受和运用西医的诊治方法来诊治口腔疾病，中国近代口腔黏膜病学的形成就是一个西医融入中国的历史过程。

中华人民共和国成立前，国内没有专门的口腔黏膜病学专业。20 世纪 50 年代初新中国成立后，学习苏联的教育体制，设立"口腔内科学"，口腔黏膜病学包含于其中，但国内专门从事口腔黏膜病学工作的专业人员不多，比较著名的专家有张乐天、许国琪、萧卓然等。早期的口腔黏膜病主要以临床工作为主，并开始尝试中西医结合防治研究。

口腔黏膜病学的研究在我国取得长足进展是在 1978 年以后。1978 年春，中央两部委（中央卫生部和解放军总后卫生部）联合组建了一个"两病"（口腔白斑、扁平苔藓）防治研究协作组，协作组由北京医院、北京医科大学、解放军总医院、华西医科大学、上海第二医科大学、第四军医大学、湖北医学院、广州军区总医院 8 个单位组成，主要进行有关白斑和扁平苔藓的病因、病理、防治等方面的研究工作，其研究成果达到当时的世界先进水平。这次合作对我国口腔黏膜病学研究的贡献远远超出了对"两病"研究的本身，它不仅建立了全国口腔黏膜病的协作网，更为重要的是，为我国口腔黏膜病学的持续发展培养了队伍，建立了医疗、教学和科研的基地和中心，走出了具有中国特色的口腔黏膜病学的发展之路。协作组从 1978 年开始，到 1987 年使命完成，共持续了 10 年，其研究成果于 1986 年获得了卫生部科技进步一等奖；1992 年出版了由许国琪、李秉琦、李辉荃主编（八大院校专家合编）的《口腔癌前病变——

白斑和扁平苔藓》，此书现在还是白斑和扁平苔藓研究的权威著作。

在"两病"协作组工作的基础上，1988 年 4 月，在江苏常州召开了第一次全国口腔黏膜病学术大会，大会宣布成立中华口腔医学会口腔黏膜病专业学组，由许国琪担任组长，李秉琦和李辉荟任副组长，至此，全国口腔黏膜病学界有了自己正式的学术团体。

20 世纪 90 年代中期，中华口腔医学会从中华医学会中独立出来，成为一级学会。在这种情况下，第三次学术大会后，专业组也申请成立作为二级学会的口腔黏膜病专业委员会。1998 年在成都召开的第四次全国学术大会成立了"中华口腔医学会口腔黏膜病专业委员会"，李秉琦担任主任委员，周曾同担任副主任委员。2008 年第七次全国大会在北京召开，同期还召开了中华口腔医学会中西医结合专业委员会成立及第一次大会，委员多为国内中西医结合、口腔黏膜病学、口腔病理学方面的专家、学者，至此，两个专委会每年的学术大会都是共同举办的。

（宗娟娟）

二、口腔黏膜病学的研究内容

口腔黏膜病（oral mucosal diseases）是指发生在口腔黏膜及软组织上的类型不同、种类众多的疾病总称，主要包括口腔黏膜感染性疾病、口腔黏膜溃疡类疾病、口腔黏膜大疱性疾病、口腔黏膜斑纹类疾病、口腔黏膜变态反应性疾病、唇舌疾病、口腔黏膜肉芽肿性疾病、口腔潜在恶性疾病及系统疾病的口腔表征等。

口腔黏膜病学是系统研究口腔黏膜病的基础理论和临床诊治的一门独立专业学科，是口腔医学的重要组成部分。口腔黏膜病学的研究范围包括上述疾病的病因、病理、发病机制、流行病学特征、诊断、治疗和预防等，涉及范围广泛，是口腔各学科中与全身关系最为密切的学科。口腔黏膜病中除少数病种是由局部原因引起外，大多数口腔黏膜病的发病和全身状况有着密切的关系。有些口腔黏膜病损是全身性疾病（systemic disease）不同时期的一部分病征。有一定比例的全身疾病是由口腔医师首先诊断的，如贫血、艾滋病、克罗恩病、甲状腺功能减退症、糖尿病、焦虑症等。因此，口腔医师，尤其是从事口腔黏膜病的专业人员在此类疾病的早期发现、诊断及处置中可发挥越来越重要的作用。口腔黏膜病学是口腔科学与其他学科的交叉学科或桥梁学科。

口腔黏膜是口腔的衬里，覆盖其下的血管、神经、腺体、颌骨及肌肉。口腔黏膜包括牙龈、颊黏膜、唇黏膜、舌黏膜、口底黏膜及软硬腭黏膜等，各个部位的口腔黏膜结构均有不同的特点。口腔黏膜具有唾液屏障、上皮屏障、上皮内免疫细胞屏障等功能，以抵御外来微生物、异物的侵袭。口腔黏膜有斑、丘疹、结节、糜烂、溃疡、疱、萎缩等多种病损表现。有时，同一病变，在疾病的不同阶段或在不同部位可发生不同类型的损害，而有时不同的疾病在损害的不同阶段也可出现相同的病损。

口腔黏膜病诊断主要依靠临床表现、实验室检查和病理学检查，有时还涉及免疫荧光、免疫组织化学、分子病理学等实验室诊断方法。此外，病史采集以及既往史、家族史、全身状况的了解也在疾病诊断上发挥重要作用。

黏膜病的治疗具有同病异治、异病同治、局部治疗与全身治疗相结合，中西医结合治疗特点。

总之，黏膜病医生只有具备丰富扎实的内科学、皮肤病学、分子生物学和免疫学等相关学科的知识，才能更好认识和诊治口腔黏膜病。

（宗娟娟）

三、口腔黏膜的常见疾病

（一）复发性口腔溃疡

首先，我们介绍口腔黏膜病中最为常见的一种疾病，那就是复发性口腔溃疡（图 3-28）（recurrent aphthous ulcer，RAU），又称为口疮，一般人群发病率为 20%。这种溃疡反复发作，部位不定，疼痛明显，一年四季均可发作，年龄不限，虽然有可以自愈的特点，但发作时影响进食、语言、社交，甚至使人产生心理问题以及继发营养障碍。其发病原因至今尚不清楚，可能与遗传、免疫、心理、感染及代谢酶缺乏有关。

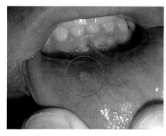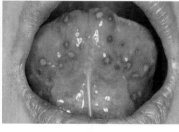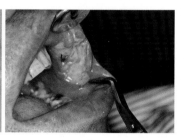

A   B   C

A. 轻型复发性口腔溃疡；B. 疱疹型复发性口腔溃疡；C. 重型复发性口腔溃疡

图 3-28 口腔溃疡

复发性口腔溃疡主要的临床表现为口腔黏膜的溃疡。溃疡具有"黄、红、凹、痛"的特点，即溃疡表面多有黄色渗出假膜、溃疡周围有充血红晕、溃疡微凹陷而低于黏膜面、疼痛明显。溃疡均有自限性，一般在 7～10 天可自愈。溃疡较深的重型口疮愈合较慢，有时可在一个月或数月后愈合，留下瘢痕。在一定的诱因下，溃疡间隔一段时间后有反复在不同的部位发作，严重的口腔溃疡，发作无间隔期，溃疡此起彼伏。

目前，复发性口腔溃疡没有特效治疗方法。治疗以消除致病因素，减轻症状，缩短疗程，控制复发，缓解病情为目的。对于轻型患者以局部治疗为主，局部治疗以抗炎、止痛、防止继发感染，促愈合为原则；对于重型口疮及间歇期短的复发性口腔溃疡患者还应全面检查免疫功能、代谢及维生素微量元素，及时纠正可能的病因，如调整免疫功能、补充维生素、微量元素及重要调理治疗，即采用局部和全身联合用药的方法加以治疗。

（二）白塞病

白塞病（Behcet's disease，BD），又称白塞氏综合征、贝赫切特综合征、狐惑病、丝绸之路病，是一种慢性血管炎症性疾病。目前病因尚不清楚，可能与遗传、免疫及感染等有关。

同时或先后发生口腔黏膜溃疡以及眼、生殖器皮肤损害是该病的主要临床特征，故又被称为"口眼生殖器三联征"。

白塞病目前尚无公认的特效治疗方法，以控制现有症状，防治重要脏器损害，减缓疾病进展为治疗目的。一般采用局部治疗或局部和全身联合用药的方法（图3-29）。

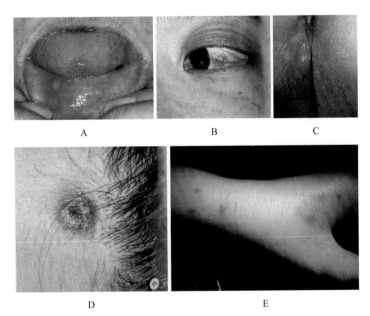

A. 口腔溃疡；B. 巩膜溃疡；C. 生殖器溃疡；D. 痤疮样皮疹；E. 结节红斑

图 3-29　白塞病

（三）创伤性溃疡（traumatic ulceration）

口腔黏膜的创伤性损害是由于机械性、化学性及物理性刺激等明确原因引起的口腔黏膜病损。如残根残冠尖锐的边缘对黏膜的长期刺激；下意识地咬唇、咬颊等；强碱性的化学药物对黏膜的刺激；因饮料、开水、食物过烫引起黏膜灼伤等。

创伤性损害的治疗首先应去除各种创伤因素，如调磨不良的牙尖、拔除残根、改掉不良的自伤性咬颊、咬唇、咬舌习惯，并给予积极抗炎、支持、对症治疗。总之，创伤性病损一旦去除了病因，疗效很好（图3-30）。

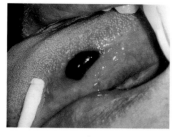
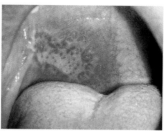
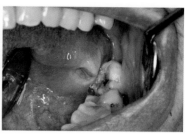

A. 创伤性血疱；B. 热、冷刺激导致的溃疡；C. 机械性刺激导致的溃疡

图 3-30　创伤性病损

（四）口腔黏膜病毒感染

病毒感染性疾病是口腔黏膜常见疾病，病损可能仅限于口腔黏膜或者波及皮肤及其他黏膜。常见的病毒感染性疾病有单纯疱疹（herpes simplex）、带状疱疹（herpes zoster）、手足口病（hand-foot-mouth disease），少见的为疱疹性咽峡炎（herpetic angina）、腺病毒咽结合膜炎。

单纯疱疹是由单纯疱疹病毒所致的皮肤黏膜病。一般认为人类是单纯疱疹病毒的天然宿主，口腔、皮肤、会阴部及中枢神经系统易受累。

单纯疱疹病毒感染最为常见，分为原发性疱疹性龈口炎和复发性疱疹性口炎两类。原发性疱疹性龈口炎可能表现为急性疱疹性龈口炎，一般多见六岁以下儿童，口腔黏膜任何部位皆可发生成簇小水疱（图 3-31）。复发性疱疹性口炎成人多见，一般复发感染的部位在口唇或接近口唇处（图 3-32）。

带状疱疹（图 3-33）是由水痘-带状疱疹病毒引起的疾病。病毒在儿童无免疫力情况下初次感染表现为水痘，或随神经进入脊神经或颅神经感觉神经节的神经元中长期潜伏不引起症状，在感冒、外伤、易感人群（恶性肿瘤，系统性红斑狼疮，大面积烧伤，长期大量使用激素）等诱因下病毒活跃增殖引起神经节炎及相应神经分布的皮肤、黏膜

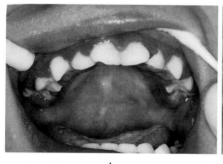
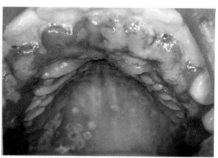

A. 上牙唇侧；B. 上牙腭侧

图 3-31　原发性疱疹性龈口炎

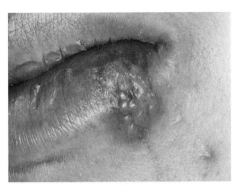

图 3-32 复发性疱疹性口炎

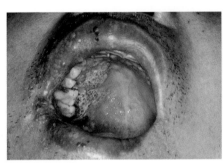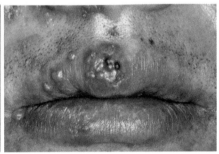

A | B

A. 右侧上腭侧疱疹；B. 右侧面部疱疹

图 3-33 带状疱疹

上引起水疱，病损一般仅限于单侧黏膜或皮肤，不超过中线，呈特征性带状分布，并伴有明显神经痛，一般有自限性（2～4 周），预后良好，一般无复发史，终身免疫。

病毒感染的治疗原则为全身抗病毒、局部抗感染、促愈合、预防继发细菌感染；原发性疱疹性龈口炎患儿还要注意隔离，以防病毒传播。

（五）口腔黏膜真菌感染

口腔黏膜最常见的真菌感染疾病是口腔念珠菌病。口腔念珠菌病（oral candidosis，oral candidiasis）是由念珠菌引起的口腔黏膜急性、亚急性及慢性真菌感染。念珠菌为条件致病菌，随着 20 世纪 40 年代以来皮质激素、免疫抑制剂、抗生素等药物大量应用以及 20 世纪 80 年代以来艾滋病的出现，口腔念珠菌病在临床上日益常见，并重新引起重视。现在，口腔念珠菌病已成为口腔黏膜病临床的最常见的疾病之一。

念珠菌性口炎分为急性假膜型、急性红斑型、慢性红斑型及慢性增殖型（图 3-34）。急性假膜型多见新生儿（俗称"鹅口疮"）及其他年龄中长期使用激素、HIV 感染者、免疫缺陷者或衰弱者。急性红斑型多见长期使用抗生素、激素等药物的成年人。慢性红斑型多见戴义齿的患者，又称"义齿性口炎"。

口腔念珠菌病的临床症状主要为口干、发黏、口腔黏膜烧灼感、疼痛、味觉减退等，

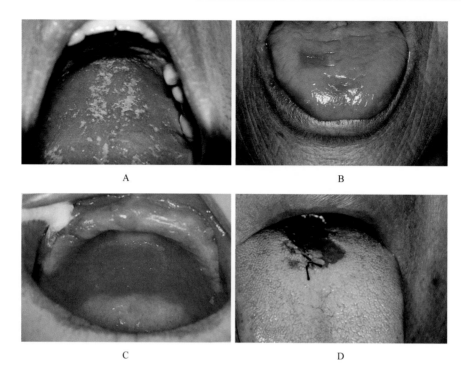

A. 急性假膜型；B. 急性红斑型；C. 慢性红斑型；D. 慢性增殖型

图 3-34　念珠菌性口炎

发病的主要部位是舌背、口角。主要体征为舌背乳头萎缩、口腔黏膜任何部位的白色凝乳状斑膜、口腔黏膜发红、口角湿白潮红、白色不规则增厚、斑块及结节状增生等。

治疗念珠菌病应注意去除该病的易感因素，如停用抗生素、停戴不良义齿、纠正免疫功能异常及维生素缺乏，同时给予抗真菌治疗。

（六）药物过敏性口炎（stomatitis medicamentosa）

药物过敏性口炎属Ⅰ型变态反应，但也可表现为Ⅳ型迟发性变态反应，是指药物通过接触（含漱、涂布、撒敷）、口服、注射、吸入等途径进入过敏体质的机体内，在黏膜、皮肤上引起的变态反应性疾病。常见的药物有磺胺、巴比妥类、抗生素类及镇静剂。口腔黏膜可有单个或多个大小不等的水疱。唇可糜烂渗出有厚的痂皮。舌背及上腭多为单个大疱。皮肤损害为大小不同的红斑或丘疹水疱，手背、下肢、外生殖器、眼等处好发。

药物过敏的治疗首先应停用可疑过敏药物，全身支持疗法和局部对症处理，同时给予抗过敏治疗。并和病人强调可疑过敏药物，以防日后出现过敏反应（图 3-35）。

（七）多形红斑（erythema multiform，EM）

多形红斑又称多形渗出性红斑，一般认为发病是和过敏体质有关，很难找到发病诱因或变应原，可能与使用药物，食入蛋白如鱼虾、蟹、蛋类、奶类有关，接触花粉、

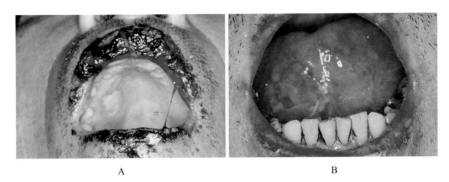

A. 水疱糜烂渗出形成的血痂；B. 水疱期

图 3-35 药物过敏性口炎

灰尘、日光、放射性、注射疫苗、遭受寒冷刺激、精神情绪紧张、病毒感染、体内慢性病灶、结缔组织病，甚至恶性肿瘤均可作为变应原而引起此病。病损表现为多种形式，如红斑、丘疹、疱疹、糜烂及结节等（图 3-36）。对其治疗应分析变态反应的原因，及时停用可疑食物或药物，全身支持疗法和局部对症处理，并给予抗过敏治疗及治疗可疑致病的诱发因素（如根尖周炎、牙周炎等）。

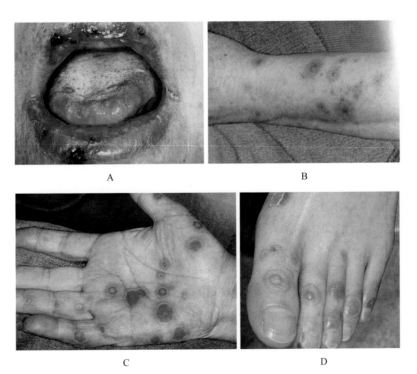

A. 唇部水疱糜烂渗出形成血痂；B. 手臂靶形红斑；C. 手掌靶形红斑；D. 脚掌靶形红斑

图 3-36 多型红斑

（黄美贞）

（八）天疱疮（pemphigus）

天疱疮是一类严重的、慢性的黏膜 - 皮肤自身免疫大疱性疾病，临床上根据皮肤损害特点，可以分为寻常型、增殖型、落叶型和红斑型四种类型。目前认为本病为自身免疫性疾病。在某些不明刺激下，将自身棘细胞层间黏合物质当做外来抗原进行免疫攻击，导致棘层松解，上皮内疱形成。临床上表现为口腔黏膜任何部位出现的糜烂面（因疱壁较薄，临床上难以见到完整水疱），用探针挑破疱膜，可向周围外观正常的上皮黏膜扩展达 5mm 以上无痛无阻力，该现象称边缘扩展现象，是天疱疮的重要临床诊断依据。天疱疮一旦确诊，可通过长期大量糖皮质激素治疗获得控制或痊愈（图 3-37）。

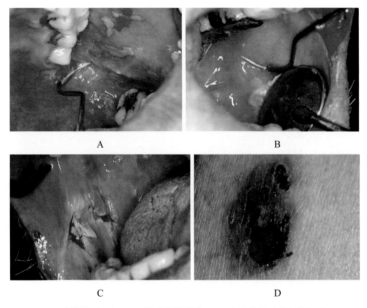

A. 边缘扩展现象；B. 黏膜糜烂剥脱；C. 皮肤水疱破裂色素沉淀

图 3-37　天疱疮

（九）口腔扁平苔藓（oral lichen planus，OLP）

口腔扁平苔藓是最常见的慢性口腔黏膜疾病之一，皮肤及黏膜可单独或同时发病（图 3-38）。该病病因尚不明确，可能与免疫、遗传、内分泌等有关。患者多无明显自觉症状，或仅有局部粗糙发涩感，进食辛辣刺激性食物敏感，如发生充血、糜烂、溃疡时，疼痛加重。OLP 可发生于口腔黏膜任何部位，常多部位、对称性发生。其基本病损表现为白色珠光丘疹、条纹或斑块，当病损加重时，可发生萎缩充血、糜烂或有水疱形成。少数患者可同时发生皮肤扁平苔藓，多位于四肢部，表现为多角

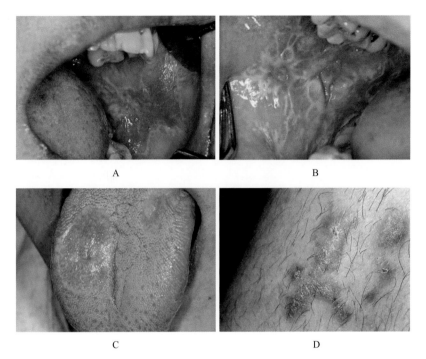

A. 右颊部网状白色条纹；B. 左颊部网状白色条纹；C. 舌背部白色斑块；D. 皮肤扁平丘疹

图 3-38 口腔扁平苔藓

形扁平丘疹，绿豆至蚕豆大小，颜色根据病程长短可从淡粉色至暗紫色，边界清晰，表面有细白纹。皮损通常不痛，可有瘙痒感。其它还可累及生殖器、头皮、指（趾）甲等。

目前 OLP 尚无特效疗法，损害局限且无症状者，可不用药，仅观察随访；损害局限但有症状者，以局部用药为主；损害较严重者采用局部和全身联合用药，全身用药以免疫制剂为主。OLP 为慢性疾病，有少数患者可自愈，极少数患者可能发生癌变，多数患者慢性迁延不愈，病程可长达数年至数十年。对长期糜烂、迁延不愈的患者需密切随访，以防癌变。

（十）口腔白斑病（oral leukoplakia，OLK）

口腔白斑病是发生于口腔黏膜上，以白色为主的损害，不能擦去，也不能以临床和组织病理学方法诊断为其他可定义的损害，属于癌前病变或潜在恶性疾患范畴。其癌变率为 3%～5%（图 3-39）。

OLK 病因不明，可能与局部刺激因素（如理化刺激、微电流、白色念珠菌感染）及全身因素（如维生素 A 缺乏、易感的遗传素质）等有关。白斑可分为均质型与非均质型两大类：均质型呈白色或灰白色平坦斑块状损害或皱褶状损害，其癌变风险相对较低；非均质型可呈红白相间病损，也可以是颗粒状、结节状或疣状，有时发生溃疡，癌变风险较高。

通常非均质型白斑、合并白色念珠菌感染、发生于口腔危险区域（口底 - 舌腹区、软腭复合体、颊黏膜口角三角区等）以及女性白斑等易恶变，均需高度重视，密切随访，必要时手术切除。

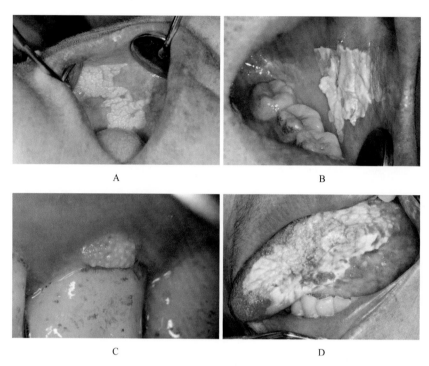

A. 白斑型；B. 皱褶状；C. 结节状；D. 非均质型

图 3-39　口腔白斑病

（十一）慢性盘状红斑狼疮（discoid lupus erythematosus，DLE）

慢性盘状红斑狼疮是一种自身免疫性慢性皮肤 - 黏膜结缔组织疾病，其发病可能与免疫学改变、日光照射及遗传因素有关。

DLE 病损主要累及头面部皮肤及口腔黏膜。下唇唇红部是 DLE 的好发部位，其次为颊黏膜。病损表现为中央微凹，边缘稍高的"盘状"，周围往往有放射状排列的细短白纹呈"栅栏"状围绕，中央或萎缩充血，或糜烂结痂。病损可越过唇红缘而使唇红 - 皮肤界限模糊不清，甚至向唇周皮肤蔓延，此为 DLE 病损的特征性表现，可用于鉴别唇部扁平苔藓及糜烂性唇炎（图 3-40）。

约 5% 的 DLE 可演变为系统性红斑狼疮（SLE）。部分患者伴有全身症状，如不规则发热、关节酸痛、淋巴结肿大等，需行进一步检查以排除 SLE。

DLE 属于癌前状态，有一定的癌变可能。对 DLE 患者应强调避光，免疫调节及中药调理治疗，并应定期随访，以防癌变。

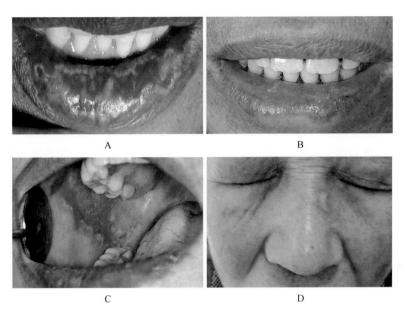

A. 下唇部红斑；B. 下唇部病损超出唇红缘；C. 右颊部红斑；D. 面部圆形或不规则形红斑

图 3-40　慢性盘状红斑狼疮

（十二）口腔黏膜下纤维化（oral submucous fibrosis，OSF）

口腔黏膜下纤维化是一种慢性进行性具有癌变倾向的口腔黏膜疾病，主要病理变化包括上皮组织萎缩，黏膜固有层、黏膜下层胶原纤维堆积、变性和血管闭塞、减少。其发病与咀嚼槟榔习惯密切相关。

OSF 属于癌前状态，与口腔鳞状细胞癌的发生密切相关。临床上常表现为口腔黏膜烧灼感，进辛辣刺激性食物疼痛、进行性张口受限、吞咽困难等症状，检查可见患者有不同程度张口受限，黏膜灰白色、僵硬，可触及黏膜下纤维条索，有时可见黏膜出现白色斑块、条纹、水疱、溃疡等病损。治疗方面应加大卫生宣教力度，使人们加强对咀嚼槟榔危害性的认识；及时戒除嚼槟榔习惯，戒烟、酒，避免辛辣食物刺激；行黏膜下糖皮质激素联合丹参局部注射；服用活血化瘀类中药等改善症状，必要时行手术治疗（图 3-41）。

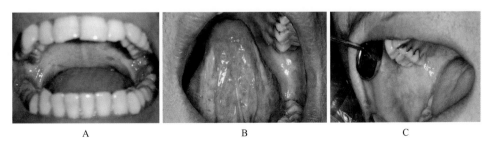

A. 上颚部黏膜纤维化；B. 舌腹部黏膜纤维化；C. 右颊部黏膜纤维化

图 3-41　口腔黏膜下纤维化

（宗娟娟）

（十三）唇舌疾病

唇是口腔的门户，唇红是黏膜与皮肤的移形部位，独特的生理环境决定了唇部是口腔容易受到伤害的部位，也是皮肤和黏膜疾病最容易出现病损的部位。

唇炎是发生于唇部的炎症性疾病的总称。慢性非特异性唇炎又称慢性唇炎，病程迁延，反复发作。可能与温度、化学、机械性因素的长期持续刺激有关，也可能与精神因素有关。首要治疗措施是避免刺激因素。以唇部湿敷为主要治疗手段，可局部注射曲安奈德液，泼尼松龙混悬液等。

光化性唇炎又称日光性唇炎，是过度日光照射引起的唇炎，分急性和慢性两种。该病为日光中紫外线过敏所致。一旦诊断明确，应立即减少紫外线照射，停用可疑的药物及食物，治疗影响卟啉代谢的其他疾病。

舌不仅是许多口腔黏膜病的好发部位，而且许多全身性疾病会有特殊的征兆反映于舌黏膜，在学习和诊治舌部疾病时，要关注全身系统因素（图 3-42）。

地图舌又称地图样舌，是一种浅表性非感染性的舌部炎症，因其表现类似地图标志的蜿蜒国界，故称地图舌（图 3-43）。

沟纹舌，表现为舌背一条或长或短的中心深沟和多条不规则的副沟。因沟纹的形状或排列方向不同，又称脑回舌或皱褶舌（图 3-44）。

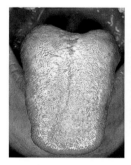
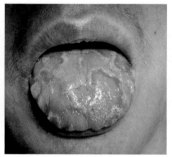
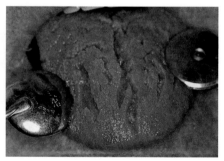

图 3-42　正常舌　　　　　图 3-43　地图舌　　　　　图 3-44　沟纹舌

地图舌和沟纹舌一般不需治疗。若有症状，则对症治疗并保持口腔清洁。

萎缩性舌炎是指舌黏膜的萎缩性改变，由多种全身性疾病引起除黏膜表面的舌乳头萎缩消失以外，舌上面全程以致舌肌都萎缩变薄，全舌色泽红光滑如镜面，也可呈现苍白，故又称光滑舌或镜面舌（图 3-45）。治疗是局部抗菌含漱液漱口，保持口腔清洁。针对不同类型的贫血给予相应的治疗。

正中菱形舌炎是发生在舌背人字沟前方呈菱形状的炎症样病史。多无不适症状，但也可能出现痛、痒感（图 3-46）。一般不需治疗。

毛舌是舌背丝状乳头过度伸长和延缓脱落形成的毛发状损害。可呈黑、褐、白、黄、绿等多种颜色，而分别称为黑毛舌，白毛舌，黄毛舌，绿毛舌等。停用可疑的药物和食物，积极治疗全身性疾病，纠正口腔酸性环境等，针对病因、或诱因加以纠正，

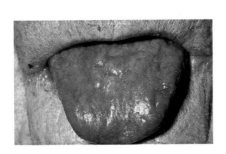 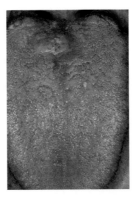

图 3-45 萎缩性舌炎　　　　图 3-46 正中菱形舌炎

局部清洁、修剪、碳酸氢钠含漱等。

口角炎是发生于上下唇两侧联合处口角区的炎症总称。根据发病原因可分为感染性口角炎、创伤性口角炎、接触性口角炎和营养不良性口角炎。以局部处理为主，可用复方硼酸液、过氧化氢液、生理盐水、氯己定液等消炎溶液，局部湿敷后局部涂布聚维酮碘。

（十四）灼口综合征

灼口综合征是以舌部为主要发病部位，以烧灼样疼痛为主要表现的一组综合征，又称舌痛症、舌感觉异常、口腔黏膜感觉异常等。常不伴有明显的临床损害体征。无特征性的组织病理变化，但常有明显的精神因素，在更年期或绝经前后期妇女中发病率高，因此有人倾向该病属心理疾病或更年期综合征症状之一。

许多口腔黏膜疾病包括舌部疾病伴有心理因素，因此治疗时不能仅从药物着手，要配合以心理治疗。舌部疾病的治疗应该强调局部与全身治疗相结合。

（胡晓菁　史　彦）

四、口腔黏膜病诊断与治疗的未来发展趋势

口腔黏膜是全身黏膜的一部分，与皮肤在胚胎发生学上存在同源性，增加了口腔黏膜疾病的复杂性，口腔黏膜疾病具有"种类众多，类型各异，病因复杂难明，诊断难定、治疗难愈"的特点，难以理解和掌握。但同时，口腔黏膜病的防治成为更具挑战、更有探索性的特殊领域。

口腔黏膜病与全身疾病关系密切，某些病例虽首诊于口腔黏膜病科，但确诊或确诊后治疗往往需要在其他科室进行。因此，口腔黏膜病的诊治，尤其是疑难口腔黏膜疾病和罕见口腔黏膜病与多学科联合十分重要。除检验科、病理科、影像科等临床基础科室外，还常涉及口腔颌面外科、皮肤科、血液科、风湿免疫科、内分泌科及肿瘤科等。这

就需要我们同学具有整合医学的理念。整合医学（holistic integrative medicine）是近年医学界备受关注的重要理念。它从人的整体出发，整合各学科的医学知识和临床经验，整合社会、环境、心理等因素，将碎片化的数据证据还原成整体事实，在事实与经验间反复实践，最终形成新的医学知识体系，以解决目前医学上广泛存在的医学思维线性化和医学知识碎片化带来的问题。随着医学分科不断向纵深划分，如何在实践中运用整合医学理念成为众多学科共同关注的课题。口腔医学作为一级学科，虽然专科化进程已成趋势，但同时也不能忽视整体观，不能只见口腔，不见全身。期待通过同学们的努力，在口腔黏膜病学临床实践中切实践行整合医学理念，更好地服务于患者。

口腔黏膜病诊断学研究的趋势更重视无创微创检查。随着医学技术的发展，许多诊断技术和治疗方法不断问世并成功应用于临床，解决了许多医学难题。在口腔黏膜疾病的诊断上也出现了很多新的微创或无创技术，比如分子标记物检测、基因检测、有一定穿透黏膜上皮层能力的显微镜、无创染色 - 自体荧光 - 毛刷微创活检检查等等。

口腔黏膜病治疗学研究上出现更多的新方法。现阶段药物治疗仍然是黏膜病治疗的主要手段，以往黏膜病的治疗主要依赖糖皮质激素和免疫抑制剂，但存在难以根治、停药后容易复发等问题。材料学的发展如局部用药的缓释系统、控释系统为口腔黏膜病的用药提供了潜在的新前景。

对于一些危险程度较高的口腔黏膜潜在恶性病变，可采用手术治疗，但存在手术后易复发或某些解剖部位术后影响外形及功能等问题。现在越来越多的新技术，比如光动力治疗、弱激光治疗，冷冻治疗、微波治疗等等进入口腔黏膜病的治疗领域。比如说光动力治疗（photo dynamic therapy，PDT）是一种新型的疾病治疗方法，其原理在于使用特定波长的激光照射使组织吸收的光敏剂（如亚甲蓝或其他光敏化合物）受到激发，而激发态的光敏剂诱导周围细胞产生大量的活性氧，产生细胞毒性作用，进而导致靶细胞损伤至靶细胞死亡。PDT、弱激光、微波治疗、冷冻治疗等等这些新治疗技术具有微创、无术后瘢痕等优势，因此可作为常规治疗无反应的难治性患者的替代治疗方式，这些新技术也将为口腔黏膜病的治疗带来新的曙光。

（胡晓菁）

第四节　儿童口腔医学

一、儿童口腔医学的概念及简史

（一）儿童口腔医学的概念

儿童口腔医学是以儿童为对象，研究其口腔疾病的发病机制与特点，诊断和治疗方法及预防措施等内容的独立学科，其英文名称为 Pedodontics，Dentistry for Children

或 Pediatric Dentistry 等。在我国也曾存在"儿童牙医学"，"儿童牙病学"，"儿童口腔病学"等名称。近年来国际上学科的英文名称发生了变化，越来越多的国家使用 Pediatric Dentistry，其研究内容不仅包含儿童牙齿问题又涉及儿童牙颌、牙合问题及与牙齿相关的身体健康、心理发育及社会问题。鉴于我国自 20 世纪 50 年代以来采用"口腔医学"一词，2003 年第 2 版专业教材的名称启用"儿童口腔医学"，临床专业分科称"儿童口腔科"。

（二）儿童口腔医学的简史

儿童口腔医学作为独立的学科是在 20 世纪中期逐渐发展形成，目前仍是口腔医学中的一门新兴学科。

1883 年，比利时开设了学校牙科诊所，从事儿童牙科的临床工作。

1885 年，英国配置学校牙科医师。

1912 年，在美国成立了国家口腔卫生协会（National Mouth Hygiene Association）。

1918 年，美国西北大学（North-West University）将儿童牙医学作为一门独立的学科列入牙医学的教学内容。

1927 年，在日本大学齿科内设有儿童科，是临床儿童牙科形成的开端。

1931 年，挪威奥斯陆大学（Oslo University）开设独立的儿童牙科教研室。

1951 年，北欧成立儿童牙科学会。

1956 年，日本的齿科大学内正式列入了儿童牙医学的教学内容。

1963 年，日本小儿齿科学会成立。

我国儿童口腔科的部分工作伴随着成人牙科工作的开展而一直存在，但儿童口腔学科的确立、进展相对较慢同时被重视度也较低。20 世纪 40 年代由王巧璋、李宏毅和方连珍等在成都、北京和上海分别从事单独的儿童牙科诊室的诊治工作。这可谓这是我国儿童口腔科的雏形。

20 世纪 40 年代末期，北京大学医学院、上海震旦大学先后建立了儿童牙科诊室。

20 世纪 70 年代末，特别是进入 80 年代以后，随着中国口腔卫生事业的发展，多所大学先后建立了儿童口腔科。

20 世纪 80 年代初石四箴被日本同行誉为"中国儿童齿科星"者，今天已被公认为"亚洲小儿齿科的权威"。

1987 年在北京召开了第一届全国儿童口腔医学学术会议，会上成立了中国儿童牙科学学组。

1998 年在武汉成立了中华口腔医学会儿童口腔医学专业委员会。截止到目前为止中华口腔医学会已经发展到第七届儿童口腔专业委员会。全国儿童口腔医学学术会议一般每 3-4 年举行一次，为推动儿童口腔医学的发展奠定一定的基础。

（王秋伟）

二、常见儿童口腔疾病

常见的儿童牙病有牙齿发育异常、儿童龋病、儿童牙髓病和根尖周病、儿童牙外伤、儿童牙周组织疾病及口腔黏膜病、咬合诱导等。

（一）牙齿发育异常（dental developmental anomalies）

牙齿发育异常是儿童牙病中重要的一部分，它包括牙齿数目异常、牙齿形态异常、牙齿结构异常、牙齿萌出与脱落异常。

1. 牙齿数目异常

包括牙齿数目不足和数目过多。牙齿数目不足又称先天缺牙（图3-47），包括个别牙或多数牙缺失和先天无牙症。牙齿数目过多包括额外牙（图3-48）和牙瘤。

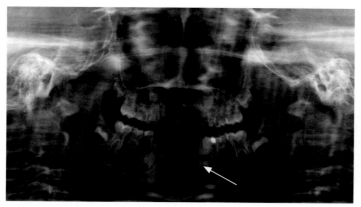

图3-47　先天缺牙

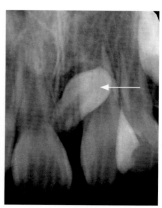

图3-48　额外牙

2. 牙齿形态异常

遗传因素或环境因素引起牙齿形态的变异。包括畸形牙尖（包括畸形中央尖、畸形舌侧尖）、牙内陷、过大牙、过小牙、双牙畸形（融合牙、结合牙、双生牙）、弯曲牙和牙髓腔异常等。

3. 牙齿结构异常

指在牙齿发育期间，在牙基质形成或钙化时，受到各种障碍造成牙齿发育的异常，并在牙体组织留下永久性的缺陷或痕迹。包括牙釉质发育不全、牙本质发育不全、氟牙症、先天性梅毒牙，萌出前牙冠内病损。

4. 牙齿萌出与脱落异常

一般多见于恒牙，受乳牙疾患的影响如乳牙滞留或早失等。包括牙齿萌出过早，萌出的牙齿牙根发育尚不足根长的1/3；牙齿萌出过迟，全口或多数乳牙萌出过迟需要警惕与全身因素有关，如佝偻病、甲状腺功能减退及营养缺乏等；个别恒牙迟萌多与乳牙过早脱落有关，若儿童习惯用牙龈咀嚼导致牙龈坚韧肥厚使恒牙萌出困难；其次，萌出间隙变小、额外牙、牙瘤或囊肿的存在也容易引起恒牙迟萌；牙齿异位萌出，指恒牙在萌出过程中未在正常位置萌出，多见于下颌侧切牙与第一恒磨牙；牙齿脱落异常表现为牙固连和乳牙滞留。

（二）儿童龋病

由于儿童生长发育和牙齿生理解剖的特点，儿童龋病与成人比较其病损波及范围更广泛，进展速度和危害也更大。常见患龋类型如下：

1. 低龄儿童龋（early childhood caries，ECC）

小于 6 岁儿童，只要在任何一颗乳牙上出现一个或以上的龋、失、补牙面。不良喂养习惯及不良的口腔卫生习惯是其主要病因。常表现为环状龋，即乳前牙唇面、邻面龋较快发展围绕牙冠（图 3-49）。

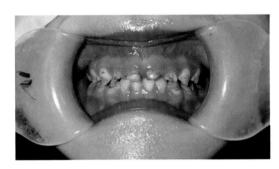

图 3-49　低龄儿童龋

2. 猖獗龋（又名猛性龋，rampant caries）

突然发生，涉及牙面广泛，迅速形成龋洞，早起波及牙髓，且发生于不易患龋的牙位和牙面，多发生于摄入含糖量较高食物且不注意口腔卫生的患儿。另外牙齿釉质发育不全或头颈部肿瘤放疗等导致唾液腺破坏也是重要病因。

3. 年轻恒牙龋病

发病特点为发病早，耐酸性差易患龋，龋损进展快、易形成牙髓炎和根尖周炎，受乳牙患龋状态的影响，第一恒磨牙常出现隐匿龋。隐匿龋好发于第一、第二恒磨牙合面及邻面、上颌中切牙邻面。

（三）儿童牙髓病和根尖周病

1. 儿童牙髓病

1）急性牙髓炎（acute pulpitis）

疼痛是乳牙急性牙髓炎的重要症状，常表现为自发痛、阵发痛及夜间痛，患儿常常夜间疼痛不能很好睡眠，或从熟睡中疼醒，冷热温度刺激可诱发疼痛或使疼痛加剧。

2）慢性牙髓炎（chronic pulpitis）

慢性牙髓炎根据是否穿髓分为慢性闭锁性牙髓炎和慢性开放性牙髓炎。

3）牙髓坏死（necrosis of pulp）

是牙髓炎症发展的自然结局。牙髓已无活力，有牙髓炎或牙外伤史，或牙齿变色等。一般无疼痛症状，但牙齿多有变色。龋源性牙髓炎发展所致的牙髓坏死开髓时多有恶臭。

4）牙髓钙化（pulp calcification）

一般没有明显的临床症状，个别有与体位相关的自发痛。X线片显示髓腔内有阻塞的钙化物或呈弥漫性钙化影像。

5）牙内吸收（internal resorption of teeth）

一般无自觉症状，常在X线检查时被发现，髓室壁出现边缘不规则的透射区，根管内某部位呈圆形扩大。髓室吸收接近牙面时，可使牙冠显为粉色。

2. 儿童根尖周病

根尖周病是最主要的病因是牙髓来源的感染，其次牙齿外伤、牙齿发育异常、牙髓治疗过程中药物或充填材料使用不当等均可造成根尖周组织的严重损害。乳牙根尖周病可表现为：

1）急性根尖周炎

可出现较为剧烈的自发性疼痛、咀嚼痛和咬合痛，穿通患牙髓腔者，常见穿髓孔溢血或溢脓，患牙松动有叩痛，根尖部或根分歧部的牙龈红肿。

2）慢性根尖周炎

有的患牙在咀嚼时有不适感，有的牙龈出现瘘管，有反复溢脓肿胀史。X线片上根尖或根分歧区域有骨质破坏（图3-50）。

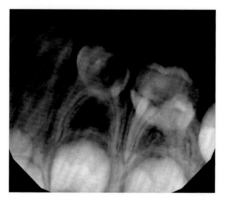

图3-50　慢性根尖周炎

（四）儿童牙外伤

1. 儿童年轻恒牙外伤

年轻恒牙外伤多发生于7～9岁儿童，占恒牙外伤的50%～70%。恒牙外伤可造成牙齿折断、松动、移位、脱出，影响咀嚼功能。还可伴发牙齿支持骨损伤和牙龈黏膜组织的损伤。

1）牙釉质裂纹和冠折

可表现为牙釉质裂纹、牙釉质折断、牙釉质 - 牙本质折断和冠折露髓。

2）冠根折

可分为简单冠根折和复杂冠根折，简单冠根折表现为牙冠单侧斜行的牙釉质 - 牙本质 - 牙骨质折断，未暴露牙髓；复杂冠根折，表现为严重的牙釉质 - 牙本质 - 牙骨质联合折断，并造成牙髓外露，可分为横折和纵劈两种情况。

3）根折

按根折部位可分为根尖 1/3、根中 1/3 和近冠 1/3 折断三种情况。根折的主要症状可有牙齿松动、咬合痛和叩痛，牙冠伸长，常伴发咬合创伤。

4）牙齿脱位性损伤

可表现为牙齿震荡和牙脱位，牙齿震荡是单纯牙齿支持组织损伤，牙齿无异常松动或移位，只有叩痛或不适。牙脱位亦是牙周支持组织损伤，牙齿有明显松动，但没有牙齿位置改变，可有叩痛，龈沟渗血。牙齿震荡和牙脱位可造成牙髓充血或内出血，使牙冠呈轻重不等的粉红色改变；部分脱出、侧方移位和挫入的共同特点是牙齿在牙槽窝内明显的位置变化。部分脱出时牙齿部分脱出牙槽窝明显伸长；侧方移位时牙齿发生唇舌向或近远中向移位。部分脱出和侧方移位常伴牙齿明显松动和叩痛，牙周膜撕裂和龈沟溢血或牙龈瘀血。挫入的牙比邻牙牙冠短或看不见牙冠。

5）全脱出

牙齿受外力完全脱出牙槽骨称为牙齿完全脱出。恒牙全脱出常见于单颗年轻恒牙。主要是由于年轻恒牙牙根尚未发育完成且牙周膜具有弹性。水平外伤撞击常导致牙齿完全脱出。

2. 儿童乳牙外伤

乳牙外伤多发生在 1-2 岁儿童，约占乳牙外伤的 1/2。乳牙外伤后主要考虑对继承恒牙牙胚的影响。乳牙列期牙槽骨较疏松，乳牙外伤造成牙根或牙冠折断的较少，更容易造成牙齿移位或脱出。可表现为：

1）乳牙牙齿折断

可分为乳牙简单冠折、乳牙复杂冠折、乳牙冠根折和乳牙根折。乳牙根折常发生在根中或根尖 1/3。

2）脱位性损伤和全脱出

可分为乳牙牙齿震荡和亚脱位、乳牙侧方移位和部分脱出、乳牙挫入、乳牙全脱出。

（五）儿童牙周组织疾病及口腔黏膜病

1. 儿童牙龈病

儿童牙龈病是指一组发生于儿童牙龈组织的病变，包括儿童牙龈组织的炎症及全身疾病在牙龈的表现。常见的儿童牙龈病包括：菌斑性龈炎、萌出性龈炎、青春期龈炎、药物性牙龈肥大、遗传性牙龈纤维瘤病、急性龈乳头炎。

2. 儿童牙周病

大多数学者认为儿童易患龈炎，但很少患牙周炎。乳牙列由于牙槽骨丧失引起牙齿早失往往伴有全身性疾病，如低磷酸酯酶症、侵袭性粒细胞减少症、掌-趾角化牙周破坏综合征等。

3. 儿童常见口腔疾病

包括：急性假膜性念珠菌口炎、疱疹性口炎、创伤性溃疡、唇舌疾病。

（六）咬合诱导（occlusive guidance）

在牙齿发育期间，引导牙齿沿咬合的正常生理位置生长发育的方法，称为咬合诱导，即儿童经无牙期、乳牙萌出期、乳牙列期、混合牙列期至恒牙列期的过程中，利用其自身的生长发育趋势，对一切可能影响正常咬合关系建立的因素进行干预，同时对已出现的阻碍正常咬合建立的因素进行早期治疗，以诱导正常咬合关系的建立。影响咬合发育的因素包括：龋病、牙齿发育异常、口腔不良习惯、遗传和其他因素。

牙列发育期咬合紊乱的表现如下所述。

1. 乳前牙反𬌗

前牙反𬌗是指在牙尖交错位时，前牙反覆𬌗、反覆盖关系。可由不良习惯或颌骨创伤造成。反𬌗的早期矫治主要是避免因前牙反𬌗对上颌骨及前部牙槽骨发育的阻滞，早期治疗疗程短，方法简单且费用低。治疗最佳时间为3～5岁，疗程一般为3～6个月。

2. 乳后牙反𬌗

发生率低，分为单颗后牙反𬌗和牙弓性反𬌗，牙弓性反𬌗又分为单侧反𬌗和双侧反𬌗。乳后牙反𬌗，不仅对之后的混合牙列期、恒牙列期的咬合关系造成恶劣影响，还会影响下颌发育。

3. 混合牙列期反𬌗

滞留的乳切牙可引起继承上颌恒切牙舌向错位，而导致个别牙反𬌗最为常见。

4. 牙列拥挤与顺序拔牙

牙列拥挤在恒牙列最常见，乳牙列少见，特别在混合牙列期，经常是家长带患儿就诊的原因。儿童在5、6岁替牙期，未出现乳切牙间隙，即可预示未来的牙列拥挤，应注意定期观察。可分为由额外牙造成的前牙拥挤。牙弓长度不足造成的牙列拥挤。

（黄　彦）

三、儿童口腔常见疾病的治疗原则及方法

（一）牙齿发育异常（dental developmental anomalies）

1. 牙齿数目异常

（1）对于牙齿数目不足：一般来说，缺牙数目较少时对咀嚼，牙列形态以及美观

影响不大，可以不做处理。缺牙数目较多时，可制作活动义齿恢复咀嚼功能，但是修复体必须随着儿童牙颌的生长发育而不断更换。

（2）对于牙齿数目过多：应尽早发现，及时处理。已经萌出的额外牙应及时拔除，以有利于临近恒牙的顺利萌出并减少恒牙的错位；对于埋伏的额外牙，如果影响恒牙的发育、萌出以及排列，在不损伤牙胚的情况下应尽早拔除。若不影响恒牙的发育、萌出，可等恒牙牙根发育完成后再拔除；对于牙瘤，治疗原则时在不损伤恒牙胚的情况下尽早去除。

2. 牙齿形态异常

（1）畸形中央尖：不做处理，让其自行磨损以及中央尖加固术和预防性充填术；低而圆钝的中央尖自行观察；预防性充填术适用于细而高的易折断的中央尖，或者已经折断的中央尖，但是无自觉不适，临床以及辅助检查无异常情况；中央尖加固术使用于尚未建合的相对较粗的中央尖。对于中央尖已经发生折断，并导致牙髓或者根尖周病变的患牙，需根据牙髓感染程度和牙根发育状况来选择治疗方案。对于牙根未发育完成的年轻恒牙，可选择活髓切断术、根尖诱导成形术、牙髓再生治疗（regenerative endodontic procedures）等。对于牙根发育完成的恒牙，可采取根管治疗术。对于炎症无法控制的患牙，可以予以拔除。

（2）牙内陷和畸形舌尖：畸形舌侧窝的牙齿容易患龋，应尽早行窝沟封闭或预防性充填；畸形舌尖如圆钝且不妨碍咬合可不做处理。干扰咬合和高而尖的舌尖可以磨除畸形尖，根据牙髓情况行直接盖髓术（direct pulp capping）、间接盖髓术或者部分牙髓切断术。如果牙髓已经受累，根据牙髓感染情况以及牙根发育程度，选择牙髓切断术、根尖诱导成形术、牙髓再生治疗、根管治疗术等。畸形舌沟引起根尖周炎症者，可进行牙周翻瓣手术，必要时可以考虑拔除。

（3）过大牙和过小牙：一般不做处理，可适当调磨，或者冠修复改变外形。

（4）双牙畸形：融合牙一般不需处理，融合线处可行窝沟封闭以及预防性充填来预防龋病。结合牙可造成菌斑滞留，必要时可考虑切割分离并拔除非功能牙。双生牙在恒牙列有时需减径以建立正常邻接关系，引起功能障碍时可做根管治疗并调改外形。

（5）弯曲牙：弯曲牙的治疗取决于弯曲程度、牙根形态、牙齿发育程度和牙齿位置等。对于牙根发育完成、弯曲程度轻的弯曲牙，可手术开窗助萌，或者手术翻瓣结合正畸牵引复位。对于弯曲严重者不宜保留需拔除，拔除后的间隙是否保留，可根据患儿牙列具体情况决定。

（6）牙髓腔异常：一般不需处理。在需要做根管治疗时由于髓室底位置低，根管口定位困难，可利用显微镜探寻。

3. 牙齿结构异常

（1）牙釉质发育不全：对于牙釉质着色而无实质缺损的牙齿，可采用牙釉质微磨法结合使用牙齿漂白剂，去除着色，还可采用冷光美白技术与 YAG 激光治疗。对于着色深、牙体组织缺损多的牙釉质发育不全，可使用树脂、瓷贴面甚至烤瓷冠或全瓷冠修复。牙釉质发育不全重在预防，加强母婴营养保健，对可能造成牙釉质发育不全的全身疾病和乳牙龋病应积极治疗。

（2）牙本质发育不全：主要原则为防止牙齿磨损，保持牙齿功能，改善美观。后牙可采用不锈钢预成冠防止磨耗。年龄较大的患儿可考虑后牙全冠修复。前牙可采用树脂贴面改善美观。对于垂直距离降低的患者，需进行咬合重建。

（3）氟牙症（dental fluorosis）：根据氟牙症的严重程度可选择牙釉质微磨除法、漂白脱色法、树脂材料修复、贴面或全冠修复，控制氟的摄入量是氟牙症的最主要预防方法。

（4）先天性梅毒牙（congenital syphilitic teeth）：最根本的治疗和预防是妊娠期对母体行抗梅毒治疗。妊娠4个月内用抗生素治疗，基本可以预防婴儿先天性梅毒的发生。形态和结构异常的梅毒牙可行树脂、冠修复，第一磨牙可做高嵌体或金属冠修复。

（5）萌出前牙冠内磨损：早期发现，早期干预非常重要。治疗原则与龋病治疗相似。定期拍摄X线片观察，如疾病为进展性，应积极外科暴露治疗。

4. 牙齿萌出与脱落异常

（1）牙齿萌出过早：如果早萌乳牙极度松动，有移位和误吸的风险，应及时拔除。如松动不明显，可保留观察。如早萌牙切端造成舌系带溃疡，可改变喂养方式，必要时拔除。早萌恒牙应局部涂氟，定期观察。

（2）牙齿萌出过迟：乳牙迟萌应查明原因，而后针对全身疾病进行治疗。对于恒牙萌出过迟，找出原因，对症治疗。如因乳牙过早脱落，坚韧的龈组织阻碍萌出，可局麻下开窗助萌。由于牙瘤、额外牙或囊肿等阻碍牙齿萌出者，需手术治疗。与全身性疾病有关者，应查明原因，针对全身疾病进行治疗。

（3）牙齿异位萌出：对于第一恒磨牙异位萌出，应早期发现，早期预防。如果异位的第一恒磨牙与第二乳磨牙锁结不严重，可采用分牙圈、分牙簧、铜丝结扎来解除锁结。如果异位的第一恒磨牙与第二乳磨牙锁结严重，可采用改良Nance弓矫治器推第一恒磨牙向远中。在未能早期发现第一恒磨牙异位萌出，或者在牙弓条件不满足上述矫治情况下，如第二乳磨牙远中根完全吸收，近中根完好，可采用截冠法诱导第一恒磨牙萌出。如第二乳磨牙牙根吸收严重无法保留，可拔除，采用口外弓推第一磨牙向远中。

（4）牙齿脱落异常：牙齿固连需定期观察，修复维持颌间高度，必要时拔除患牙后保持间隙。乳牙滞留一般需拔除。

（二）儿童龋病

1. 乳牙龋病

乳牙龋病的治疗不仅仅是针对已成洞的龋损，更重要的是防止龋的发生发展。

（1）药物治疗：主要是氟化物，常用为氟保护漆、2%氟化钠溶液、1.23%酸性氟磷酸钠溶液等。适用于龋损面广的浅龋或剥脱性的环状龋，不易制备洞形的乳牙。

（2）修复治疗：制备洞形，采用直接充填术、间接充填术和牙髓切开术（pulpotomy），充填材料可选择银汞合金充填、玻璃离子水门汀充填、复合树脂充填，预成冠修复。对深龋，去腐过程中会有疼痛，尤其低龄儿童，可采取舒适化治疗以降低儿童恐惧，如伢碘去腐、计算机控制下局部麻醉等。对于低龄儿童，可采用全麻下治疗。

2. 年轻恒牙龋坏

可采用直接充填术、间接充填术和牙髓切断治疗。针对年轻恒牙龋，其治疗技术和治疗理念有很大进展。主要体现在微创治疗、早期龋的再矿化治疗、化学去腐、激光技术和臭氧技术等。

（三）儿童牙髓病和根尖周病

1. 乳牙牙髓病（pulpal diseases in primary teeth）和根尖周病

对于牙髓炎症涉及根髓、牙髓坏死而应保留的乳牙、根尖周炎症而具有保留价值乳牙、根尖周炎症而具有保留价值的乳牙。可行根管治疗术。对于牙冠破坏严重，已无法再修复、髓室底穿孔、根尖及根分歧区骨质破坏范围广，炎症已累及继承恒牙牙胚的乳牙，应拔除，根据情况行间隙保持。

2. 恒牙牙髓病和根尖周病

年轻恒牙牙髓治疗的原则是保存活髓。对于机械性或外伤性露髓，意外露髓，露髓孔小于1mm，行直接盖髓治疗。对于年轻恒牙、外伤性或机械性露髓，不能行直接盖髓术者、年轻恒牙牙落染局限于冠髓而根髓尚未受到侵犯者，行活髓切断治疗。当牙髓炎症累及根尖周时，可行根尖诱导成行术以及根尖屏障术或者牙髓再生治疗。

（四）儿童牙外伤

1. 乳牙外伤

（1）乳牙牙齿折断：乳牙简单冠折后，如果存在划伤舌头等软组织的尖锐边缘，可采取调磨的方法。对患儿家长有美观要求，或大面积牙本质外露或近髓的牙齿，可采取光固化复合树脂修复的方法。一般在术后3个月、6个月复查，如果发现牙髓感染的症状，应及时行牙髓摘除术。乳牙复杂冠折露髓时间短（数日）时，可采取部分牙髓切断术或牙髓切断术；如果牙冠缺损大，不易修复者，或露髓时间长，可采取牙髓摘除术。乳牙冠根折多数情况下需要拔除。乳牙根折常发生在根中部或根尖1/3。根尖1/3折断时，牙齿一般只有轻微松动，可嘱家长，让患儿避免使用患牙咬合2～3周，不做其他处理，根尖部断端常被生理性吸收。一般在术后3个月、6个月复查，如果发现牙感染的症状，应及时行牙髓摘除术。根中部折断时，如果冠方牙齿极度松动，应拔除冠部断端，避免极度松动的牙齿脱落而患儿误吸。根部断片可被生理性吸收。如果患儿配合良好，冠部断端没有严重移位，可考虑复位钢丝树脂固定4周左右，但这种治疗的效果不肯定，通常拆除固定后乳牙仍松动，根部断端仍被吸收，造成乳牙早失。

（2）乳牙牙齿震荡和亚脱位：常不做临床治疗，嘱患儿勿咬坚硬物2周。同时，注意维护口腔健康，以免出现牙龈炎症。一般在术后4周、3个月、6个月复查，如果发现牙感染的症状，应及时行牙髓摘除术。

（3）乳牙侧方移位和部分脱出：是否保留侧方移位和部分脱出的乳牙取决于该牙移位的程度和松动度。如果牙齿极度松动移位严重，应考虑拔除，如果没有及时就诊，由于牙槽窝内血凝块已经开始机化而不能复位，应考虑拔除。对于就诊及时，牙齿移位不严重，可顺利复位的牙齿，可考虑复位后钢丝＋复合树脂固定 10～14 天，术后应观察乳牙牙髓转归，一般在术后 4 周、3 个月、6 个月复查，如果发现牙髓感染的症状，应及时行牙髓摘除。

（4）乳牙挫入：是否保留挫入乳牙取决于挫入程度和牙根与恒牙牙胚的关系。如果乳牙挫入 1/2 以内，X 线片检查显示没有伤及恒牙牙胚，可不做处理，观察，待其自动再萌出。但应术后 4 周、3 个月、6 个月复查，如果发现牙髓感染的症状，应及时行牙髓摘除术。如果乳牙严重挫入，特别是乳牙牙冠向唇侧移位，根向腭侧移位时，X 线片检查发现乳牙牙根与恒牙牙胚大部分重叠时，应及时拔除乳牙。由于恒牙牙胚多在乳牙根的腭侧，此时挫入的乳牙牙根可能会损伤压迫恒牙牙胚，甚至造成牙胚移位，严重时即使拔除乳牙，也可能会发生继承恒牙牙釉质发育不全。有时由于家长不在现场，或由于惊慌不能提供准确信息，临床上需要鉴别乳牙全挫入和全脱出，必要时应拍摄线片帮助诊断。

（5）乳牙全脱位：一般不需再植。对于幼年时发生乳牙全脱位者，应在 5 岁左右拍摄 X 线片，检查继承恒牙胚的发育状况，如发育异常，可考虑择期干扰助萌。

2. 恒牙外伤

参见第六章第五节内容。

（五）咬合诱导

咬合诱导是指在儿童牙齿发育时期，引导牙齿沿咬合的正常生理位置生长发育的方法。通过牙齿早失的间隙处理，牙齿萌出方向异常的微小移动，纠正儿童口腔不良习惯和解除反𬌗等咬合紊乱的措施。乳前牙反𬌗治疗方法有下颌斜面导板、冠式斜导矫治器、上颌𬌗垫活动矫治器；乳牙后牙反𬌗矫正方法有单侧𬌗垫矫正器、双侧𬌗垫分裂簧矫正器。此外对于儿童时期一些牙列拥挤的问题可采用序列拔牙的方法。由额外牙造成的牙列拥挤常常是外科拔除。如果额外牙造成切牙扭转，甚至 90° 旋转。在拔除额外牙后应及时作活动矫治器、2×4 技术等纠正牙齿排列问题。混合牙列时，严重的牙列拥挤是由于牙弓长度不足，不够容纳牙的数量造成。治疗原则是增大牙弓长度或减少牙的数量。然而，牙弓长度增大是有限度的。严重的牙弓长度不足必须用减少牙数的方法解决。但是在低年龄儿童，牙弓还有一个生长发育的问题。因此，在混合牙列拔牙时，必须对牙弓长度做仔细的分析。

（六）口腔不良习惯的治疗

儿童口腔不良习惯主要包括：吮指、吐舌、异常唇习惯、口呼吸、偏侧咀嚼及夜磨牙等，均可影响咬合的正常发育。如果不良习惯未能及时克服，会使牙弓内外肌力失衡，牙齿排列紊乱，牙弓形态异常及颌骨形态位置异常，甚至会严重影响颅颌面的生长发育。危害的产生及其程度，依不良习惯发生频率、作用强度及持续时间而异。

1. 吮指习惯

可在被吮吸的手指上涂抹一些对身体无害的苦味剂，年龄较大的儿童可佩戴唇挡矫治器。由于吮拇指引起上颌前突、深覆盖等，可使用前庭盾以及唇挡丝、带环式腭托，深覆𬌗倾向时可同时使用前牙平面导板。

2. 吐舌习惯

可使用带刺的上颌活动矫治器，除了吃饭及刷牙以外全日佩戴。此矫治器可防止舌前伸，使舌不能吐出，久之可纠正舌的不良习惯。前庭盾、带腭珠的上颌固定矫治器也可矫治吐舌习惯。前庭盾主要用于伴开𬌗的 6 岁以上的儿童，这种方法还可产生唇功能训练作用。带腭珠的上颌活动矫治器原理是通过腭珠刺激舌有意识地使之转动，从而产生主动的舌功能训练作用。

3. 异常唇习惯

多发生在 6～15 岁，以咬下唇多见，女孩较男孩多见。诱导治疗为在下唇涂苦味剂或经常提醒患儿，但对已造成错𬌗者，效果较差。使用前庭盾可使唇与牙隔离，防止吮吸。添加唇挡丝的上颌活动矫治器或下颌唇挡矫治器可纠正咬下唇习惯，但无唇功能训练作用。

4. 口呼吸

首先应治疗急性或慢性呼吸道疾病，方可从根本上纠正口呼吸，也有利于所致错𬌗畸形的矫治。用快速扩弓的方法能在短期内获得显著的改善。后牙横向关系正常者，快速扩弓可出现短暂接触不良，但当矫治器去除以后，随着咬合的调整，𬌗关系可在短期内恢复正常，从而使口呼吸症状得以改善。在口呼吸患者，前庭盾可帮助建立口腔的前部封闭，而使口呼吸终止，也可以间接地诱导舌回到正常位置并帮助建立口腔的后封闭。

5. 偏侧咀嚼

纠正偏侧咀嚼，首先必须去除病因。治疗牙齿，缺牙者应予修复或作功能性间隙保持器，错𬌗形也应进行治疗。然后教患者加强废用侧的肌锻炼，使该侧进行咀嚼，咀全口进行调磨，鼓励患者交换使用两侧牙齿咀嚼。

6. 夜磨牙习惯

通过运用𬌗垫、修复、调𬌗和正畸治疗等手段，解除𬌗干扰，建立良好的平衡，以减轻或消除磨牙症。对于因精神紧张、压力大的患者，自我暗示和催眠有一定的疗效。其他方法如改善睡眠姿势，特别是注意避免俯卧位和侧卧位的睡眠姿势，对儿童夜磨牙症状的改善有显的作用。此外，咀嚼肌按摩对治疗儿童磨牙症也有一定的疗效。

（黄 彦）

四、我国儿童口腔医学的未来发展趋势

2019 年 1 月，国家卫生健康委员会发布了《健康口腔行动方案（2019—2025年）》，明确指出："提倡以预防为主、关口前移的口腔健康管理理念；加强口腔健康教育；实施生命早期 1000 天口腔健康服务，儿童口腔健康管理服务；努力在 2020 年时

儿童窝沟封闭服务覆盖率达到22%"。口腔健康，预防为主，一定要从娃娃抓起。新的理念、新的技术、新的材料不断呈现，作为口腔医学中的"朝阳学科"，我国的儿童口腔医学将会取得迅速发展。

（一）社会对儿童口腔疾病防治的认识将不断提高

随着我国国民经济的快速发展，人民生活水平的大幅度提高，儿童生活习惯和家长对儿童口腔健康保健观点也不断发生变化。在饮食结构上表现为食物更加精细化，糖类食品消费量骤增。这些变化对儿童牙齿健康十分不利，导致龋齿患病率迅速增加。2015年全国第四次口腔健康流行病学调查资料显示，我国3岁组、4岁组、5岁组、12岁组儿童患龋率分别高达50.8%、63.6%、71.9%、38.5%，较十年前均有上升。另外，根据调查数据显示，孩子年龄为3-12岁的家长中，56.69%的家长表示孩子目前已经出现龋齿（蛀牙），34.74%的家长表示基本没有，8.55%的家长表示孩子目前未出现龋齿（蛀牙）。不仅如此，家长在孩子出现龋齿（蛀牙）问题的解决办法上，观点较模糊，其中选择"带孩子去看医生"和"使用防蛀儿童牙膏"的家长数据比例接近。因此控制儿童龋病的增长势头是我国儿童口腔医学工作者，也是全体口腔界同仁共同努力的目标。

我国儿童龋齿患病率高，治疗率却很低。2015年全国第四次口腔健康流行病学调查资料显示，我国3岁组、5岁组儿童龋齿未治疗率分别高达98.5%和95.9%。一方面是由于家长对儿童牙齿保护的意识不足；另一方面我国目前16岁以下儿童和青少年约有3亿多，占全国总人口的16.6%，相当于欧盟人口的总和，但随着全面三胎政策落地，新生儿数量将呈递增态势。未来每年将新增新生儿约300-400万人，由此可见，未来儿童口腔医疗前景非常广阔。但是目前儿童口腔医疗供给端服务缺口巨大，从事儿童口腔疾病防治的医务工作者总量太少。近年来我国制定了口腔健康目标和具体实施计划，1989年确定了每年9月20日为全国"爱牙日"，提出了"爱护牙齿，从小做起"的口号。针对全人群、全生命周期的"健康口腔、健康体重、健康骨骼"被列为全民健康生活方式行动。应该看到近30年来人们的口腔保健意识明显增强，儿童龋病的发病情况已引起口腔界和社会的高度重视，家长要求定期检查、口腔健康管理的儿童逐年增加。随着社会对儿童口腔疾病防治重要性的认识不断增强，政府和社会投入逐年增加，许多城市专科医院增设儿童口腔科，从事儿童口腔治疗的医师的总量也逐年增加。

（二）口腔科材料、器械的发展将带动儿童口腔科治疗水平提高

进入20世纪90年代，口腔材料和器械有了非常明显的发展。儿童乳牙和年轻恒牙龋齿预防材料如氟保护漆（fluoride varnish）和自酸蚀技术的发展，使临床操作更简单有效。

以往的窝洞充填材料主要是银合金，其颜色为金属色，在龋洞充填时，银汞合金与牙体通过摩擦固位，并无黏结性。所以为了保证良好的固位性，在洞形制备过程中，损伤较多的牙体组织，容易导致牙体崩裂。由于乳牙解剖形态和龋损的特点，充填体脱落率高，容易产生继发龋。对于配合程度差的患儿，治疗过程中也存在一定的困难，

加之其美观性差，会造成环境污染和潜在毒性，目前在我国已经少有临床应用。随着玻璃离子水门汀（glass isonomer cement）和光固化复合树脂（light-cured composite resin）等充填修复材料的发展，它们无论在颜色、固位、保留牙体组织，还是微创和防止继发龋方面都显示优越性能。玻璃离子水门汀具有释放氟离子和从周围环境中再摄氟的能力，可防止周围牙体组织脱矿，并能促进硬组织再矿化，有利于预防继发龋发生。由于树脂粘接技术的进步，其对牙髓刺激性较以前降低，美观性和微创性也优于其他材料。后牙复合树脂充填材料，可流动性树脂充填材料的也为临床提供了更多的选择余地。瓷—复合树脂嵌体和贴面技术为第一恒磨牙大面积龋损和前牙外伤患者提供了一种美观而稳固的修复方法。

"微创"和"美学"，在微创修复的前提下考虑美学修复，是未来儿童牙体修复中最常提及的两个关键词。在进行龋齿去腐时，化学去腐、激光去腐以及微创器械尤其适合于儿童。化学去腐只软化腐败龋坏组织，不对牙髓产生刺激，不产热，无噪音和冷水刺激带来的不适，患儿易接受。去除腐质后，牙体表面组织粗糙，牙本质小管开放，无大面积玷污层，粘接面积增大。激光治疗不必进行局部麻醉，切割软组织时可有效减少术中出血，减少患儿的恐惧和焦虑；且激光具有杀菌作用，能减少术后感染，适用于治疗龋齿、切除唇系带软组织。树脂渗透技术是介于药物治疗与修复治疗之间的一种新型微创治疗方法，适用于光滑面早期龋白斑的美学修复和邻面早期龋的治疗，该项技术几乎不去除牙体组织，利用低黏性树脂类材料的流动性，通过毛细虹吸作用渗入脱矿釉质的多孔隙结构，堵塞酸性物质入侵和矿物质离子流失的通道，从而加强釉质表面结构，阻断早期龋的进展。新型充填材料逐渐取代传统的充填材料被广泛应用于临床微创技术的普及，明显提高了儿童口腔科治疗水平。

根管治疗仍旧是乳牙牙髓病和根尖周病的常用术式。将有更多的适用于儿童乳牙和年轻恒牙的根管消毒剂、根管充填材料和器械广泛应用于儿童口腔科临床。

（三）儿童口腔治疗的疾病内容将发生变化

随着口腔预防保健知识的普及、患儿家长和社会的认识提高以及各种龋病预防方法的应用，年轻恒牙早期龋在儿童口腔科的就诊将大大增多。针对年轻恒牙早期龋，修复治疗和预防相结合的预防性树脂充填法将广泛开展，使我国儿童龋齿发病率增高的趋势将得到控制。在儿童口腔科门诊，预防性检查早期龋的患儿将增加，就诊患儿中牙髓病、根尖周病的比例将减少。随着口腔医生对生活牙髓重要性的认识逐渐深入，活髓保存技术和牙髓再生术已经越来越广泛地应用于临床实践。牙髓的生物学治疗将是未来的发展方向。年轻恒牙牙髓病有其特殊性，牙髓发生感染（未完全坏死）时，根部牙髓存在炎症，但位于冠部感染坏死牙髓和根尖周组织之间的牙髓可能仍有活力。因此，年轻恒牙牙髓炎具有可逆性，牙髓电活力测试无反应不能作为年轻恒牙牙髓坏死的诊断依据。针对这一特点，可对年轻恒牙实施牙根形成术，其可视为是牙髓切断术的延伸。生物陶瓷材料因其优秀的抗菌性、生物相容性以及可促进干细胞的成牙本质成骨向分化而在牙髓病学领域具有独特优势。

牙外伤是仅次于龋病造成儿童牙齿缺损或缺失的第二大疾患。许多临床统计资料表明乳牙、年轻恒牙外伤儿童在儿童口腔科的就诊人数有上升趋势，这与城市环境的变化和儿童游戏内容的变化有关，如何预防和救治乳牙和年轻恒牙外伤应作为儿童口腔科的一项重要研究和宣传内容。儿童处于口腔颌面部生长发育期，一旦因外伤导致牙齿缺损或缺失时，不能进行永久修复治疗，而需要进行过渡性的修复。良好的修复能够保护年轻恒牙的牙髓，恢复咀嚼、发音和美观功能。

其中，前牙外伤后导致的美观问题，如未得到合理的处置将会影响到儿童的心理健康。因此，美学树脂修复在外伤牙体缺损修复中凸显重要。

随着口腔新型生物陶瓷材料的出现，为外伤牙的牙髓治疗提供了新的选择，可能会取得更好的预后治疗效果。牙髓组织再生和牙周组织再生在临床研究中的开展及应用，为牙髓损伤和牙周损伤的治疗提供了良好前景。随着分子生物学研究的进展，儿童口腔科医师对儿童口腔疾病有了新的认识，发现了新的治疗前景，如牙齿再生，牙髓再生等。

目前，对于生长发育阶段的儿童，相似的牙外伤对于个体来说也会有不同的临床表现与预后。在基本遵循国际牙外伤协会制定的牙外伤诊治临床指南的基础上，尽量保留或延长外伤牙在口腔中的留存时间，可能会对保持美观和为成年后的种植修复提供便利。

近几年来许多学者提出，继龋病和牙周病之后，咬合、咀嚼功能异常以及颞下颌关节疾患将成为危害口腔健康的第三大疾患。近年来，随着这类患者的逐渐增多和检查、治疗方法的发展，发病机制的研究和有效的治疗方法将会应用于临床。

（四）相关学科的研究进展，将促进儿童口腔医学的发展

儿童口腔医学是口腔医学中的一门独立学科，其"专科性"很强，同时又具有"全科"特点。儿童口腔医学是治疗和研究特殊年龄阶段和有生长发育特点的口腔医学的分支学科，而其他学科是根据疾病和治疗特点来划分的。儿童处于生长发育过程中，经历无牙期、乳牙列期、混合牙列期、恒牙列期等不同阶段。相应地，儿童口腔医学范畴包括从胚胎至成人发育过程中的口腔健康预防与管理，其学科范畴具有其他学科所不及的广泛性。

儿童处于生长发育时期，正常咬合关系的建立对颌面部发育起着重要的作用，如果在此时期发生间隙和咬合异常，将会影响牙列建立、颌骨发育，甚至是全身的正常生长发育，同时也可导致肌肉关节的病变。因此，维持正常的咬合关系对保证儿童的生长发育、维持面部美观均有重要意义，需引起关注并进行系列的治疗。儿童时期的咬合发育管理逐渐引起重视，与口腔正畸、口腔修复、口腔颌面外科等学科的交叉日益广泛。许多全身疾病在儿童口腔中有所表现，而且对牙齿、颌骨的发育产生影响。随着口腔医学整体的发展，如牙体牙髓病科、牙周科、口腔黏膜病科、口腔正畸科、口腔颌面外科、口腔修复科和口腔种植科等的先进知识和理念将会根据儿童的特点应用到儿童口腔科，丰富儿童口腔科的内容。儿童口腔医师将和儿科医师共同合作，进行研究、探索，防治全身因素对口腔疾病和颅面颌骨、牙齿、生长发育的影响。

　　舒适化治疗也将是未来儿童口腔治疗的一个重要发展趋势。儿童口腔医学将借助心理学的发展，如儿童行为管理、就诊心理等，使儿童口腔科更适合于儿童心理特点。在疼痛和恐惧的控制方面，非药物行为管理是评价儿童口腔医生专业能力的重要指标之一。它既是一门艺术，更是一门科学。有效的非药物行为管理能够保证医生高质量顺利地完成儿童口腔治疗，避免治疗过程对孩子身心产生影响和伤害，培养儿童对口腔保健的积极态度。

　　随着微创技术（minimally invasive technique）的进步、计算机控制下局部麻醉注射等无痛治疗技术（pain-free therapy）的普及和橡皮障隔离技术的广泛应用，传统的治疗体系也发生了很大的改变，治疗时间将缩短，治疗给患儿带来的痛苦将明显减少。镇静（sedation）、全身麻醉（general anesthesia）下儿童口腔治疗技术的应用，使儿童口腔科治疗更加人性化，治疗效果得到了保证。

（黄　彦）

第五节　口腔预防医学

一、口腔预防医学的基本概念与简史

（一）口腔预防医学的基本概念

　　口腔预防医学（preventive dentistry）是通过有组织的社会努力，预防口腔疾病，维护口腔健康及提高生命质量的科学与艺术。口腔预防医学的主要研究对象是人群，应用生物学、环境医学、预防医学、临床医学及社会医学的理论，宏观与微观相结合的方法，研究影响口腔健康的各种因素以及预防措施和对策，达到预防口腔疾病，促进口腔健康及提高生活质量的目的。根据预防介入于疾病的不同阶段可以将预防划分为三级预防。

1. 一级预防（primary prevention）

　　一级预防是针对病因的预防。在疾病发生之前，消除导致疾病产生的原因，防止对人体的危害是一级预防的主要任务。如口腔健康教育、窝沟封闭、刷牙、漱口、控制牙菌斑等。

2. 二级预防（secondary prevention）

　　二级预防是针对疾病发生的早期的预防，即对疾病发生的前期做到早期发现、早期诊断和早期治疗。如牙周炎的洁治与刮治、早期龋齿充填等。

3. 三级预防（tertiary prevention）

　　三级预防是针对疾病发展到中后期的预防，对患者及时有效地采取治疗措施，防止病情进一步的恶化，预防并发症和后遗症，尽量恢复或保留口腔功能。如牙列缺损和缺失的修复等。

（二）口腔预防医学简史

1. 原始启蒙时代

即公元前 14 世纪～1850 年，早期牙病预防意识与实践包括漱口、咽津、叩齿、牙签、揩齿、植毛牙刷与刷牙、中药牙膏、洁石剂等，有些方法延续至今。在国外，伊斯兰世界把基本口腔卫生行为与伊斯兰教相结合。古兰经要求除了清洁身体与思想之外，还要求在祈祷前进行清洗仪式，包括漱口。

2. 科学形成时代

17 世纪荷兰学者列文虎克（Antony Van Leeuwenhoek）发明了显微镜，并从儿童口腔内取出的牙垢上首次发现了细菌。1880～1896 年米勒（D. Miller）进行了口腔细菌学研究。证明细菌作用于糖产酸使牙釉质脱矿而引起龋，在《人类口腔微生物学》一书中提出了龋病病因的化学细菌学说。1896 年德国人丹尼尔格（A. Dennirger）用氟化物作为制剂对抗牙科疾病，并指出饮食中缺氟是引起牙病的重要因素。20 世纪初，美国学者在调查斑釉牙时发现，斑釉牙患者似乎不易患龋。1931 年迪恩（Dean）博士在美国开展斑釉牙的流行病学调查，结果表明随着饮水氟浓度增加，斑釉牙的严重程度增加，而龋病患病率下降，进一步的研究显示在饮水氟浓度为 1mg/L 时龋病发病率最低。随后，1945 年美国在大急流城（Grand Rapids）开展饮水氟化项目，5 年后取得了明显的防龋效果，奠定了氟化物防龋的基础和开创了氟化饮水项目。于 20 世纪中叶，窝沟封闭术的产生是基于早期的预防性充填术和窝沟磨除术发展而来。主要原理是用材料将容易患龋牙齿的窝沟点隙封闭起来，使引起龋病的细菌和食物碎屑无法直接接触牙表面，从而预防龋病。窝沟封闭术的诞生为龋病的预防提供了又一种有效的方法。

3. 诞生发展时期

口腔预防医学与口腔公共卫生在美国与欧洲国家诞生。1937 年 7 月，美国成立了美国公共卫生牙医学会。从 20 世纪 40 年代开始，密歇根大学在易思立克（Easlick）指导下首次开设了口腔公共卫生研究生课程，培训口腔公共卫生专家。1950 年建立了美国口腔公共卫生委员会，宗旨在于促进全民的口腔健康。随着 1948 年世界卫生组织（World Heath Organization，WHO）的成立，WHO 口腔卫生处以促进全球人口达到可以接受的口腔健康水平为目标，在全球范围内开展预防和控制口腔疾病的项目，如召开氟化物研讨会，推广饮水氟化等。1948 年，美国国立牙科研究所（National Institute of Dentistry，NIDR）成立。1956 年，NIDR 对美国饮水氟化项目的调查结果明确饮水氟化可以有效地预防龋病，历史上第一次证明龋病是可以预防的。如今，饮水氟化已经得到了广泛的认可，饮水氟化被称为是继饮水净化、牛奶巴斯消毒、免疫注射之后的第四次公共卫生革命。自 1969 年以来，定期发布全球龋病流行趋势报告，在 40 年的监测过程中，发现工业化国家龋病患病程度显著下降而发展中国家呈缓慢上升的趋势。1979 年，WHO 与世界牙科联盟（World Dental Federation，FDI）联合提出了 2000 年全球口腔卫生保健目标。WHO 把口腔健康作为人体健康的十大标准之一，明确口腔健康是"牙齿清洁、无龋洞、无痛感、牙龈颜色正常、无出血现象"。

随着 20 世纪初级西方现代牙医学传入，我国 1908 年出现最早牙科诊所；1911 年在哈尔滨和北京同仁成立牙科学校；1914 年广州中国牙科学会成立并且同年齿科学报创刊；1919 年中国保牙会成立并且同年口腔卫生月报创刊；1926 年研发了上海三星牌管状牙膏；1935 年成立上海牙医公会并举办第一届口腔卫生展览；1936 年在上海高桥小学进行牙齿检查。

20 世纪中期，我国口腔预防医学开始发展。1945 年原华西协合大学牙医学院（现四川大学华西口腔医学院）成立牙科公共卫生学系，同时开设预防牙医学课程。20 世纪 50～60 年代，我国开展了龋病与牙周病的社会调查、龋病病因学的研究，氟化物防龋的研究，并在广州和东莞开始饮水氟化防龋试点项目。这个时期一些口腔医疗小分队到学校和居民区开展口腔疾病的普查普治与群防群治等工作。1958 年姜元川编著了第一本《牙病预防学》专著，较为全面地阐述了牙病预防的原理与方法。1979 年原北京医学院口腔医学系（现北京大学口腔医学院）在全国第一个成立了口腔预防科。

20 世纪 80 年代以来，WHO 开始帮助中国开展口腔保健项目。1981 年，在联合国开发署（United Nations Development Administration，UNDP）的资助下，我国举办了首次全国高校教师培训班，引进了 WHO 的口腔健康调查基本方法。随后全国一些高校陆续成立了口腔预防医学教研室，口腔预防医学作为一门独立课程开始正式纳入教学课程。1982 年，WHO 预防牙医学培训与研究合作中心在北京成立。同年，在卫生部领导下，由原北京医学院口腔预防科负责指导开始采用 WHO 标准方法进行了口腔健康流行病学调查。

1987 年由刘大维教授主编的第 1 版高等口腔医学专业教材《口腔预防医学》正式出版。1987 年后陆续出版了第 2 版～第 7 版卫生部规划教材，许多高等院校都单独开设了口腔预防医学课程。1988 年 12 月 22 日在我国口腔专家的呼吁和推动下，卫生部批准成立了全国牙病防治指导组。1989 年举办了第 2 届国际预防牙医学大会。1990 年举办全国初级口腔卫生保健研讨会。1991 年举办全国氟防龋研讨会。1992 年制订 2000年目标，同年口腔保健纳入学生组并设立了常见病防治项目。1994 年经国家民政部批准成立了中国牙病防治基金会，随后资助了一批口腔预防应用研究项目。在卫生部和全国牙病防治指导组的领导下，我国于 1995 年开展了第二次全国口腔健康流行病学调查。全国牙病防治指导组成立之后开展了一系列的口腔健康教育和口腔健康促进活动，促进了我国口腔预防事业的发展，缩短了与国际的差距。1996 年成立了中华预防医学会第一届口腔卫生保健专业委员会，全国牙防指导组成立了 6 个专家委员会。1997 年成立了中华口腔医学会口腔预防医学专业委员会。1999 年全国政协"关于提出实施公共饮水氟化预防人群龋病流行建议案"并且成立课题组，进行可行性研究。2000 年举办了第四届亚洲预防牙医学大会与提出了北京口腔卫生宣言。2001 年举办了第七届世界预防牙医学大会和全国牙防工作策略与模式研讨会并且制订了 2010 年目标。2004 年举办口腔健康教育大讲堂。2005 年开展了第三次全国口腔健康流行病学调查，获得了我国人群口腔疾病的患病状况的全面资料。2008 年起，卫生部设立"中西部儿童口腔疾病综合干预试点项目"。在中西部地区适龄儿童中推广窝沟封闭术，这是第一次从国家层面推行的口腔保健工作，这个项目后来扩展到东部地区，称为"国家儿童龋病综合干预项目"，内容也增加为窝沟封闭、局部用氟、口腔检查和口腔健康教育。在2015～2016年进行了第四次全国口腔流行病学调查（图3-51）。

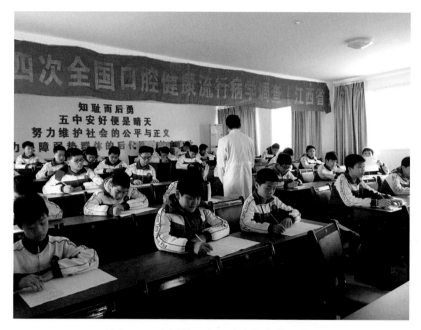

图3-51　全国第四次口腔流行病学调查

二、龋病的预防

（一）龋病的风险评估

龋病（dental caries）是在以细菌为主的多种因素影响下，牙体硬组织发生慢性进行性破坏的一种疾病。实验室检测评估：以致龋菌及酸性产物为指标，检测龋发生危险因素的试验称为龋活性试验（caries activity test，CAT）。目前较成熟的方法如下：

1. 菌斑产酸能力试验

检测牙表面菌斑内产酸菌的产酸能力。用标准棉签涂擦一侧牙颊面菌斑4～5次，将棉签放置培养管内，37℃，48小时培养，观察培养液颜色变化。产酸能力由低到高依次是蓝紫色、绿色、黄绿色、黄色，分值分别为0、0.5、1.0、1.5、2.0、2.5、3.0。其中分值为0和0.5为低患龋风险，分值为1.0和1.5为中度患龋风险，分值为2.0、2.5和3.0为高度患龋风险（图3-52）。

2. 检测变异链球菌数量试验

根据唾液中每毫升变异链球菌菌落形成单位（CFU/mL）的数量来判断龋活性。先令受试者咀嚼一粒石蜡丸1分钟后，持附着板在舌背部翻转涂抹10次，立即将板放置培养

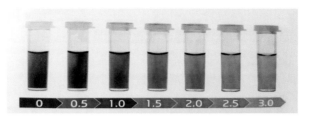

图 3-52　菌斑产酸能力试验

试管内，旋上螺帽，37℃，48 小时培养后，观察在附着板上的变异链球菌（蓝色）密度情况。结果分四级："0 和 1" $<10^5$；"2" $<10^5 \sim 10^6$；"3" $>10^6$；"3" 为高龋的活性。

3．检测乳酸杆菌数量试验

观察乳杆菌在唾液的数量。受试者先咀嚼一粒石蜡丸 1 分钟后，收集唾液于容器内，再将唾液均匀浇在培养板上的培养基表面，悬去多余唾液，放置培养管内，35℃，4 天培养，观察培养板上附着乳杆菌菌落密度。

4．唾液缓冲能力试验试验

了解唾液的缓冲能力。用含指示剂的黄色酸性试条，当浸受试者唾液后，可使酸性试条 pH 提高，则试条变为蓝色，说明唾液有一定缓冲能力。试条从黄色变为蓝色，表示 pH＞6.0，说明唾液有缓冲能力，颜色不变则缓冲能力差。

（二）龋病的早期诊断

早期龋（图 3-53）是指龋形成的早期，由于外层牙釉质矿化程度比深层牙釉质高，因此大量的脱矿发生于牙釉质表面以下，导致早期的表层下牙釉质脱矿（subsurface demineralization）。早期龋具有可逆性，只要预防措施得当，可以完全恢复为健康的状态。早期龋的诊断方法分为三种：常规临床检查（视觉与触觉诊断）、X 线片检查和特殊仪器诊断。

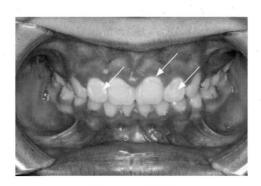

图 3-53　早期龋

（三）龋病的分级预防

龋病的分级预防包括一级预防、二级预防和三级预防。

一级预防是进行口腔健康教育，对口腔内存在的危险因素，应采取可行的防治措施。在口腔医师的指导下，合理使用各种氟化物及其他的防龋方法，如窝沟封闭、防龋涂料等。

二级预防是早期诊断、早期处理，定期进行临床检查及 X 线辅助检查，发现早期龋及时充填。

三级预防是防止龋病的并发症和恢复功能，治疗深龋以防止进一步发展成牙髓炎及根尖周炎，对龋病导致的牙体缺损及牙列缺失，及时修复，恢复口腔正常功能。对不能保留的牙及时拔除。

（四）龋病的预防方法

参见第三章第一节相关内容。

三、牙周病的预防

牙周病是发生在牙龈组织和牙周组织的由多因素引起的疾病，其中牙菌斑生物膜是引发牙周病的始动因素。牙菌斑生物膜为基质包裹的互相黏附或黏附于牙面、牙间或修复体表面的软而未矿化的细菌性群体，不能被漱口和水冲洗去除。

（一）牙周病的分级预防

与牙菌斑生物膜有关的龈炎是可以预防、可以治愈的，绝大多数的慢性牙周炎也是可以预防和控制的。牙周病的预防应遵循三级预防的原则，强调一级预防措施。

牙周病的一级预防是指在疾病发生之前，去除炎症始动因子和局部危险因素，包括个人一生中不断地彻底地清除菌斑，保持牙面的清洁；定期接受口腔专业人员的预防性清洁术；修复牙周组织的解剖缺陷或异常、纠正不良习惯、修整不良修复体等。

牙周病的二级预防是在疾病发生的早期，早发现、早诊断、早治疗。刷牙出血是龈炎的指征，出现刷牙出血的症状要尽早就诊。牙周病的早期，通过口腔专业人员的龈上洁治术、龈下刮治术及根面平整等措施，改善牙周组织的健康状况。早期的牙周炎是可以控制的。

牙周病的三级预防是指牙周组织遭到破坏，牙周病发展到严重和晚期阶段所采取的治疗措施以及修复失牙，重建功能。并通过随访、牙周维护治疗，维持其疗效，预防复发。同时，还应治疗相关的全身性疾病，如糖尿病，增强牙周组织的抵抗力。

（二）控制菌斑

参见第三章第二节相关内容。

四、临床口腔预防技术

（一）窝沟封闭

窝沟封闭的适应证是有深窝沟的牙齿，特别是可以插入或卡住探针的牙（包括可疑龋）；对侧同名牙已经患龋或有患龋倾向的牙（图3-54）。封闭时机以磨牙萌出后达到咬合平面最为合适。一般乳磨牙在3～4岁，第一恒磨牙在6～7岁，第二恒磨牙在11～13岁为最适宜封闭的年龄。

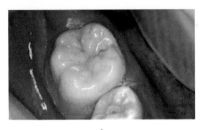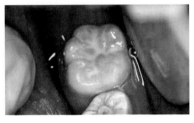

A　　　　　　　　　　　　B

A. 窝沟封闭前　B. 窝沟封闭后

图3-54　窝沟封闭

（二）预防性树脂充填

预防性树脂充填的适应证是深的点隙窝沟有患龋倾向；沟裂有早期龋迹象，牙釉质混浊或呈白垩色；咬合面的窝沟和点隙有龋损能卡住探针。

（三）非创伤性修复治疗（atraumatic restorative treatment，ART）

ART是指使用手用器械去除龋损组织，然后用有粘接性、耐压和耐磨性能较好的新型玻璃离子材料充填龋洞的技术。ART适用于无牙髓暴露、无可疑牙髓炎的恒牙和乳牙的中小龋洞且能允许最小的挖器进入。

（四）树脂渗透术

树脂渗透术是避免磨除牙体组织的一种新型微创治疗方法。早期龋病的树脂渗透术是指将低黏度、高渗透性的树脂渗透到龋损体部，以阻塞因脱矿而产生的微孔和晶间空隙，可治疗早期龋的白垩色病变。仅适用于尚未形成龋洞的、病损范围局限于牙釉质表层至牙本质浅1/3的邻面及光滑面早期龋，而不适合治疗早期窝沟龋。

五、口腔癌的预防

WHO的国际疾病分类系统分类法（international classification of diseases，ICD）中，

口腔癌与咽癌归为一类，称为口咽癌。狭义的口腔癌（oral cancer）指发生于舌、口底、腭、牙龈（图 3-55）、颊和牙槽黏膜的恶性肿瘤，以鳞状细胞癌最为常见。

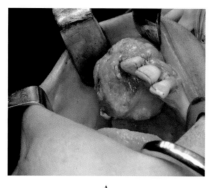
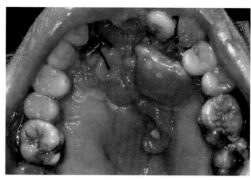

A　　　　　　　　　　　　　　B

A. 颊面观　B. 腭面观

图 3-55　牙龈癌

（一）口腔癌的分级预防

口腔癌的预防包括预防口腔癌的发生、预防口腔癌对邻近组织的侵袭、预防口腔癌的转移、预防因口腔癌丧失生命。

口腔癌的一级预防包括消除和减少可能致癌的因素，防止口腔癌的发生；

二级预防包括早发现、早诊断、早治疗，防止口腔癌的发展；

三级预防主要是治疗后的康复，患者要采取合适的措施，尽可能恢复咀嚼功能和美观，促进健康。

（二）口腔癌的预防措施

1. 控制危险因素

①戒除吸烟、饮酒、嚼槟榔等不良嗜好。口腔癌的危险度与吸烟量呈正相关，口腔癌发生与嚼槟榔时间、槟榔在口腔的滞留时间呈正相关。最常发生的部位是颊部，嚼槟榔者患颊癌的危险性是不嚼槟榔的 7 倍。②注意对光辐射的防护，光辐射（波长 320～400nm）是引起皮肤癌的主要危险因素，长期强烈光照也是唇红部癌的原因之一，多发生在下唇。避免长时间直接日照，在直接日照下长时间工作的，应采取适当遮阳防辐射措施。③避免过热饮食。不食过热食品，避免刺激口腔黏膜组织。④避免口腔不良刺激。口腔卫生不良、尖锐牙尖及不良修复体的长期刺激，被认为是口腔癌危险因素之一。及时调磨尖锐牙尖和义齿锐利边缘，防止对软组织反复刺激，并保持良好的口腔卫生。⑤控制环境污染。⑥定期口腔检查。

2. 自我口腔检查

自我检查的方法与步骤如下：在充足的照明下，患者面对镜子，对头颈部进行对称性观察。注意如有颜色、形态、触痛、肿块、疣痣增大等异常表现，及时就医。

3. 定期口腔检查

定期口腔检查可早期发现口腔癌或癌前病变，提高预防和早期治疗率。

4. 政策和措施

卫生行政部门协同其他部门制订控烟、限酒的政策，我国于 2003 年 11 月 10 日正式签署《烟草控制框架公约》。2005 年 8 月 28 日，全国人大常委会表决批准了该公约并于 2006 年 1 月 9 日生效。

六、口腔预防医学未来发展趋势

几十年来中国口腔公共卫生的实践探索，我国开展了多次口腔健康流行病学调查。根据全国口腔流行病学调查，调查了龋病、牙周疾病、口腔黏膜疾病、口腔癌、氟牙症、牙本质敏感、酸蚀症、牙外伤和牙列缺损缺失等口腔疾病，通过大数据获得人群的患病情况、影响因素和流行趋势，从而制定了相应的口腔健康政策。

现有的社会口腔保健服务模式不能满足人们的基本口腔保健需求，更不能满足人们日益增长的多种口腔保健服务的需求。这种发展趋势使城乡之间、贫富之间的口腔健康差距加大，口腔资源分布与调配不公的社会现象令人担忧。医务人员包括口腔专业人员因为习惯了传统生物医学模式，比较重视治疗，轻视预防，甚至出现过度治疗现象。医务人员要转变观念，不止注重临床治疗，还需要重视预防，把人作为整体健康考量，认真帮助每一位患者。

因一些不良习惯及危险因素如吸烟、酗酒等导致某些口腔疾病的发生上升，人们对口腔疾病产生的危险因素的知识和观念不是很清楚，如今需要营造一个对促进全民口腔健康以及健全全民健康法规的大环境。对全民口腔卫生的改善是尤为重要的，这是预防口腔疾病的基本。全民树立口腔健康意识，让口腔健康的知识能够普及。人人都拥有着清洁的牙齿和清新的口气，带着自信健康的生活。

龋病与牙周病是口腔的常见疾病，既危害了全民口腔健康，又危害着全身健康。如今对口腔疾病的预防的措施大多数是运用氟化物和窝沟封闭，但覆盖面因人力物力等各种因素无法普及到全国适龄人群。是否可以创新更多的口腔预防措施预防口腔疾病还需要更多的探索。如今真正从事口腔卫生保健工作者的人数很少，远不能满足居民的口腔保健需求。需要国家和政府动用国力，增加覆盖面的普及以及口腔卫生工作者的培养，虽然这些问题实施的难度很大，但是社会影响力更大。

总之，在一个复杂性、时效性与不确定性相互交织的世界，大数据时代来临，之前利用大数据时代的优势，对饮水氟化及牛奶氟化和刷牙办法的探索寻找合适的预防措施。今后我们面临最大的机遇和挑战，如何应对不确定的未来，一定要具有风险思维。口腔疾病的患病状况与发展趋势以及相对应的口腔公共卫生决策，也必须如此才可能见到真正的成效。

（熊　伟　黄若瑜）

参 考 文 献

［1］ 周学东. 牙体牙髓病学 [M]. 5 版. 北京: 人民卫生出版社, 2020.

［2］ 周学东. 口腔医学史 [M]. 北京: 人民卫生出版社, 2014.

［3］ NORDENDAHL E, GUSTAFSSO A, NORHAMMAR A, et al. Severe periodontitis is associated with myocardial infarction in females[J]. J Dent Res, 2018 , 97 (10):1114-1121.

［4］ HAYASHIDA H, SAITO T, KAWASAKI K, et al.Association of periodontitis with carotid artery intima-media thickness and arterial stiffness in community-dwelling people in Japan:the Nagasaki Islands study[J]. Atherosclerosis, 2013, 229 (1):186-191.

［5］ 杨懋彬, 曾倩. 牙髓再生学——牙髓再生的新方向 [J] . 国际口腔医学杂志, 2016, 43 (5):495-499.

［6］ 樊明文, 边专. 防龋疫苗主动免疫的现状与未来 [J] . 中华口腔医学杂志, 2002, 37 (6):401-403.

［7］ 樊明文. 牙体牙髓病学 [M]. 4 版. 北京: 人民卫生出版社, 2016.

［8］ 凌均棨. 牙髓病学 [M]. 北京: 人民卫生出版社, 1999.

［9］ CHAPPLE I L, BOUCHARD P, CAGETTI M G, et al. Interaction of lifestyle, behaviour or systemic diseases with dental caries and periodontal diseases: consensus report of group 2 of the joint EFP/ ORCA workshop on the boundaries between caries and periodontal diseases[J]. Clin Periodontol, 2017, 44 (18): 39-51.

［10］ KEYES P H, JORDAN H V. Periodontal lesions in the Syrian hamster—III: Findings related to an infectious and transmissible component[J]. Archives of Oral Biology, 1964, 9 (4): 377-398.

［11］ LANG N P, CUMMING B R, LÖE H, et al. Toothbrushing frequency as it relates to plaque development and gingival health[J]. Periodontol, 1973, 44 (7): 396–405.

［12］ KASAI S, ONIZUKA S, KATAGIRI S, et al. Associations of cytokine levels in gingival crevicular fluid of mobile teeth with clinical improvement after initial periodontal treatment[J]. Oral Sci, 2020, 62 (2):189-196.

［13］ 李格格, 潘佳慧, 唐秋玲, 等. 牙龈素促进牙龈卟啉单胞菌免疫逃逸的机制 [J]. 国际口腔医学杂志.2017, 44 (5):519-522.

［14］ 白林, 辛月娇, 段丁瑜, 等. 巨噬细胞功能和炎症消退机制及与牙周炎关系研究进展 [J]. 华西口腔医学杂志, 2017, 35 (4):427-432.

［15］ VASHISHTA A, JIMENEZ-FLORES E, KLAES C K, et al. Putative periodontal pathogens, filifactor alocis and peptoanaerobacter stomatis, induce differential cytokine and chemokine production by human neutrophils[J]. Pathogens , 2019 , 8 (2):59-72.

［16］ 王琳源, 靳赢, 林晓萍. 适应性免疫应答在牙周炎发生中的作用 [J]. 中华口腔医学杂志, 2013, 48 (2):115-118.

［17］ 孟焕新. 牙周病学 [M]. 4 版. 北京: 人民卫生出版社, 2012.

［18］ 张清彬, 谭乐成. 磨牙症的病因研究与治疗进展 [J]. 国际口腔医学杂志, 2018, 45 (5):497-500.

［19］ NAKATSU S, YOSHINAGA Y, KURAMOTO A, et al. Occlusal trauma accelerates attachment loss at the onset of experimental periodontitis in rats[J]. Periodontal Res, 2014, 49 (3):314-322.

［20］ JEONG J S, CHANG M. Food Impaction and Periodontal/Peri-Implant Tissue Conditions in Relation to the Embrasure Dimensions Between Implant-Supported Fixed Dental Prostheses and Adjacent Teeth: A Cross-Sectional Study[J]. Periodontol, 2015, 86 (12): 1314-1320.

［21］ TOY V E, USLU M O. Do genetic polymorphisms affect susceptibility to periodontal disease? A literature review[J]. Niger J Clin Pract , 2019, 22 (4): 445-453.

[22] ZHANG S, Yu N, ARCE R M, et al. Periodontal inflammation: Integrating genes and dysbiosis[J]. Periodontol 2000, 2020, 82 (1): 129-142.

[23] LAINE M A. Effect of pregnancy on periodontal and dental health[J]. Acta Odontol Scand, 2002 , 60 (5): 257-264.

[24] TIAINEN L, ASIKAINEN S, SAXÉN L. Puberty-associated gingivitis[J]. Community Dent Oral Epidemiol, 1992, 20 (2): 87-89.

[25] VARGHESE J, VINUTHA B, KAMATH V, et al. Salivary 8-hydroxyguanosine levels in smokers and non-smokers with chronic periodontitis[J]. Odontology, 2020, 54 (3): 234-235.

[26] CHANG Y, HIYARI S, GREEN E, et al. Improved oral hygiene is associated with decreased risk of new-onset diabetes: a nationwide population-based cohort study[J]. Diabetologia, 2018 , 33 (8):1450-1463.

[27] MIRANDA T S, FERES M, RETAMAL-VALDÉS B, et al. Influence of glycemic control on the levels of subgingival periodontal pathogens in patients with generalized chronic periodontitis and type 2 diabetes[J]. Appl Oral Sci, 2017, 25 (1): 82-89.

[28] 孟焕新. 2018 年牙周病和植体周病国际新分类简介 [J]. 中华口腔医学杂志, 2019, 54 (2): 73-78.

[29] 李厚轩, 闫福华. 重度牙周炎的诊断标准和牙周炎进展的判断标准 [J]. 中国实用口腔科杂志, 2016, 9 (04): 193-196.

[30] Li P, Fung Y E, Yin X et al.Controlled cellular redox, repressive hemin utilization and adaptive stress responses are crucialto metronidazole tolerance of *Porphyromonas gingivalis* persisters[J]. J Clin Periodontol, 2018, 45 (10): 1211-1221.

[31] 陈琳, 陆海霞, 冯希平. 妊娠期牙周病流行病学病因的研究进展 [J]. 国际口腔医学杂志, 2014, 41 (02): 172-175.

[32] 束蓉. 牙周病病因及治疗研究进展 [J]. 上海交通大学学报 (医学版), 2007, 2007 (06): 625-628.

[33] KIM H D, SIM S J, MOON J Y, et al. Association between periodontitis and hemorrhagic stroke among Koreans: a case-control study[J]. J Periodontol, 2010, 81 (5): 658-665.

[34] LOPEZ N J, SMITH P C, GUTIERREZ J. Periodontal therapy may reduce the risk of preterm low birth weight in women with periodontal disease: a randomized controlled trial[J]. J Periodontol, 2002, 73 (8): 911-924.

[35] BALMASOVA I P, LOMAKIN Y A, BABAEV E A, et al. "Shielding" of Cytokine Induction by the Periodontal Microbiome in Patients with Periodontitis Associated with Type 2 Diabetes Mellitus[J]. Acta Naturae, 2019, 11 (4): 79-87.

[36] GOMES-FILHO I S, CRUZ S S D, TRINDADE S C, et al. Periodontitis and respiratory diseases: A systematic review with meta-analysis[J]. Oral Dis, 2020, 26 (2): 439-444.

[37] CARRA M C, SCHMITT A, THOMAS F, et al. Sleep disorders and oral health: a cross-sectional study[J]. Clin Oral Investig, 2017, 21 (4): 975-983.

[38] SUNDARARAJAN S, MUTHUKUMAR S, RAO S R. Relationship between depression and chronic periodontitis[J]. J Indian Soc Periodontol, 2015, 19 (3): 294-296.

[39] MARTÍN A, BRAVO M, ARRABAL M, et al. Chronic periodontitis is associated with erectile dysfunction. A case-control study in european population[J]. J Clin Periodontol, 2018, 45 (7): 791-798.

[40] SÖDER B I, JIN L J, KLINGE B, et al. Periodontitis and premature death: a 16-year longitudinal study in a Swedish urban population[J]. J Periodontal Res, 2007, 42 (4): 361-366.

［41］ CHENG T, LAI Y T, WANG C, et al.Bismuth drugs tackle Porphyromonas gingivalis and attune cytokine response in human cells[J]. Metallomics, 2019, 11 (7): 1207-1218.

［42］ HATAYAMA T, NAKADA A, NAKAMURA H, et al. Regeneration of gingival tissue using in situ tissue engineering with collagen scaffold[J]. Oral Surg Oral Med Oral Pathol Oral Radiol, 2017, 124 (4): 348-354.

［43］ 陈谦明, 曾昕. 案析口腔黏膜病学 [M]. 北京: 人民卫生出版社, 2014.

［44］ 周曾同. 口腔黏膜病临床治疗 I: 口腔白斑、红斑和黑斑的诊断与治疗. 中华口腔医学杂志 [J], 2006, 41 (8): 502-503.

［45］ 周曾同. 口腔黏膜病临床治疗 II——老年口腔黏膜病的诊断与治疗. 中华口腔医学杂志 [J], 2006, 41 (9): 565-566.

［46］ 周永梅, 周曾同. 口腔黏膜病临床治疗 III. 梅毒、艾滋病的诊断与治疗. 中华口腔医学杂志 [J], 2006, 41 (10): 634-635.

［47］ 唐国瑶, 周曾同. 口腔黏膜病临床治疗 IV. 口腔扁平苔藓的诊断及治疗进展. 中华口腔医学杂志 [J], 2006, 41 (11): 697-698.

［48］ 周海文, 吴岚, 周曾同. 口腔黏膜病临床治疗 VI. 复发性阿弗他溃疡的诊断与治疗. 中华口腔医学杂志 [J], 2007, 42 (1): 57-58.

［49］ 葛立宏. 儿童口腔医学 [M]. 5 版. 北京: 人民卫生出版社, 2020.

［50］ 陈旭. 儿童口腔医学发展现状与未来展望 [J]. 中国实用口腔科杂志. 2019, 12 (7):385-389.

［51］ 冯希平. 口腔预防医学 [M]. 7 版. 北京: 人民卫生出版社, 2020.

［52］ JINYOU B. A review of preventive dentistry in China: the past 50 years. The Chinese Journal of Dental Research, 2001, 4 (2): 27-34.

［53］ 冯希平. 中国龋病防治指南 [M]. 北京: 人民卫生出版社, 2016.

［54］ 曹采方, 孟焕新, 阎福华, 等. 牙周疾病新分简介 [J]. 中华口腔医学杂志, 2001, 36 (5):91-93.

［55］ MARCELO W B A, CHRISTINE C, RACHEL B WEINSTEIN, et al. Meta-analysis of the effect of an essential oil-containing mouthrinse on gingivitis and plaque[J]. JADA, 2015, 146 (8):610-622.

［56］ CORBET E F. Oral diagnosis and treatment planning:part 3. Periodontal disease and assessment of risk[J]. Br Dent J, 2012, 213 (3):111-121.

［57］ CORBET E F, SMALES R. Oral diagnosis and treatment planning:part 6. Preventive and treatment planning for periodontal disease[J]. Br Dent J, 2012, 213 (6):277-284.

［58］ BAKER P, NEEDLEMA I. Risk management in clinical practice. Part 10. Periodontology[J]. Br Dent J, 2010, 209 (11):557-565.

［59］ PETERSEN P E. Strengthening the prevention of oral cancer:the WHO perspective[J]. Community Dent Oral Epidemiol, 2005, 33 (6):397-399.

［60］ 卞金有. 口腔公共卫生 [M]. 南宁: 广西科学技术出版社, 2018.

第四章

口腔修复学

学习要点

掌握： 1. 掌握口腔修复学的定义，研究内容。
2. 掌握牙体缺损和畸形（龋病、外伤、磨损、楔形缺损、酸蚀症）的临床表现和修复治疗，牙列缺损的修复治疗，冠修复及桩核修复材料的分类。
3. 掌握牙列缺失的修复治疗。
4. 掌握口颌系统的概念。

熟悉： 熟悉牙周病的修复治疗，颌面缺损的修复治疗。

了解： 了解颞下颌关节病的修复治疗

第一节 口腔修复学简史

口腔修复学（prosthodontics）是研究应用符合生理的方法，采用人工装置修复口腔及颌面部各种缺损并恢复其生理功能，预防和治疗口颌系统疾病的一门临床科学。它是口腔医学的一个重要组成部分，是医学与现代科学技术相结合而产生的，属于生物医学工程的范畴。口腔修复学的发展与多学科相关，包括口腔其他学科、口腔材料学、制作工艺学、机械力学、美学、殆学、口腔解剖生理学、口腔生物学、口腔生物力学、计算机技术等。为了更好地满足患者的需求，改善患者的口腔卫生健康，口腔修复的方式从最早的活动义齿，到固定义齿，再到现在的种植义齿和种植支持式义齿，口腔修复学经历了漫长的历史发展过程。

一、世界口腔修复学简史

口腔修复有着悠久的发展史。人类早在公元前就开始用各种方法修复缺失的牙齿，大约公元前 1000 年的古埃及人墓葬中发现了用金属丝结扎的牙。后来人类开始尝试将一些人类和动物天然牙雕刻成理想的形状和尺寸来修复缺失的牙齿。1728 年，法国牙医皮埃尔·费查（Pierre Fauchard）编写世界上第一本牙科学专著《外科牙医》，被称为世界牙科之父，这也是最早关于口腔修复的文字记载。第一副假牙可以追溯到十八世纪，1720 年左右，人类从由黏土、石英长石制成的白瓷中提取出了长石瓷，然后制作出了通透性较好的瓷。17 世纪中叶，德国外科医生戈特弗里德·珀曼（Gottfried Purman）用蜡制作出了第一幅蜡下颌和牙齿的模型。1774 年，亚力克西斯·杜卡托（Alexis Duchateau）和波斯牙医尼古拉斯·德克莱门（Nicholas Dubious de clemen）在格哈德（Gerhard）瓷工厂制造出了第一幅瓷义齿。1789 年美国牙医格林伯德（Greenwood）为美国总统乔治·华盛顿制作了第一副金基托全口义齿。1887 年兰德（Land）将陶瓷熔附在铂上制作了最原始形式的金属烤瓷。1945 年美国的陶瓷工程师、冶金学家卡茨（S. Katz）、牙科医师 A. B. 温斯坦（A. B.Weinstein）和 M. 温斯坦（M.Weinstein）的研究小组研制成功现代的金属烤瓷修复体，并于 1962 年将陶瓷和金属结合的方法申请了专利。

19 世纪以前的口腔修复主要以活动义齿和全口义齿为主。1925 年，爱德华·肯尼迪（Edward Kennedy）建立了可摘局部义齿分类体系，人类一直找寻合适的义齿基托材料，从木头、骨头到硬橡胶、蜡和金属。直到 1937 年丙烯酸甲酯（PMMA）被制造出来后，它成了活动义齿基托不可替代的材料。20 世纪六七十年代，根管治疗技术的发展使大量残根、残冠得以保留，促使固定修复理论和技术的发展明显地超过了活动义齿修复。1953 年，聚硫化合物作为印模材料与硅发生反应作为印模材料被发明出来。1960 年代末，聚醚因其很好的机械性能和低收缩性，作为聚硫橡胶的替代产品被推荐使用。1970 年，加成型硅橡胶面世。1971 年 CAD/CAM 技术第一次由杜雷特（Duret）发明。1980 年数字化扫描第一次运用于口内印模，之后诊室内扫描件技术不断发展。第一个 CAD/CAM 制造的修复体生产于 1983 年。取模材料及取模技术的发展使修复由传统印模方式向数字化方向发展。

20 世纪口腔修复不得不提到的一样修复技术就是种植技术，特别是近 20 年来种植义齿技术得到了前所未有的高速发展。早在古代，欧洲、中东、中美洲人们就试图使用各种同种或异种材料，包括人和动物的牙齿、雕刻的骨头和贝壳等，植入颌骨来替代缺失的牙齿。1947 年，福米吉尼（Formiggini J.）将钽丝扭成螺旋椎状植入颌骨，取得良好的疗效，他被尊为现代口腔种植学奠基人。后来人们尝试采用人工材料制成多种形状的种植体，通过植入骨内或骨外来修复缺牙或为牙修复体提供支持。但这些种植体因不能满足复杂的口腔环境要求，出现了大量的脱落失败。直到 20 世纪中期瑞典哥德堡大学的布莱恩马克（Branemark）教授，通过偶然的动物实验观察到动物的骨组织能与植入的钛金属装置紧密结合，从而提出了骨结合（osseointegration）的概念，即种植体的表面应与骨组织形成紧密结合、融为一体的界面状态，不应有任何软组织介于其间。1965 年，他发明设计了人类历史上第一代种植牙系统——布莱恩马克系统（Branemark system），并完成了世界第一例种植牙手术。而第一例接受种植牙的患者，那颗种植牙整整为其服务了 42 年，直到 2007 年那人去世时，种植牙仍然完好无损。1982 年，在多伦多会议上，布莱恩马克报道了 15 年骨结合研究工作，国际口腔种植学界正式肯定了骨整合学说。在此之后种植牙作为一种与天然牙功能、结构以及美观效果十分相似的修复方式，在临床中得到了广泛应用，也标志着口腔修复的发展进入新的历史时期。

二、中国口腔修复学简史

中国作为四大文明古国之一，口腔修复的发展有着悠久的历史。公元 659 年唐高宗时期，苏敬主持编撰的《唐本草》记载了中国最早应用汞合金充填牙齿的方法。谓"其法用白锡和银箔及水银合成之，凝硬如银，堪补牙齿脱落"，即用汞和白锡、银箔等做成的汞合金（汞剂）来做补牙的填充剂，这是我国和世界上最早的银汞合金补牙术。而早在公元 959 年辽代，中国就有了世界上最古老的牙刷：1953 年在热河省赤峰县大营子村辽代驸马卫国王墓的随葬品中出土了 2 把象牙制成的牙刷柄，是世界上最古老的 2 把牙刷，证明中国在这个时期就已经开始重视牙齿的保养，开始以植毛牙刷清洁牙齿 。公元 1137 年南宋高宗时期，就有专门从事镶牙的人才。《宋诗钞》卷六十八《陆游剑南诗钞五》之《岁晚幽兴》："……人塚治官输我快，染须种齿笑人痴"。诗后有注"近闻有医以补堕齿为业者"，"补堕齿"就是镶义齿。楼钥《攻媿集》卷七十九之《赠种牙陈安上》："陈生术妙天下，凡齿之有疾者，易之一新，才一举手，使人保编贝之美"，"种牙"就是安装义齿 。公元 1750 年（乾隆十五年）梁玉绳所著的《白士集》记载："今市肆有补齿铺，悬牌云'镶牙如生'"，可见在当时的条件下，镶牙技术已经非常普遍。

而中国现代口腔的开端始于 1840 年，一些教会医院设立了牙科，西方先进的近代口腔医学理论与技术开始陆续传入中国 。1907 年毕业于加拿大多伦多大学牙医学博士林则（Asly W.Lindsay）在成都建立仁济牙科诊所，他被誉为中国现代口腔医学创始人，1912 年仁济牙科诊所更名为成都仁济牙症医院。1917 年华西协合大学牙学系成立，林则博士任系主任，开创了中国现代口腔医学教育 。同年中华全国齿科医学会在上海成立，是中国早期的口腔医学协会组织。1928 年成都仁济牙症医院更名为华西协合大学口腔病院，同年哈尔滨俄侨私立第二齿科专门学校成立。1931 年上海震旦大学设立牙科学系 ，1935 年国立牙医专科学校在南京成立。1938 年底哈尔滨齿科学院与哈尔滨医科大学合并改称哈尔滨医科大学附属齿科医学院。1941 年中国牙科医科学校在上海成立，1943 年北京大学医学院齿学系成立。1952 年上海第二医学院口腔医学系成立，同年第三军医大学牙科、牙症医院改称第五军医大学牙科、牙症医院 。1954 年中央卫生部与高教部共同召开会议，通过口腔医学专业教学计划，规定我国口腔医学的培养目标。会议决定将我国口腔医学专业分为口腔内科学、口腔颌面外科学和口腔矫形学 3 个部分 。同年全国高等医学教育会议召开，会议决定按照苏联口腔医学教育的组织机构，口腔医学系设立口腔内科学、口腔颌面外科学、口腔矫形学 3 个教研室。1962 年，毛燮均、朱希涛主编的高等医药院校试用教材《口腔矫形学》由人民卫生出版社出版发行。1977 年全国恢复高考，口腔医学学制定为 5 年；全国高等医药院校口腔医学教材会议在成都召开，会议决定由四川医学院主编《口腔内科学》，上海第二医科大学主编《口腔颌面外科学》，第四军医大学主编《口腔矫形学》。自改革开放以来，伴随着全国口腔医学事业的蓬勃发展，口腔修复学专业也得到了长足的发展。1979 年人民卫生出版社出版发行全国高等医药院校口腔医学试用教材：四川医学院主编《口腔内科学》和《口腔矫形学》，上海第二医学院主编《口腔颌面外科学》，北京医学院主编《口腔组织病理学》，湖北医学院主编《口腔解剖生理学》。1980年卫生部主持编写全国中等卫生学校口腔专业试用教材，包括《口腔解剖生理学》《口腔组织病理学》《口腔内科学》《口腔颌面外科学》《口腔矫形学》。口腔矫形学作为第一独立的学科逐渐发展，慢慢有了自己的理论和学科体系，这也是最早口腔修复的前身。1985年卫生部批准北京医学院口腔医学系更名为北京医科大学口腔医学院，王光和任院长；四川医学院口腔医学系更名为华西医科大学口腔医学院，王大章任院长。同年华西医科大学开始按照口腔内科学、口腔颌面外科学、口腔修复学3个专业招收本科生。1989年国家教委决定在我国高校建立国家重点学科点，华西医科大学口腔修复学成为首批口腔医学重点学科。2004年四川大学巢永烈教授负责的口腔修复学课程获得国家精品课程。2006年卫生部职业技能鉴定指导中心认定7家单位为口腔修复国家职业技能培训工作指导站。2007年第四军医大学赵铱民负责的口腔修复学课程被评为国家精品课程。2008年人民卫生出版社出版普通高等教育"十一五"国家级规划教材、卫生部"十一五"规划教材：赵铱民主编《口腔修复学》第6版。经过几代中国口腔修复人的努力，中国的口腔修复事业经历了一个运用新理念、新技术，全方位向国际先进水平学习的重要发展时期，缩小了与先进国家的差距。

（廖　岚）

第二节　口腔修复学的研究内容

口腔修复学的研究内容包括牙体缺损或畸形的修复、牙列缺损的修复、牙列缺失的修复、牙周病的修复治疗、颞下颌关节病的修复治疗及颌面部缺损的修复治疗。

一、牙体缺损或畸形的修复

牙体缺损是指由于各种原因引起的牙体硬组织外形和质地异常，主要表现为牙体正常的解剖生理外形丧失，以及导致的咬合及邻接关系的破坏。牙体缺损的发病率为24%～53%。

（一）牙体缺损或畸形病因

牙体缺损或畸形是各种原因引起的牙体硬组织质地，生理结构的不同程度的损坏或异常。最常见的原因是龋病，其次是外伤、磨损、楔状缺损、酸蚀、磨损和发育畸形等。

1. 龋病

因细菌作用引起的牙体硬组织的脱矿。

2．外伤

牙冠受到外力作用引起的牙折（图 4-1）。

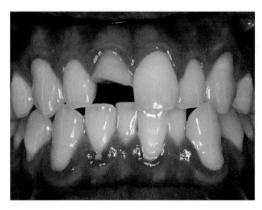

图 4-1　外伤导致的牙体缺损

3．楔状缺损

指在牙齿唇颊侧颈部硬组织发生缓慢消耗所致的缺损。

4．磨损

由机械摩擦作用造成的牙体硬组织渐进性丧失的疾病，主要表现为牙冠咬合的降低。

5．发育畸形

指牙齿发育和形成过程中出现的形态结构异常，主要指釉质发育不全、牙本质发育不全、过小牙等。

（二）牙体缺损修复方法

对于常见的简单牙体缺损，可以用充填的方式进行治疗。但是当牙体缺损面积较大，充填治疗无法保证强度和美观性时，就需要采用修复的方法进行治疗。常见的修复牙体缺损的方式有直接充填、贴面、嵌体、冠、桩核冠修复等。

1．直接充填

对于缺损面积比较小的牙齿可以通过把缺损或病变的地方去干净，用补牙材料对它进行修复，目前，补牙材料主要以树脂材料为主。

2．贴面

是不磨牙或者少磨牙的情况下，应用粘接技术，将复合树脂、瓷等修复体材料覆盖在表面缺损牙体、着色牙、变色牙或畸形牙等部位，恢复牙体组织形态或改善牙体色泽的一种修复方法，主要用于前牙及双尖牙。

3．嵌体

一种嵌入牙体内部，用以恢复牙体缺损患牙形态和功能的修复体，能够用充填治疗的患牙，基本上都可以用嵌体进行修复，主要用于后牙的修复。

4. 冠

覆盖全部牙冠表面的修复体，适用于牙体组织缺损较大的牙冠修复，根据使用材料不同分为金属冠、烤瓷冠、全瓷冠。

5. 桩核冠

是修复大面积牙体缺损的一种常用的修复方法。由于剩余的牙体组织量少，单独使用全冠无法获得良好固位，将修复体的一部分插入根管内获得固位，插入根管内的这部分修复体称为桩。早期的桩桩和冠是一体的，目前所使用的桩冠对传统的桩冠进行了改良，将桩和外面的全冠分开制作，各自独立，称作桩核冠。

二、牙列缺损的修复

牙列缺损是指部分牙齿缺失导致的恒牙牙列不完整，即从缺失一颗牙到口内只剩一颗牙都可称为牙列缺损。牙列缺损会影响患者咀嚼、辅助发音的功能和美观，同时还可能影响口颌系统的健康。缺失牙的部位和数量不同，其影响的方面和程度也不同。为了恢复牙列缺损造成的功能障碍和对口颌系统健康的损害，通常通过义齿来恢复缺失牙的解剖形态和生理功能。常用的修复方式包括固定义齿、可摘局部义齿、种植义齿三种。

（一）固定义齿

固定义齿是利用缺牙间隙两端或一端的天然牙或牙根作为基牙，在其上制作固位体，并与人工牙连成整体，利用粘接剂将固位体粘固在基牙上，患者不能取摘的一种修复体。固定义齿适用于缺失牙数目不多，且缺牙间隙相邻牙牙周较健康的情况。如果缺失牙数目多，或邻牙牙周健康不佳，则不适合固定义齿修复。固定义齿最大的优点是不用摘戴、方便、舒适无异物感、不影响发音美观，与天然牙基本功能基本类似。缺点是适用范围有限，需要磨除缺牙两侧基牙的正常牙体组织，对健康牙的牙体组织损伤较大，且这种磨除是不可逆的。目前由于种植技术的发展，传统固定义齿使用正在逐步减少（图 4-2）。

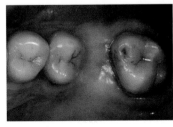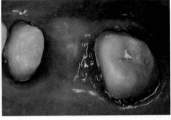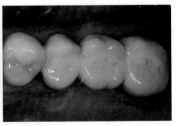

| A | B | C |

A. 16 牙缺失；B. 牙体预备后；C. 固定义齿修复完成

图 4-2　固定义齿修复 16 缺失牙

（二）可摘局部义齿

可摘局部义齿是一种患者可以自行摘戴、利用天然牙、黏膜及骨支持，通过卡环和基托将义齿固定在牙列内的修复体。可摘局部义齿的优点是适应证广泛，如缺失牙数目多、基牙牙周健康不理想、组织缺损等不适合采用固定义齿修复的情况，均可采用可摘局部义齿修复；基牙磨除较少；费用较固定义齿低，义齿损坏后可以修理，某些部位再缺失牙后可在原义齿上添加人工牙等。可摘局部义齿的缺点是初戴时异物感强、舒适度较差，容易出现恶心不适、发音不清等症状，并且每天需要反复摘戴义齿和清洁，清除义齿与口腔组织之间积存食物残渣和软垢（图4-3、图4-4）。

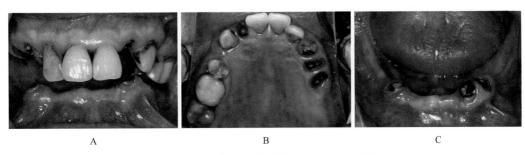

A. 正面观；B. 上颌牙列缺损情况；C. 下颌牙列缺损情况

图4-3　上、下颌牙列缺损情况

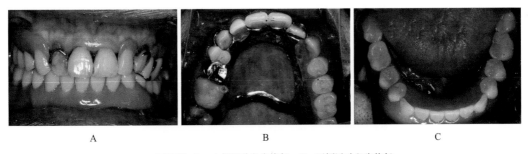

A. 正面观；B. 上颌活动义齿修复；C. 下颌活动义齿修复

图4-4　活动义齿修复上、下颌牙列缺损

（三）种植义齿

种植义齿是将金属钛的种植体作为人工牙根植入缺失牙部位的颌骨内，再在人工牙根上方进行义齿人工牙的修复，起到固定义齿、承受咬合力的作用。种植义齿的优点是：患者不需摘戴义齿，感觉舒适，使用方便，功能效果好，是最接近天然牙的一种修复方式，适用范围较广，即使缺失牙较多的情况也可采取种植体进行修复。缺点是种植义齿需进行手术，治疗周期长，费用较高，能否进行种植修复需考虑种植部位骨质量、修复空间、余留牙健康状况和患者全身健康状况等因素。

对于牙列缺损究竟选择何种修复方式，取决于患者本身的条件包括缺失牙的数量、部位、牙槽嵴组织缺损程度、余留牙健康状况、全身健康状况、患者的要求、经济条件等因素。每种修复方式都有它的优缺点，只要是能够恢复功能，又能保护剩余牙和牙槽嵴健康，患者对修复效果满意就是最好的修复方式。

三、牙列缺失的修复

牙列缺失是指各种原因导致的上颌或（和）下颌牙列全部缺失，牙列缺失后的颌骨又称为无牙颌，多见于老年人。由于全部牙齿的缺失，患者对食物咀嚼作用丧失，影响口腔对食物的初步消化，加重胃肠消化负担，同时患者的发音功能也受到了影响，特别是齿音和唇齿音。由于失去了牙齿对面下 1/3 高度的维持和对唇颊软组织的支撑，出现面下 1/3 高度变短、软组织塌陷、皱纹加深、口角下垂等面容苍老改变。对无牙颌患者的常规修复发方法是全口义齿修复，现在随着种植义齿技术的发展，越来越多的患者还会选择种植固定义齿修复或种植覆盖义齿修复。

全口义齿是采用人工材料替代缺失的上颌或下颌完整牙列及相关组织的可摘义齿修复体，由人工牙和基托组成，靠义齿基托与无牙颌黏膜组织紧密贴合及边缘封闭产生的吸附力和大气压力，使义齿吸附在上下颌牙槽嵴上，恢复患者的缺损组织和面部外观，恢复咀嚼和发音功能（图 4-5、图 4-6）。

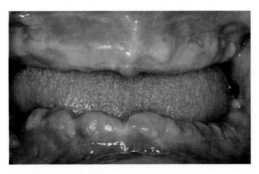

图 4-5　无牙颌

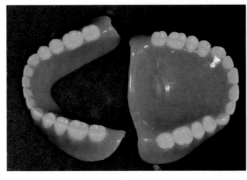

A　　　　　　　　　　　　　B

A. 咬合面；B. 软组织面

图 4-6　全口活动义齿

常规的全口义齿修复可以满足一部分无牙颌患者的需求，但是有一些患者由于本身牙槽嵴条件较差，传统的全口义齿容易出现脱落或者不稳定的情况。如果在单颌牙槽嵴内植入至少 2 颗种植体，或者 4～6 颗种植体，待种植体完全愈合后利用种植体进行覆盖义齿或者全口固定义齿修复，可以提供很好的固位和稳定作用，恢复患者的咀嚼功能，这就是种植体支持的全口义齿或者覆盖义齿修复。

四、颌面缺损的修复

许多颌面部及口腔缺损，如眼球缺损、耳缺损、颌骨缺损等，均难以用外科方法及自体组织修复，需采用人工材料的赝复体进行修复。颌面部缺损的主要原因有先天性和后天性因素两方面：①先天性缺损主要是唇裂和腭裂；②后天性因素包括外伤及肿瘤手术后造成的缺损。颌面缺损后会造成患者咀嚼功能减退或丧失、影响语音吞咽吸吮及呼吸功能，对面部容貌影响较大，影响患者的心理精神健康等。颌面缺损修复可分为颌骨缺损修复和面部缺损修复。颌骨缺损一般分上颌骨缺损（图 4-7）、下颌骨缺损；面部缺损包括耳、鼻、眼球及框缺损。颌面部缺损的修复已有悠久的历史，但是因缺损原因部位及大小情况各不相同，临床上操作及处理情况较复杂，赝复体修复方式仍在不断改进中（图 4-8）。

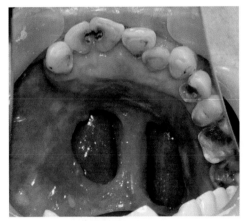

图 4-7　上颌骨缺损（南昌大学口腔
医学院张林医师供图）

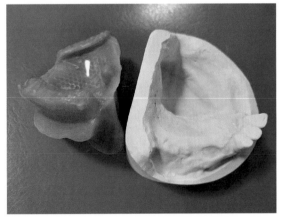

图 4-8　赝复体［洋紫荆牙科器材
（深圳）有限公司供图］

五、牙周病的修复治疗

牙周炎是发生在牙齿支持组织的一种疾病，主要变现为牙龈炎症、出血、牙周袋形成、牙槽骨吸收、牙齿松动移位，严重者牙齿自行脱落或者需要拔除。牙周炎是造成牙列缺损和牙列缺失的最主要疾病之一。牙周炎的修复治疗是在控制牙周炎的基础上消除不良𬌗力对牙周组织的影响。主要的治疗方法包括调𬌗、正畸治疗和牙周夹板固定。而其中牙周夹板是牙周病修复的最主要手段之一，通过将多个松动牙连接在一起或将松动牙固定在牢固健康的牙齿上，分散殆力，减轻牙周组织负担，促进牙周组织的恢复，可分为固定牙周夹板（图4-9）和活动牙周夹板两种。

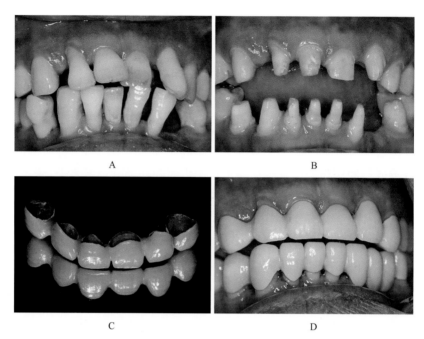

A. 术前；B. 牙体制备后；C. 烤瓷长桥；D. 固定牙周夹板黏固后

图 4-9　固定牙周夹板

六、颞下颌关节紊乱病的治疗

颞下颌关节紊乱综合征是口腔颌面部最常见的疾病，仅指累及咀嚼相关肌肉和颞下颌关节，临床表现为关节区疼痛、运动时关节弹响、下颌运动障碍等症状的一组疾病。颞下颌关节紊乱病的病因和发病机制尚未明确，目前公认引起颞下颌关节紊乱病的致病因素是咬合因素，其他因素包括精神因素、创伤因素等。大多数的患者属关节功能失调，预后良好；但极少数病例也可发生器质性改变。

颞下颌关节紊乱病的修复治疗一般情况下都采用可逆性的保守治疗方式，最主要的治疗方式是殆治疗，包括殆垫治疗和可摘局部义齿治疗，大部分患者通过改变殆接触可以达到治疗目的。当确诊殆因素为 TMD 的主要病因时，可以采用不可逆的殆治疗包括调殆选磨、固定冠桥修复和正畸等。

（喻静雯）

第三节 牙体缺损的修复方法

一、概述

牙体缺损（tooth defect）是指牙体硬组织在生理解剖外形、结构和质地上发生不同程度的破坏、缺损或发育畸形，从而造成牙体形态、咬合和邻接关系的异常，对咀嚼、发音和美观将产生不同程度的影响，并且影响了牙髓、牙周组织甚至是全身的健康。

（一）病因

牙体缺损是口腔医学中的常见病和多发病，最常见的病因是龋病，其次是牙外伤、磨损、楔状缺损、酸蚀和发育畸形等。

1. 龋病

是在以细菌为主的多因素作用下，牙体硬组织中无机物脱矿和有机物分解，导致牙体硬组织发生慢性进行性破坏，甚至可以引起牙髓组织和根尖周组织炎症。

2. 牙外伤

交通事故、意外撞击或咀嚼过硬食物等可造成牙折，前牙外伤发病率较高，临床上后牙最为多见的是牙隐裂。牙外伤可导致慢性牙髓病变、尖周病变，以及根折或牙槽骨折断等（图4-10）。

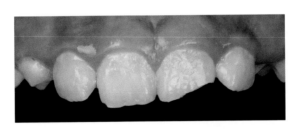

图4-10 外伤导致前牙牙体缺损

3. 磨耗与磨损

磨耗是指牙与牙之间的摩擦所造成的损耗。磨损是指牙与其他物质之间的摩擦造成的损耗，如咀嚼食物、大力刷牙、咬硬物等。

磨耗与磨损均可以导致咬合面形态改变，甚至面下1/3垂直距离变短，引起咀嚼功能障碍及颞下颌关节紊乱病。

4. 楔状缺损

是由于机械摩擦、酸蚀和应力集中等原因导致牙唇面、颊面的牙颈部出现的楔形缺损，好发于尖牙和前磨牙。常伴牙本质敏感和牙龈退缩，严重者可导致牙髓暴露甚至出现牙折。

5. 酸蚀症

多见于长期接触酸性化工产品，长期大量饮用酸性食物或某些疾病如胃食管反流病等，导致口腔内酸浓度过高，造成牙体硬组织在酸作用下脱钙，牙体组织逐渐丧失。好发于前牙颈部，早期表现为牙本质敏感，严重者在唇面切缘处形成刀削状光滑斜面，切端变薄，容易折裂。

6. 发育畸形

指牙发育和形成过程中出现的牙体结构和形态异常，包括牙釉质发育不全、牙本质发育不全、四环素牙、氟斑牙、牙体形态发育畸形等。

（二）牙体缺损产生的影响

1. 牙本质敏感

牙体缺损若局限在牙釉质层，症状很轻甚至无任何症状；若发展到牙本质层，可出现不同程度的牙本质敏感症状。

2. 牙髓症状

牙体缺损累及牙本质深层甚至牙髓，可出现牙髓充血、炎性变甚至变性坏死，进而引起根尖周组织病变。

3. 牙周症状

牙体缺损累及邻面，会破坏正常的邻接关系，引起食物嵌塞，导致局部牙周组织炎症。由于邻接关系被破坏，导致患牙和邻牙倾斜移位，影响正常咬合关系，形成殆创伤，进一步加重牙周组织损伤。牙体缺损累及轴面，将破坏正常的牙轴面外形，影响自洁，引起牙龈炎。

4. 咬合症状

牙体缺损将不同程度地影响咀嚼效率，若长期偏侧咀嚼，将导致患侧咀嚼功能丧失、垂直距离改变、面部畸形甚至口颌系统功能紊乱。

5. 其他不良影响

牙体缺损可影响患者的美观、发音和心理状态，形成的锐利边缘容易刮伤口腔黏膜和舌等软组织；全牙列严重磨损，可使垂直距离变短；残根、残冠常成为病灶，影响全身健康。

（三）牙体缺损的治疗方法

牙体缺损的治疗方法有充填法和修复法。

1. 充填法

充填法是使用充填材料，在牙体缺损部位直接充填以恢复牙体形态和功能的方式。适用于充填体和牙体组织能获得良好固位和抗力的前提，同时能保留较多的健康牙体组织（图 4-11）。

2. 修复法

牙体缺损的修复治疗是采用人工制作的修复体来恢复缺损牙齿的形态、功能和美

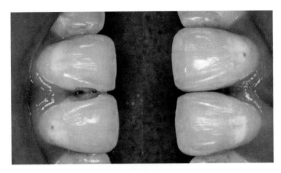

图 4-11 树脂充填恢复 11、21 牙体缺损

观的方式。适用于牙体缺损程度严重、缺损的范围较大，充填后抗力形、固位形差及受到充填材料的性能限制等情况下，采用充填方法达不到满意的效果时，应采用修复治疗的方法。

许多情况下，充填治疗与修复治疗并无绝对的界限，有些牙体缺损严重，往往采用先充填治疗后再行修复治疗的联合治疗方法。

伴有牙髓炎、牙周炎、根尖周感染、错殆畸形、颞下颌关节疾患的患者应待疾病治愈后再行修复治疗。

二、牙体缺损的修复方法

（一）嵌体和高嵌体

嵌体（inlay）是一种嵌入牙冠内部，用以恢复缺损牙体形态和功能的修复体。与直接充填不同，嵌体是一种在模型上制作，用粘固剂或粘接剂固定在牙体缺损区域的间接修复体。

根据嵌体修复的牙面数目不同，可分为单面嵌体、双面嵌体、多面嵌体。根据嵌体制作材料的不同，可以分为金属嵌体和非金属嵌体，其中非金属材料包括陶瓷和树脂等。

部分嵌入牙冠内部、部分覆盖并高于患牙殆面，用于恢复咬合者，称为高嵌体（onlay）（图 4-12）。

（二）部分冠

部分冠（partial crown）是覆盖部分牙冠表面的修复体。根据修复体覆盖情况不同可以分为 3/4 冠（three-quarter crown）、开面冠（window crown）、半冠（half crown）和 7/8 冠（seven-eighths crown）（图 4-13）。

（三）贴面

贴面（laminate 或 veneer）是以树脂或瓷材料制作的覆盖牙冠唇颊面的修复体。根据贴面的制作材料分为瓷贴面和树脂贴面（图 4-14）。

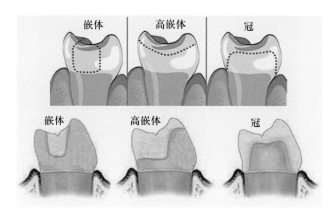

图 4-12　嵌体、高嵌体和冠的区别

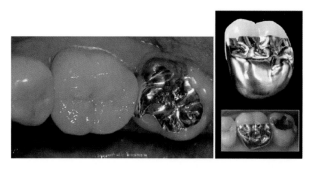

图 4-13　部分冠修复牙体缺损［洋紫荆牙科器材（深圳）有限公司供图］

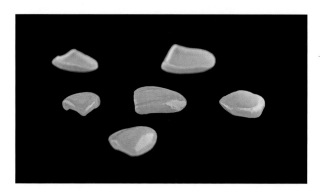

图 4-14　瓷贴面［洋紫荆牙科器材（深圳）有限公司供图］

（四）全冠

全冠（full crown）是覆盖全部牙冠表面的修复体。与其他修复体相比，全冠固位力强，对基牙有较好的保护作用。全冠的主要类型包括：

1. 金属全冠（metal full crown）

以金属材料制作而成的全冠修复体。具有良好的固位性，且承担较重的负荷，经久耐用，主要用于后牙牙体缺损的修复。

2. 非金属全冠（nonmetal full crown）

以树脂 / 瓷等非金属修复材料制作的全冠修复体。

1）树脂全冠（composite resin crown）：是以树脂材料制作而成的全冠修复体。

2）瓷全冠（all ceramic crown）：以各种瓷材料制作而成的全冠修复体，它由瓷粉经高温烧结而成，可以逼真地再现自然牙的颜色和半透明性，是美观效果较好的一类全冠修复体（图 4-15）。

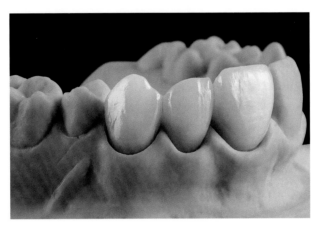

图 4-15 全瓷冠修复牙体缺损［洋紫荆牙科器材
（深圳）有限公司供图］

3）混合全冠（compound full crown）：以金属与瓷或金属与树脂材料制成的复合结构的全冠修复体。

（1）烤瓷熔附金属全冠（porcelain fused to metal crown，PFM）：是在真空高温条件下，将瓷粉熔附于金属基底冠的表面制成的全瓷复合结构的全冠。

（2）树脂 - 金属混合全冠（resin-metal crown）：是在金属基底上覆盖树脂牙面的混合全冠。

4）桩核冠（post-and-core crown）：是利用插入根管内的桩来固位，在残冠或残根上先形成金属桩核或树脂核，然后再制作全冠修复体的总称（图 4-16）。

（1）桩（post）：是插入根管内的部分，利用摩擦力和粘固力与根管内壁之间获得固位，进而为核及最终的全冠提供固位。根据材料不同分为金属桩、陶瓷桩和纤维桩。

（2）核（core）：固定于桩上，与剩余冠部牙体组织一起形成最终的全冠预备体，为全冠提供固位。制作核的材料有铸造金属、复合树脂、陶瓷等。

（3）冠（crown）：即覆盖于核及残冠表面的全冠。

桩核冠适用于前牙也适用于后牙，其固位好，外形色泽接近天然牙，美观舒适，是一种较为理想的修复体。

5）CAD/CAM 冠：计算机辅助设计（computer aided design）和计算机辅助制作

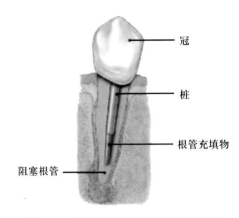

冠

桩

根管充填物

阻塞根管

图 4-16　桩冠修复牙体缺损结构示意图

（computer aided manufacture）的技术简称为 CAD/CAM，是将光电子技术、微机信息处理及自控机械加工技术用于制作人造冠的一门新兴的口腔修复新工艺。1985 年报告了用于制作患者后牙全冠的 CAD/CAM 系统。

　　CAD/CAM 系统将诸多工序简化为数据获取——修复体的计算机设计——修复体的制作三道工序，极大地提高了修复体制作的效率（图 4-17）。

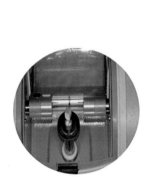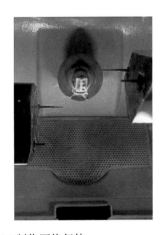

图 4-17　CAD/CAM 制作冠修复体

（邹　蕾）

第四节　牙列缺损的修复方法

　　牙列缺损（dentition defect）是指在上、下颌牙列中部分牙齿缺失。牙列中从缺一颗牙到只剩一颗牙均称牙列缺损。与几十年前相比保存牙医学进步了许多，原本许多拔

牙适应证已成功地进行牙体缺损修复，从而大大降低了牙列缺损的发生率，但仍有许多患者因龋病、牙周病、外伤、颌骨疾病、发育性疾病等原因造成患牙的不可保留或缺失而形成牙列缺损。

牙列前部缺损会影响到美观，患者会急于就医；而牙列后部的缺损，如果缺牙数少，短时间内似乎不妨碍人们的正常生活；患者便不会急着到口腔科就诊。只有缺牙数目较多，不做修复会严重影响患者的咀嚼功能，他们才会就医。但神经、肌肉、关节与咬合是一个有机的完整整体，任何一部分的异常都会带来其他部分的损害。牙列的完整性是维持牙列自身健康的首要前提，对于这样一个高强度、高频率的受力器官，牙列中有一颗牙缺失便意味着三维动力平衡被破坏，邻牙的倾斜、对颌牙过长、牙周组织的破坏、𬌗紊乱、𬌗干扰的产生都是有可能的。因此，牙列缺损的修复是有必要的。

牙列缺损的修复方法有固定局部义齿、可摘局部义齿、固定-活动联合修复、粘接固定义齿、覆盖义齿、种植义齿等方法。

一、固定局部义齿修复

（一）固定局部义齿的概念

固定局部义齿（fixed partial denture）是修复牙列中一个或几个缺失牙的修复体，靠粘固剂或固定装置与缺牙两侧预备好的基牙或种植体连接在一起，从而恢复缺失牙的解剖形态与生理功能。从义齿分类上它属于局部义齿，由于这种修复体患者不能自由摘戴，故简称为固定义齿，又由于其结构很像工程上的桥梁结构，也称固定桥（fixed bridge）。

（二）固定局部义齿的组成

固定局部义齿（固定桥）由固位体、桥体、连接体三部分组成。

1. 固位体（retainer）

固位体是固定桥粘固或粘接于基牙上的部分，固定桥通过固位体与基牙连接在一起，并将𬌗力通过固位体传给基牙，应有良好的固位力与抗力。

2. 桥体（pontic）

桥体是固定桥恢复缺失牙形态和功能的部分，桥体的一端或两端借连接体与固位体相连。桥体应和缺失牙的形态相似，能清洁、保护下方的牙龈组织，与对颌牙咬合良好，且具有良好的强度，能完成缺失牙的咀嚼功能。

3. 连接体（connector）

连接体是连接桥体与固位体的部分，按连接方式不同，分为固定连接体与非固定连接体，临床绝大多数为固定连接体。连接体将桥体承受的力传导到固位体和基牙上。

（三）固定局部义齿的类型

1. 按结构不同分类

（1）双端固定桥（rigidly fixed bridge）：桥体两端都有固位体，固位体与桥体之间为固定连接，借固位体固定在基牙上，与基牙成为一个固定不动的整体，稳定且可以承受较大的咬合力，预后最佳，是临床中最为常见的固定桥。

（2）半固定桥（semi-fixed bridge）：桥体两端都有固位体，其一端桥体与固位体之间为固定连接体，另一端为非固定相连，临床应用较少。

（3）单端固定桥（cantilever fixed bridge）：也称悬臂固定桥，桥体只有一端有固位体，且通过固定连接体连接，另一端为游离悬臂，无基牙支持。单端固定桥粘固在一端基牙上，基牙所受扭力较大，常用于基牙强大而缺牙间隙小的情况。

（4）复合固定桥（compound bridge）：同时采用上述三种基本类型中两种以上设计的固定桥。通常用于基牙及缺隙较多，桥体跨度较长的患者，具体设计依患者口内实际情况而定。

2. 按材料不同分类

（1）金属 - 烤瓷固定桥：金属 - 烤瓷固定桥的固位体采用烤瓷冠的形式，其基底冠通过金属连接体与桥体金属支架相连，固定桥外部为陶瓷材料覆盖，使整个固定桥既有金属材料的强度，又有陶瓷的美学性能，应用较广泛。

（2）金属 - 树脂固定桥：以树脂包绕金属的固位体和桥体支架，用于恢复桥体和固位体的牙冠外形，由于树脂强度较低，美观性和耐久性亦不如陶瓷材料，金属 - 树脂固定桥的应用已较少见。

（3）全瓷固定桥：全瓷固定桥为无金属修复体，生物安全性好，色泽美观逼真，目前以氧化锆全瓷材料为代表的全瓷固定桥应用日渐增多。

（4）金属固定桥：通常为铸造金属固定桥，牙体磨除量少，强度高，但因为美观性能不佳，目前仅见用于后牙修复。

3. 按桥体设计不同分类

（1）桥体接触式固定桥：桥体的龈面与牙槽嵴黏膜相接触，是最常用的桥体设计，具有美观、舒适、不影响发音的特点。

（2）桥体悬空式固定桥：桥体龈面与牙槽嵴黏膜不接触且至少留出 3mm 以上的间隙，便于食物通过而不滞留，也称卫生桥。其与天然牙的形态差异大，美观性差，舌感不适，主要用于失牙区牙槽嵴缺损较大的后牙缺失修复。

4. 其他类型

（1）种植式固定桥：以种植体代替基牙为固定桥提供支持。

（2）固定 - 可摘联合桥：严格意义上来讲是可摘修复体，但其受力形式与固定桥相似。

（3）粘接固定桥：不磨除或少量磨除基牙，以酸蚀 - 粘接技术连接基牙和修复体并提供主要固位的固定桥。

二、牙列缺损的可摘局部义齿修复

（一）可摘局部义齿的概念

可摘局部义齿（removable partial denture，RPD）是利用天然牙、基托下黏膜和骨组织作支持，依靠义齿的固位体和基托来固位，用人工牙恢复缺失牙的形态和功能，用基托材料恢复缺损的牙槽嵴、颌骨及其周围的软组织形态，患者能够自行摘戴的一种修复体。

（二）可摘局部义齿的组成

可摘局部义齿一般由支托、固位体、连接体、基托、人工牙等部件组成。按各部件所起的作用，可归纳为修复缺损部分、固位稳定部分与连接传力部分。

1. 可摘局部义齿的支托

可摘局部义齿的支托（rest）是可摘局部义齿的重要部件，由金属制作，放置于天然牙上，用于支持义齿、防止义齿龈向移位及传递𬌗力。若支托放置于天然牙𬌗面，则称为𬌗支托（occlusal rest），放置于前牙舌面称为舌支托（lingual rest）或舌隆突支托（lingual eminence rest），放置于前牙切缘则称为切支托（incisal rest）。支托的作用主要有：

（1）支承、传递𬌗力：支托可将义齿承受的咀嚼压力传递到天然牙上，而基牙对义齿的支持力也通过支托而起作用，使义齿受力时不会龈向下沉。

（2）稳定义齿：支托与卡环整铸连用时可保持卡环在基牙上的位置。除防止义齿下沉外，还可阻止义齿游离端翘起或摆动，起到稳定义齿的作用。

（3）防止食物嵌塞和恢复𬌗关系：若余留牙之间有间隙，放置支托可防止食物嵌塞。若基牙因倾斜或低位等原因，与对颌牙无咬合接触或接触不良者，还可以加大支托，以恢复咬合关系。

2. 可摘局部义齿的固位体

固位体（retainer）是可摘局部义齿用于抵抗脱位力作用，获得固位、支持与稳定的重要部件。

1）固位体的功能：固位体主要具有固位、稳定、支持 3 种作用。

2）制作和安装固位体的要求。

（1）有一定固位力，保证义齿在正常的咀嚼功能状态时不致脱位。

（2）非功能状态时，对基牙不应产生静压力。

（3）摘戴义齿时，对基牙应无侧方压力，不损伤基牙。

（4）符合美观要求，尽量少显露金属，尤其前牙区。

（5）与基牙密合，外形圆钝光滑，不应刺激或损伤口内的软硬组织，不易存积食物，以免菌斑堆积，造成牙龋坏和牙周病变。

（6）制作固位体的材料应具有良好的生物学性能，对口腔组织无致敏、致癌作用并尽量避免在口内使用不同种类的金属，以免产生电流刺激，影响健康。

3）固位体的种类：按其作用不同可分为直接固位体（direct retainer）和间接固位体（indirect retainer）两大类。

（1）直接固位体是防止义齿𬌗向脱位，起主要固位作用的固位部件。可分为冠内固位体（intracoronal retainer）以及冠外固位体（extracoronal retainer）。如卡环型固位体（clasp retainer）、套筒冠固位体、冠外附着体等，临床上应用最广泛的可摘局部义齿固位方式为卡环型固位体。

卡环型固位体是直接卡抱在基牙上的金属部分，主要作用为防止义齿𬌗向脱位，亦能防止义齿下沉、旋转和移位，也起一定的支承和稳定作用。卡环的连接体还有加强基托的作用。典型的铸造三臂卡环由卡环臂、卡环体、支托和连接体组成。

（2）间接固位体是用于辅助直接固位体固位的部件，主要是起增强义齿的稳定，防止义齿发生翘起、摆动、旋转及下沉的作用，常用于游离端义齿。常用的有𬌗支托、舌支托、连续卡环（连续杆）。而金属舌/腭板、附加卡环、邻间钩、延伸基托等，也可起到间接固位作用。

3. 可摘局部义齿的连接体

连接体（connector）是可摘局部义齿的重要组成部分，可分为大连接体（major connector）和小连接体（minor connector）两类，将义齿各部分连接在一起，还有传递和分散𬌗力的作用。

（1）大连接体：亦称主连接体或连接杆，依所在位置和形态命名为腭杆、腭板、舌杆、舌板、唇/颊杆等。

（2）小连接体：小连接体的作用是把义齿上的各部件，如卡环、支托等，与大连接体基托相连接。坚硬无弹性，应具有足够的强度和刚度。表面应光滑，与大连接体呈垂直相连，需离开牙龈少许，不能进入倒凹区，以免影响义齿就位。

4. 可摘局部义齿的基托

基托（base plate）又称基板，位于缺隙部分的基托又称为鞍基（saddle），是可摘局部义齿的主要组成部分之一。它覆盖在缺牙区牙槽嵴及相关的牙槽嵴唇颊舌侧及硬腭区上，其主要作用是供人工牙排列附着、传导和分散咬合力到其下的支持组织，并能把义齿各部分连成一个整体。

按材料不同，基托可分为以下3种。

（1）塑料基托：色泽近似黏膜，较美观，便于义齿修理和重衬。但其强度相对较低，需有一定厚度，材料易老化和磨损，是非良导体，温度传导作用差，不易自洁。

（2）金属基托：由金属铸造而成，精度高，强度大，自洁及温度传导作用好，患者感觉舒适。适用于修复空间受限、塑料基托修复强度不足的患者。但金属基托制作工艺相对复杂，修理困难，无法重衬。

（3）金属网加强塑料基托：结合了金属、塑料基托的优点，但网状加强设计要合理，既要提供足够的强度抵抗基托的折裂和变形，又不能使体积太大太厚，影响人工牙的排列和义齿其他部件的连接，以及义齿的舒适度。

5. 可摘局部义齿的人工牙

人工牙（artificial tooth）是义齿结构上用于代替缺失的天然牙，以恢复牙冠形态和咀嚼功能的部分。人工牙一般为成品，供临床选用，也可个别制作。成品人工牙包括颜色、形状、大小和种类等选项，具有耐磨性好，对组织无刺激，有一定的可调磨、抛光等加工性能。

按制作材料不同，人工牙可分为塑料牙（resin tooth）、瓷牙（porcelain tooth）、金属牙（metal tooth），包括金属颌/舌面牙及全金属牙。按人工牙面形态不同，人工牙可分为3种类型，即解剖式牙、半解剖式牙以及非解剖式牙。

（三）可摘局部义齿的初戴和复查维护

1. 可摘局部义齿的初戴

（1）初戴义齿时，口内可能会有异物感、恶心等不良反应，发音亦可能受到影响，同时也会感到咀嚼不便，一般经耐心戴用1～2周后即可改善。

（2）摘戴义齿需要耐心练习，摘义齿时最好推拉基托，而不是推拉卡环。不要用力过大，戴义齿时不要用牙咬合就位，以防止卡环变形或义齿折断。

（3）初戴义齿，一般不直吃硬食。若是前牙义齿，也不宜咬切食物，暂用后牙咀嚼食物，最好先吃软的小块食物。

（4）初戴义齿后，有时可能有黏膜压痛。可暂时取下义齿泡在冷水中，复诊前2～3小时戴上义齿，以便能准确地找到压痛点，以利于对义齿进行修改。

（5）饭后和睡前应取下义齿刷洗干净，最好夜间不戴义齿，取下义齿浸泡在冷水或义齿清洁液中，但切忌放在开水或酒精溶液中。

（6）戴义齿有不适或义齿发生损坏时，应及时复诊，不要自己修改，以免影响修复体质量。

2. 可摘局部义齿的复查维护

义齿初戴后最好每半年至一年复诊一次，易患龋者、牙周病患者及牙槽嵴萎缩患者检查频率应更高。

三、牙列缺损的其他修复方法简介

牙列缺损的修复方法除了固定局部义齿和可摘局部义齿之外，还有固定-活动联合修复、粘接固定义齿、覆盖义齿、种植义齿等方法。牙种植技术发展至今，已然是一门成熟的学科，后面会有专门的章节讲解，这里不再赘述。

（一）固定-活动联合修复（fixed-removable prostheses）

固定-活动联合修复是指修复体的一部分固定在基牙上，而修复体的另一部分与可摘义齿相连，二者之间靠摩擦力、弹簧力、扣锁力等机械形式或磁性固位体的吸力产生固位。固定-活动联合修复通常是指用各类附着体或套筒冠作固位体的修复体。由于这种修复体结合了固定义齿的稳定、舒适、体积小和可摘局部义齿适应证广的优点，它适用于缺牙数目较多，不能直接用固定义齿修复，而患者又希望义齿稳定性、功能性、美观性好于一般卡环固位的可摘局部义齿的情况下。

1. 附着体（attachment）

附着体是一种可以用于义齿修复的固位体形式。它是由阴型（matrix）和阳型（patrix）两部分组成的精密嵌合体，其中一部分固定在口腔中的牙根、牙冠或种植体上，另一部分与人工修复体相连，两者之间靠不同的机械方式或磁体的吸力连接（图 4-18、图 4-19）。

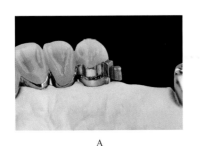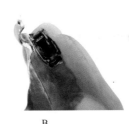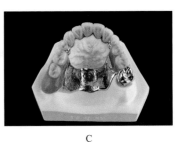

A | B | C

A. 口腔中牙冠上栓道；B. 人工修复体上栓道；C. 两者连接后

图 4-18　靠机械方式连接的附着体［洋紫荆牙科器材（深圳）有限公司供图］

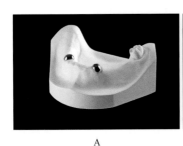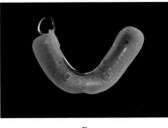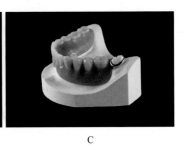

A | B | C

A. 口腔中牙根上磁石；B. 人工修复体上磁石；C. 两者连接后

图 4-19　靠磁体的吸力方式连接的附着体［洋紫荆牙科器材（深圳）有限公司供图］

2. 套筒冠（telescope）

套筒冠是指含有两层高度密合的冠的修复体，其中内冠固位在口腔中，外冠固定在可摘义齿的相应部分，靠内外冠之间的高度密合产生固位（图 4-20）。

附着体的早期使用可追溯到 19 世纪后期，发展至今，不同国家、不同厂商、不同销售公司生产销售的附着体据推测有上百种。应用附着体早已成为写入教科书的修复方法之一。在 20 世纪中期，不少学者开始推崇使用套筒冠固位体，因为它操作比附着体简单，且也有保留残根、残冠，增加义齿固位，减少卡环暴露等优点。

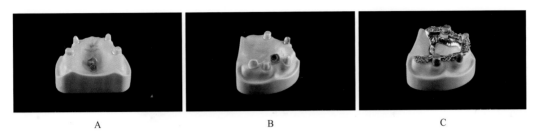

A. 套筒冠内冠；B. 套筒冠外冠；C. 内外冠之间的高度密合产生固位

图 4-20 套筒冠［洋紫荆牙科器材（深圳）有限公司供图］

（二）粘接固定修复（resin-bonded fixed partial denture）

树脂粘接固定义齿（简称粘接桥）是一种粘接到牙体组织的修复体。基牙和固位体的粘接面经过酸蚀处理为粘接树脂提供了机械固位力。

粘接桥主要通过树脂粘接剂将修复体粘接固定在基牙上，固位体小、薄，因此具有少磨牙或不磨牙、设计灵活等优点。口腔临床中越来越多地采用了这种微创伤的治疗方法，极大地减少了患者的痛苦，同时降低了医生的操作难度。但是，由于粘接树脂的粘接强度和耐久性尚有一定的限制，粘接桥的远期成功率仍低于传统的固定修复方法。

（三）覆盖义齿（overdenture）

覆盖义齿是指义齿的基托覆盖并支持在牙根、牙冠或种植体上的一种全口义齿或可摘局部义齿。这里指的是在天然牙根及牙冠上的可摘局部义齿，适用于余留牙少且基牙牙周条件较差、不能直接作为可摘局部义齿基牙使用时。由于覆盖义齿基托下有牙根，可减少牙槽骨的吸收，保留牙周膜本体感受器，并可增加义齿的支持、固位和稳定。覆盖义齿的应用也被认为是预防性修复治疗，能防止患者过早成为无牙颌。

（邵 聆）

第五节 牙列缺失修复概论

牙列缺失是指各种原因导致的上颌或（和）下颌牙列不存留任何天然牙或牙根，牙列缺失后的颌骨又称为无牙颌（edentulous jaw）。为牙列缺失患者制作的义齿称为全口义齿（complete denture），通常又称为总义齿。全口义齿由人工牙（artificial teeth）和基托（denture base）两部分组成，通过义齿基托与无牙颌黏膜组织紧密贴合及边缘封闭产生的吸附力和大气压力，使义齿吸附在上下颌牙槽嵴上，恢复患者的缺损组织和面部外观，恢复咀嚼和发音功能。全口义齿是黏膜支持式义齿。假如只是上颌或下颌的牙列缺失的患者，则称为上颌或下颌无牙颌，其所制作的义齿称为上颌或下颌总义齿，又称为单颌总义齿（图 4-21）。

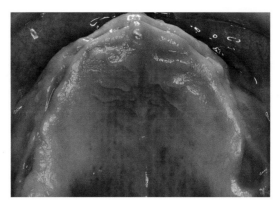

图 4-21　上颌无牙颌

一、牙列缺失的病因及患病率

牙列缺失常见的病因是龋病和牙周病，待病情发展到一定程度，牙自行脱落或被拔除而形成无牙颌。此外，还有老年人生理退行性改变导致牙龈萎缩、牙根暴露、牙槽骨吸收形成的牙齿松动脱落。另外还有因有些全身性疾病、遗传性疾病、外伤、不良修复体等引起的牙列缺失。

牙列缺失是临床上的一种常见病、多发病，多见于老年人。根据第四次全国口腔健康流行病学调查报告（2015 年），在 65～74 岁年龄组中，牙列缺失占 4.5%，这个数据比第三次全国口腔健康流行病学调查报告（2004 年）中的 6.8% 比例下降了 33.8%。然而由于我国已在 2002 年就进入了老龄化社会（60 岁以上人口占总人口 10%），截至 2012 年底，中国 60 岁以上老年人口约 1.9 亿，占总人口的 14%。2017 中国老龄委办公室发布消息称，60 岁以上老年人口就将突破 2 亿，未来 20 年平均每年增加 1000 万老年人，到 2050 年左右，老年人口将达到全国人口的三分之一。因此，随着人均寿命的延长及人民生活状况的改善，无牙颌患者的求医数量还会不断提高。

牙齿缺失原因不同，局部牙槽骨吸收状况也存在着差异。牙周炎患者多因为牙槽骨的吸收和破坏而导致牙齿的松动和脱落，这类患者在牙列缺失初期牙槽嵴吸收往往已很明显。由龋病、根尖病导致的拔牙，常根据病程持续时间的长短、病变的程度和拔牙的创伤程度的不同，缺牙局部牙槽嵴吸收的程度也不同。单纯拔牙后的牙槽嵴吸收显著少于拔牙后又作牙槽嵴修整术者。因此不管患牙损坏到什么程度都尽量保留显然是不正确的。患牙保留应遵循病变可以控制原则，如果患牙病变可以控制，还具有一定的功能就可保留，否则应当拔除，以便保留剩余牙槽嵴高度。

二、牙列缺失的影响

牙列缺失对患者的咀嚼功能、面容改变产生重大影响，是一种潜在的病理状态。

随着时间的推移，可继发而引起牙槽嵴、口腔黏膜、颞下颌关节、咀嚼肌及神经系统的有害改变。牙列缺失同时影响患者社交，对患者心理造成巨大影响。

（一）牙列缺失对口腔功能的影响

1. 对咀嚼功能的影响

牙列缺失对患者咀嚼功能的影响最直接而且最严重。当个别或多数牙齿缺失后，咀嚼效率随之降低甚至丧失，患者对食物完全不能进行正常的咀嚼、研磨和切咬，从而影响消化功能。牙列缺失后，患者一般仅能吃流质或软食，唾液分泌减少，胃肠蠕动减慢，不仅影响营养成分的吸收，严重的还会出现消化系统疾病。

2. 影响发音功能

说话离不开嘴，牙齿更是发音的辅助器官。前牙缺失或全部牙齿缺失时，说话既费力又不清楚，听起来就像漏风一样。

3. 造成面部变形，影响美观

牙齿全部缺失后，由于上、下颌骨间失去了支持，造成下巴的长度变短，面颊部和周围肌肉松弛，唇、口角下垂，面部变形及皱纹增多，整个人看起来要比同龄人老得多。

4. 影响吞咽功能

由于口腔失去牙支持，致使吞咽食物时，口腔难以做到有力的闭合，致使舌肌挤压食物向后进行吞咽过程受到影响。

5. 颞下颌关节的影响

当牙齿缺失后，下颌骨髁状突向后移位，长此下去肌肉会出现疲劳，关节盘水肿，关节区会感到不适，甚至出现疼痛、张不开口、关节弹响等症状，临床上称为颞下颌关节功能紊乱症。

三、全口义齿修复后的注意事项

全口义齿不像天然牙可以稳固地位于牙槽骨内，能够很好地进行咀嚼等功能，因而全口义齿在使用过程中特别是初戴全口义齿时会出现各种问题。为了使患者尽快地适应义齿，发挥义齿的功能，医生应对患者进行必要的指导和帮助，使其对义齿的使用和维护有正确的认识和了解。在开始佩戴全口义齿时，患者应注意以下几个方面：

1. 应该有充分的信心

在初戴时可能会有异物、恶心、发音不清楚、不会用义齿咀嚼等不适现象。因此，要事先让患者了解义齿初戴可能出现的问题，使其有足够的心理准备，使患者建立适应和学习使用义齿的信心并尽量将义齿戴在口中练习使用。

2. 纠正不正确的咬合习惯

因缺牙长期没有修复或长期戴用不合适假牙的患者，可能存在下颌习惯性前伸或偏侧咀嚼习惯等情况。患者初戴义齿时，常常不容易咬到正确的𬌗位，因而影响义齿的固位和咀嚼功能。医生应先教会患者如何通过反复练习咬合到正确的殆位。

3. 进食问题

对于口腔条件差，适应能力差而又有不良咬合习惯的患者，在初戴的一段时间，可先适应义齿，逐渐克服义齿的不适感，并练习正中咬合。待初步习惯后，再用义齿咀嚼食物。开始时先吃较软的、小块食物，咀嚼动作要慢，尽量用两侧后牙同时咀嚼食物，避免用前牙咬切大块食物。待锻炼一段时间后，再逐渐过渡到正常饮食。

4. 维护口腔组织的健康

进食后应及时摘下义齿，用冷水冲洗或用牙刷刷洗等清洁义齿，以免食物残渣存积在义齿的组织面，刺激口腔黏膜。睡觉时应将义齿摘下并清理干净，同时可使无牙颌承托区组织能得到适当的休息，有利于组织健康。如有义齿刺激造成黏膜压痛、破损时，可先摘下义齿使组织恢复，并及时请医生修改义齿，切忌患者自行修改义齿。

5. 义齿的保护

最好能做到每次饭后都刷洗义齿，或每天至少应用牙膏彻底刷洗清洁一次。刷洗时应特别小心，以免掉在地上摔破义齿。义齿不戴用时应将其浸泡在清水中，不要长期在干燥环境下保存义齿，义齿可用软毛牙刷和摩擦颗粒小的牙膏清洁，或用义齿清洁剂浸泡，避免用强酸、强碱浸泡。

6. 定期复查

由于人工牙的磨耗及牙槽嵴不断吸收，义齿使用一段时间后会出现问题，要定期请医生检查并作小的调改。一般使用 3～5 年需要更换，勉强在不合适的状态下使用，会加剧牙槽嵴的吸收，严重影响进一步的修复。

全口义齿的最佳修复效果不及天然牙齿功能的一半，切不可认为戴上全口牙后应和天然牙一样，暂时不适应（如易脱位、不会用来进食、发音不清、唾液增多等）即认为是医生的技术问题而要求重做。但如果有戴入疼痛、咬颊、咬舌、对殆不好等问题，应及时找医生复诊，而不应强忍或自行处理。

（邓　炜）

第六节　牙周病修复概论

牙周疾病（periodontal diseases）是口腔两大疾病之一，其中龈炎和牙周炎最常见，这些因感染而引起的炎症性病变不仅危害牙周健康、口腔健康，也影响着全身健康，与全身疾病有着密切关系。有关牙周疾病的内容参见第三章第二节。

一、病因

病因主要为牙菌斑、牙石、食物嵌塞、不良修复体等，均为加重菌斑滞留的局部刺激因素。当微生物数量增多及毒性增强，或机体防御能力削弱时，龈下菌斑中毒力较强的牙周致病菌如牙龈卟啉单胞菌、伴放线聚集杆菌、福赛类杆菌、螺旋体等大量滋生，导致胶原破坏、结合上皮向根方增殖、牙周袋形成和牙槽骨吸收，原有的慢性龈炎发展成为牙周组织的破坏性疾病——牙周炎。

二、临床表现

本病起病缓慢，早期主要表现为牙龈的慢性炎症。一般侵犯全口多数牙，少数患者仅发生于一组牙（如前牙）或个别牙，且呈一定的对称性。活动期与静止期交替进行，病程长达十余年甚至数十年。牙面常有大量牙石，牙龈呈现不同程度的慢性炎症，颜色呈鲜红或暗红色，质地松软，点彩消失，牙龈水肿，探诊出血甚至溢脓。早期已有牙周袋和牙槽骨吸收，程度较轻，牙尚不松动。晚期深牙周袋形成后，牙松动，咀嚼无力或疼痛，甚至发生急性牙周脓肿。

临床上根据附着丧失和骨吸收波及的范围可将慢性牙周炎分为局限型和广泛型。也可根据牙周袋深度、结缔组织附着丧失和牙槽骨吸收程度来确定牙周组织破坏的严重程度：①轻度。牙龈有炎症和探诊出血，牙周袋≤4mm，附着丧失 1～2mm，X 线片显示牙槽骨吸收不超过根长的 1/3，可有或无口臭。②中度。牙龈有炎症和探诊出血，也可有脓，牙周袋≤6mm，附着丧失 3～4mm，X 线片显示牙槽骨水平型或角型吸收超过根长的 1/3，但不超过根长的 1/2，牙可能有轻度松动，多根牙的根分叉区可能有轻度病变。③重度。牙龈炎症较明显或可发生牙周脓肿，牙周袋＞6mm，附着丧失≥5mm，X 线片显示牙槽骨吸收超过根长 1/2，多根牙有根分叉病变，牙多有松动。

牙周炎晚期除有牙周袋形成、牙龈炎症、牙周附着丧失、牙槽骨吸收及牙齿松动等主要特征外，常可出现其他伴发症状，如：①牙齿移位；②食物嵌塞；③继发性𬌗创伤；④牙根暴露，对温度敏感或发生根面龋；⑤急性牙周脓肿；⑥逆行性牙髓炎；⑦口臭。

三、诊断

早期牙周炎与慢性龈炎的区别不甚明显，需要通过仔细检查而及时诊断。根据上述临床表现，确诊为慢性牙周炎后，还应根据病情严重程度、是否为活动期等制订治疗计划和判断预后。

四、治疗原则

慢性牙周炎的治疗目标是彻底清除菌斑、牙石等病原刺激物，消除牙龈炎症，使牙周袋变浅和改善牙周附着水平，争取适当的牙周组织再生，并使疗效长期稳定地保持。

慢性牙周炎需要系统的综合治疗，并针对各个患牙的具体情况，制订相应的治疗计划。

五、牙周病的修复治疗

牙周病的修复治疗是牙周病综合治疗的一个重要环节，通过修复治疗方法来改善牙列中患牙的松动、移位和牙周创伤，以及咀嚼无力等症状，维持牙周病综合治疗的远期疗效。牙周病修复治疗的远期效果与牙周病的基础治疗密切相关，在修复治疗前必须遵循牙周病基础治疗的原则，应消除致病因素，控制牙周炎症和牙周支持组织破坏，在修复治疗后应给予牙周支持治疗（supportive periodontal therapy），在复查中如发现问题应及时处理。

牙周病修复治疗的方法有调𬌗、正畸矫治、夹板固定等。其目的是：调整咬合，消除因咬合引起的牙周组织创伤，减轻牙周支持组织的负担；固定因牙周炎引起的松动牙，将𬌗力重新分配，控制病理性松动和移位，使牙周组织获得生理性休息，为牙周组织愈合创造条件；提高咀嚼效能，以利于食物的消化和吸收，从而改善全身健康状况。

（李小慧）

第七节　颌面缺损修复概论

一、概述

颌面缺损修复，即颌面赝复，是应用口腔修复的原理和方法，以人工材料修复患者难以用自体组织和外科手术方法重建颌面部缺损的一门科学技术。目前对于颌面缺损，一部分患者可以通过外科手术的方法恢复容貌，但是由于颌面部结构的复杂性以及材料技术的限制，很大一部分患者无法进行手术恢复，只能选择人工修复体的方法，即颌面赝复的方法，恢复外形及功能。除此之外颌面赝复还运用在修复颌面部软硬组织缺损之前，配合颌面外科手术进行手术，在术后尽量较少患者的痛苦，防止并发症及后遗症的发生。

二、病因

导致颌面缺损的主要原因有两大类：先天性因素和后天性因素。先天性因素主要是唇裂和腭裂；后天性因素则包括外伤及恶性肿瘤手术后造成的缺损。颌面缺损后会造成患者咀嚼功能减退或丧失、影响语音、吞咽、吸吮及呼吸功能，对面部容貌影响较大，严重者会影响患者的心理、精神健康等。例如患者进行上颌骨切除后，进食时食物易进入鼻腔，导致患者难以吞咽食物或者只能吞咽下少量食物，并且口腔鼻腔相通时会导致与人交流时发音不清；唇颊侧部缺损后不能很好地咀嚼，食物不能按正常途径进入咽部，易于通过缺损流出口外，使患者难于下咽或只能吞咽下部分食物。

三、分类

根据颌面部缺损的部位不同，分为颌骨缺损和面部缺损两类，颌骨缺损主要指上下颌骨的缺损，面部缺损主要指面部耳、鼻、眼、眶等器官的缺损。颌面部缺损无论从生理还心理都会对患者造成极大的伤害，缺损发生后应尽早进行修复治疗，或者在手术前就制作好修复体，尽快恢复患者的美观和生理功能。虽然最终的修复体有待患者创口完全愈合后制作，但是尽早制作修复体有助于创口的恢复，减少疤痕组织的产生，这对患者的心理也有一定的安慰作用。

四、治疗

当发生上颌骨缺损时，大部分患者会选择可摘义齿式的义颌进行修复，主要是由于目前进行上颌骨的重建费用较高且对肿瘤复发的可能性的不确定性。一般对上颌骨缺损的修复最佳方式是分三次进行（图 4-22）。第一次在手术前制取模型制作腭护板，在手术切除上颌骨后带上，用于手术后恢复及维持基本功能，这期间伤口变化较大，腭护板需要经常进行调改。第二次是在术后 2～6 周左右，进行暂时性义颌修复，也可以利用腭护板进行改进制作。第三次是等术后 3～6 月伤口完全恢复，进行永久最终修复。也有的患者考虑费用或者就诊不方便，术前不会选择修复，而是在术后完全恢复后直接进行最终义颌修复。而当发生下颌骨缺损时，进行修复时，首先考虑患者是否需要进行下颌骨植骨以恢复下颌骨的连续性。如果患者术后下颌骨的连续性未恢复，由于肌肉牵拉会使下颌骨剩余部分向舌侧移位，咬合关系错乱，导致软组织挛缩和继发畸形。这种情况下需要在植骨前及植骨恢复期内对下颌进行导治疗，即依靠上颌和下颌余留的健康牙齿进行固定，通过使余留的下颌骨不发生偏斜。而当下颌骨的连续性未受到破坏时，一般首先考虑在术区进行植骨，半年后再进行修复，植骨后可以进行可摘局部义齿修复或者种植义齿修复。

五、发展

目前由于种植技术的发展，越来越多的颌骨缺损患者在植骨同期，或术后完全恢复以后选择种植体植入，在未来通过精密附着体的方式增加义颌修复体的固位。而对于面部缺损的修复大部分还是采用义眼、义耳、义鼻等赝复体进行器官功能及美观的修复。因缺损部位及大小情况各不相同，临床上操作及处理情况较复杂，修复方式仍在不断改进中。如何使修复的器官符合仿生化和智能化是未来赝复体研究的重要方向。

随着医学技术的发展，越来越多的多学科协作共同制定治疗计划将会为颌面缺损修复带来质的变化，修复、外科、计算机工程等多学科共同合作将会为颌面缺损患者提供更优的修复方案。随着数字化修复技术广泛应用及种植技术的拓展应用，制作赝复体将会变得更快捷和智能化，其精度和固位力更好。未来颌面缺损的修复发展趋势是仿生化和智能化，使颌面赝复体在功能和美观上几乎可以完全替代缺失的组织部位。另外随着组织工程技术的发展，我们期待未来可以复制或再生"组织"和"器官"，给口腔颌面部缺损的患者带来福音，这也是未来颌面缺损修复的努力目标（图4-22）。

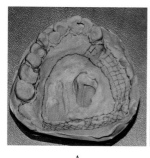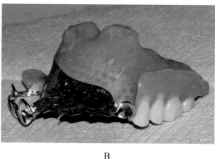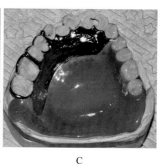

A   B   C

A. 上颌骨缺损模型；B. 上颌骨赝复体；C. 模型上试戴赝复体

图 4-22　上颌骨缺损修复

（南昌大学口腔医学院张林医师供图）

（喻静雯）

第八节　颞下颌关节病修复概论

一、概述

颞下颌关节紊乱综合征是一类单一的累及颞下颌关节、咀嚼相关肌肉及相关结构的疾病。临床表现为关节区疼痛、运动时关节弹响、下颌运动障碍等症状的一组疾病。大多数的患者有颞下颌关节功能失调，该病有自限性，预后良好；但极少数病例也可发生器质性改变。

二、病因

颞下颌关节紊乱病的病因和发病机制尚未明确，一般认为许多因素会导致颞下颌关节紊乱病的发生，其中公认的致病因素是咬合因素，其他因素包括精神因素、创伤因素、自身免疫因素、解剖因素等。TMD 的发生可能是多因素综合的结果，许多患者即使是拥有正常的咬合关系也能发生疾病，颞下颌关节解剖的变异性与 TMD 的严重程度不一定相关。绝大多数患者通过正确的诊断加一些保守的治疗，症状可以得到缓解，并不需要进行复杂的咬合重建。目前的观点是在治疗的过程中应该以恢复口腔颌面系统功能作为最重要的依据。

三、治疗

对患者进行修复治疗的目的是恢复患者正常的咀嚼功能，不仅是修复体本身与牙体牙周组织协调，制作的修复体更要与周围的口颌系统协调，成为一个结构和功能协调的整体。一般最早要对患者进行系统性的检查，包括口内口外检查、开口度、开口型、双侧颞下颌关节运动检查及颞下颌关节区的影像学检查。

对颞下颌关节紊乱病的修复治疗一开始应尽量以可逆性的保守治疗为主，避免一开始就进行修复重建和改变咬合关系，在对病例的病因及病程变化有进一步了解，做出明确的诊断和鉴别诊断后才可以进行不可逆的有创治疗。如果在治疗过程中处理方法不当会对颞下颌关节及周围咀嚼肌造成不良影响，甚至加重患者的病情。大部分患者颞下颌关节紊乱病通过改变𬌗接触状态进行治疗，也就是𬌗治疗。一般情况下都采用可逆性保守的治疗方式，最主要的治疗方式，包括𬌗垫治疗和可摘局部义齿治疗。因目前 TMD 的发病机制不明，保守的可逆性的𬌗垫治疗成为首选治疗方式。

𬌗垫通过调节稳定下颌的位置，减少关节内压，来调节颞下颌关节的状态。目前最常用于治疗的𬌗垫有前牙接触型𬌗垫、全牙列接触型𬌗垫、特殊接触型𬌗垫，这些𬌗垫主要通过改变𬌗接触状态来进行治疗。𬌗垫通过本身的厚度和设计的尖窝关系使下颌的位置发生改变，使下颌进入适宜的新颌位，而且这种方法是可逆性的，比较安全，并且可以通过对𬌗垫进行调磨来改变𬌗接触的状态。使用𬌗垫进行治疗时需要注意：𬌗垫只是临时性的治疗装置，不能作为永久的治疗使用，在使用过程中需要根绝患者症状的缓解情况适当进行调整，并且告知患者𬌗垫治疗是一个系统的序列治疗过程，不能中途自行停止或者长期不复诊，𬌗垫治疗的结束时间应该由医生决定。

可摘局部义齿主要用于有牙列缺损的颞下颌关节紊乱患者，一般情况下是选择制作胶托的𬌗垫可摘局部义齿，戴入患者口内经过一段时间的试用后，通过调整确定正确的颌位后，再用铸造支架对可摘局部义齿进行永久修复。

当确定𬌗因素是引起 TMD 的主要因素时，可以采用不可逆的𬌗治疗包括调𬌗选磨、正畸和固定修复等。调𬌗选磨主要是为了消除𬌗干扰，使咬合接触更加协调。正畸治疗不是 TMD 首要治疗手段，只有当患者伴有错颌畸形时才考虑进行正畸治疗，并且治疗过程中需要密切关注颞下颌关节的状态，不能因为正畸加重颞下颌关节症状。固定修复对患者的咬合关系改变较大，患者口颌系统对𬌗关系的改变的反应无法预估，所以一般在进行固定修复前会先选择𬌗垫或者可摘局部义齿确定新的颌位关系，再戴用树脂临时冠进行观察后再行最终的固定修复。

总之，对于颞下颌关节紊乱的治疗，无论采用何种修复方式，主要目的是恢复口颌系统的正常生理功能。近年来对颞下颌关节紊乱的认识从追求结构正常转变为以尽量小的代价改善口颌系统的功能，达到咬合、肌肉、关节处于和谐状态，改善患者的咀嚼功能，缓解疼痛、提高患者的生活质量。

（喻静雯）

第九节 种植修复概论

一、概述

早在古代的欧洲、中东、中美洲，人们就试图使用各种同种或异种材料，包括人和动物的牙齿、雕刻的骨头和贝壳等，植入颌骨来替代缺失的牙齿。近现代，人们尝试采用人工材料制成多种形状的种植体，通过植入骨内或骨外来修复缺牙或为牙修复体提供支持。但这些种植体因不能满足复杂的口腔环境要求，出现了大量的脱落失败。当人们经历了种种失败之后，20世纪60年代中期，瑞典布朗马克（Bránemark）教授的意外发现，揭开了现代口腔种植学的新篇章。纯钛与骨组织紧密结合的骨结合理论（osseointe-gration）使现代口腔种植学有了坚实的理论基础。在这一理论指导下，世界各国学者经过几十年的临床实践，已完全证实口腔种植修复使常规修复方法不能解决的临床难题迎刃而解，而且以其美观、舒适、咀嚼效率高，无须磨削邻牙，无须基托和带环而越来越受到患者的欢迎。在发达国家，牙列缺失患者要求种植修复者已达50%以上。在很大程度上种植修复已替代多种常规修复方法，成为恢复牙列缺失的重要手段。

20世纪80年代以前，因种植修复对颌骨有一定要求，常常使局部骨组织条件较差的患者无法种植或勉强种植，远期成功率较低。因此种植修复的患者都要经过医生的严格选择。但是进入90年代以来，各种新技术特别是种植外科新技术不断成功地应用于临床，使种植修复的适应证大大扩展。除一些全身系统性疾病特别是骨代谢障碍疾患外，局部的软硬组织条件不足都可以通过新的外科技术来改变。这些新技术的不断问世，大大地改变了现代口腔种植学的面貌，推动了这一新生学科的迅速发展。同时口腔种植外科技术、修复技术、义齿制作技术的进步也推动了口腔医学的进步与发展。可以说现代口腔种植学的出现是口腔医学发展史上的一场革命，它为人类提供了类似自体天然牙形态与功能的第3副牙齿，使无牙颌患者的生活质量得到极大改善。

二、口腔种植基本概念

（一）牙种植

牙种植是指将无机材料锚定在颌骨内，为缺失牙的修复体提供支持和固定。包括种植体的外科植入，义齿的制作及佩戴以及种植义齿完成后的维护等一系列过程。

（二）口腔种植学

口腔种植已经从简单的临床试验发展到涵盖组织学、解剖学、生物学、生理学、化学、材料学、口腔外科学、口腔修复学、牙周病学、口腔正畸学和技工工艺等基础和临床学科的一系列不同领域，简称为种植学。

（三）骨结合

种植体表面和周围健康骨组织之间没有任何纤维结缔组织间隔的直接连接，具有分散功能性负重的能力，并且不会对周围组织造成不利影响。影响骨结合的因素有很多，如种植体的材料、表面形态、表面污染、可用骨量以及结合上皮根方负重时机、迁移、术中产热、种植体与种植窝密合程度等。

三、种植体分类

（一）根据植入方式

种植体分为骨内种植体（根形种植体、叶状种植体、细种植体）、骨膜下种植体、穿下颌骨种植体。

（二）根据种植体功能

种植体分为牙种植体、支抗种植体、颅面种植体。

四、根形种植体的组成

根形种植系统包括种植体、基台和上部结构。种植体和基台分离的设计，可以进行两段式种植外科手术。这种设计的理念是为了获得骨结合，避免在骨与种植体之间出现任何纤维结缔组织。上部结构是除种植体和基台之外，用于固位和制作修复体的部件的总称。

五、种植外科分类

根据种植体与基台的连接方式以及负重方式分为一段式种植和两段式种植。

（一）一段式种植

种植体与基台为连体式，植入牙槽骨后立即负重。这种种植很难产生骨结合，失败率很高，基本被淘汰。

（二）两段式种植

种植体与基台为分体式，既可潜入式种植，也可以非潜入式种植，既可以延期负重，也可以即刻负重。

1. 潜入式和非潜入式

区别在于愈合期，种植体包埋于软组织内还是暴露于口腔内，同时种植深度不同，潜入式种植体顶部低于或平齐于牙槽嵴平面，非潜入式种植，种植体的顶端和领口位于骨平面之上。

2. 延期种植和即刻种植

延期种植是在拔牙创完全愈合后再进行种植体的植入；即刻种植是在拔牙后立刻进行种植体的植入。

种植外科流程如图 4-23 所示。

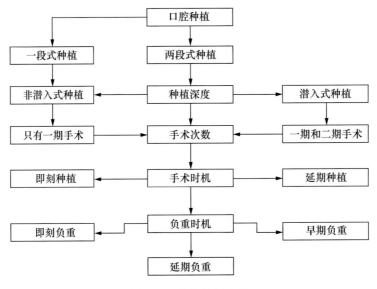

图 4-23　种植外科流程

六、种植修复分类

（一）按照固位方式

种植修复分为可摘式和固定式。

（二）按照修复缺牙的数目

种植修复分为覆盖部分牙弓和覆盖整个牙弓。

1. 覆盖部分牙弓的义齿

局部义齿。分为种植体支持可摘局部义齿、种植体 - 组织支持可摘局部义齿和种植体支持固定局部义齿。

2. 覆盖整个牙弓的义齿

全颌义齿。分为种植体支持覆盖义齿、种植体 - 组织支持覆盖义齿和种植体支持固定全颌义齿。

七、种植义齿分类

1. 按照固位方式分类

种植义齿可分为螺丝固位、粘接固位、附着固位、摩擦固位。

2. 按照材料类型分类

种植义齿可分为全瓷、金属陶瓷、金属 - 树脂。

3. 按照支持方式分类

种植义齿可分为种植体支持、种植体 - 组织支持、种植体 - 牙支持。

4. 按照设计特点分类

种植义齿可分为套筒、个性化附着体、预成杆、研磨杆、点解研磨杆、电镀研磨杆。

5. 按照固位类型分类

种植义齿可分为固定式和可摘式。

6. 按照覆盖牙弓类型分类

种植义齿可分为局部和全颌。

7. 按照修复体类型分类

种植义齿可分为义齿和覆盖义齿。

八、种植体负重

种植体的负重包括种植体本身负重和种植体周围组织的负重。合理的、健康的负重可以维持甚至促进骨结合的长期稳定，保证种植修复的长期成功率；不合理、过度的负重会使应力集中，导致基台松动，修复螺丝或种植体折断，种植体周围骨组织吸收和丧失，甚至种植失败。

种植体负重方案：种植体植入后戴入种植义齿的时机和负重方式的选择。

1. 延期负重

植入后 3-6 个月的负重称之为延期负重。

2. 早期负重

植入后 6-8 周负重称之为早期负重。

3. 即刻负重

植入后 72 小时内负重称之为即刻负重。

4. 渐进负重

逐渐地增加修复体负荷称之为渐进负重。

九、种植修复的临床特点

（一）多学科性

从临床角度，口腔种植学是一门涵盖多学科的口腔临床医学，其学科结构具备多学科性的特点。任何一个病例，甚至一个简单类的病例，也必定涉及口腔外科学、口腔修复学、牙周病学、口腔修复工艺和口腔维护等多种学科和技术；在种植外科中，尤其是复杂或高度复杂的外科程序，涉及牙槽外科、牙周外科、再造和修复外科等多种复杂技术。只有这些学科之间的交融与合作，才能获得长期稳定的美学与功能性治疗效果。

（二）治疗程序复杂

在牙种植治疗的整个过程中，涉及种植外科、种植修复、种植技工工艺和种植维护等相对独立的治疗程序，而且这些治疗程序又相互影响，甚至互为因果，必须保证每个治疗程序均获得成功才能获得满意的治疗结果。

（三）治疗周期长

从初诊到戴入最终修复体，整个治疗过程要经历数周，甚至长达一年的治疗周期，之后进入种植体和修复体的终生维护阶段，是一个漫长而有序的治疗过程。如此之长的治疗周期、多种治疗程序和频繁复诊，要求患者具备良好的依从性，确保每个治疗程序获得成功。

（四）治疗方案的易变性

依据目前诊断条件，尽管采用锥形束CT等先进的诊断技术进行术前检查和制订详细的治疗计划，鉴于复杂多变的解剖学状态和患者全身因素的影响，在实施治疗计划时往往存在变更治疗方案的可能性，尤其是高度复杂类病例，每一个治疗步骤的效果欠佳和失败都将影响到下一个治疗步骤的实施。

（五）材料依赖性

成功的种植治疗高度依赖植体内的生物材料（种植体和骨增量材料）、修复材料，并且需要特殊的外科和修复器械与设备。植入体内的生物材料必须是经过了动物实验证实和临床验证，并能保证种植体系统部件的不断供应，满足长久的种植维护。

（六）治疗费用高

高昂的治疗费用会增加患者的经济负担，但是只为节约治疗费用而降低种植材料的标准和采用不合理的治疗方案会带来失败的风险。因此，尽管节约治疗费用将有利于患者，但其前提是所采纳的任何方案必须具备科学的证据。

（七）并发症风险大

与牙缺失的常规修复手段相比，种植治疗或多或少都将增加患者的痛苦；一旦出现美学和功能性并发症或种植体失败，在治疗周期长和治疗费用高等叠加因素的影响下，很难获得患者的理解。因此，实施治疗计划之前患者的知情尤为重要。对严重并发症的处理，或种植体失败之后的再次种植治疗，将进一步增加种植治疗程序的复杂程度，影响获得种植完美的效果。因此，甄别和规避种植治疗的风险极其重要。

十、口腔种植的诊疗程序

口腔种植从初诊到种植完成经历长达 3 个月到 1 年的时间，历经术前检查和诊断、种植外科手术、种植义齿制作和安装等临床过程，种植完成后还要进入种植修复的终生维护阶段，是一个漫长有序的治疗过程。口腔种植的基本流程如图 4-24 所示。

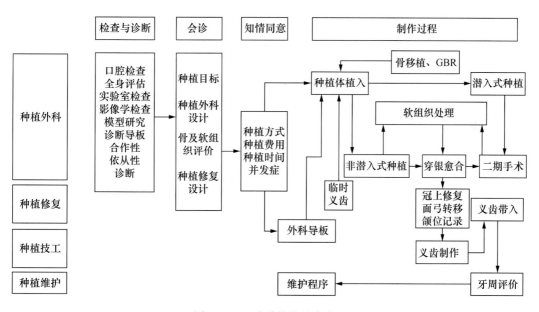

图 4-24　口腔种植的基本流程

十一、种植修复后的种植体预后

（一）成功的种植体

（1）放射线检查种植体周围牙槽嵴顶骨吸收小于 2.0mm；

（2）种植体无动度；

（3）种植修复体功能正常；

（4）患者感觉无异常；

（5）正常维护状态下无生物学并发症；

（6）美学区，无美学并发症。

（二）存留的种植体

（1）放射线检查种植体周围牙槽嵴顶骨吸收小于 4.0mm；

（2）种植体无动度；

（3）种植修复体功能正常；

（4）患者感觉无异常；

（5）正常维护状态下无生物学并发症；

（6）美学区，无美学并发症。

（三）存在并发症的种植体

（1）种植体周围牙槽嵴骨高度不稳定，骨吸收超过 4.0mm；

（2）种植体无动度；

（3）存在生物学并发症或美学并发症。

（四）失败的种植体

（1）种植体周围牙槽嵴骨高度不稳定，骨吸收超过 4.0mm，并且在持续吸收的进程中；

（2）种植体松动。

（刘　苗）

第十节　口腔修复学的未来发展趋势

口腔修复学是口腔医学的重要组成部分，也是口腔临床医学的一个重要分支，是研究以符合解剖生理的方法，修复口腔颌面部各种缺损、缺失的一门学科。第四次全国口腔健康流行病学调查结果显示，近十年来，我国乳牙和年轻恒牙龋病患病水平呈明显上升趋势；中老年人的牙周健康状况和口腔卫生情况明显下降；中老年人口腔中保留的牙齿数有所增加；中老年有龋齿和牙龈出血的人约 90%，对重点人群开展口腔疾病综合防控策略，其中中老年人防治重点为牙周疾病。目前认为龋病和牙周病仍是导致牙体缺失的最主要的两个因素。口腔修复的发展任务任重道远，如何更好地满足需求，在矫治疾病同时恢复美观保证患者的身心健康成为越来越多大家关注的问题。近一个世纪，社会、经济、文化的发展和医学模式的转变，口腔修复得到了迅速和长足的发展，并且口腔新材料和新技术的进步将会进一步促进口腔修复学的发展和完善，为患者提供各种先进治疗方法和手段。现将口腔修复的发展趋势论述如下。

一、保存修复微创化是口腔修复最重要的任务

龋病仍是致牙体缺损的最大病因，虽然各种修复方式发展日新月异，即使种植技术发展到今天，种植牙仍不能完全模拟天然牙根的感觉功能，这使得对牙体组织的保存修复仍是目前修复发展的最重要任务。在之前的修复发展过程中，冠和桩核冠因其牢固、使用时间长的优点成为牙体组织保存的最主要的修复方式，但是冠和桩核的冠的修复前本身对牙体组织的切削成为最大的问题。牙体组织保存修复微创化已成为不可避免的趋势，包括贴面修复、嵌体修复、根管治疗后牙体的高嵌体修复已成为目前修复的主要方式。这些修复方式减少了对牙体组织的切削，甚至有的可以不磨牙即可进行修复，使得患者余留牙体组织得到了最大可能的保存。特别是近年来全瓷材料及粘接技术的发展，使得这些微创修复体的远期保存率得到了很大提高，提高了修复的成功率，微创修复已成为越来越多口腔修复医师及患者的选择。

二、数字化技术在口腔修复中的普及及应用

数字化医疗是目前医疗发展的大趋势，它绝不仅仅是数字化医疗设备的简单集合，而是把当代计算机技术、信息技术应用于整个医疗过程的一种新型的现代化医疗方式。1973 年，法国人杜雷特（Duret）首次将计算机辅助设计与制作（CAD/CAM）概念引入口腔领域，1984 年，杜雷特发明了第一台 CAD/CAM 设备并于 1989 年在美国芝加哥会议上用 4 个小时加工出了第一个单冠，数字化技术在口腔修复领域中应用和发展从未停止。

数字化印模技术的出现免去了传统临床工作中制取印模和翻制模型的步骤，从而避免了极易在此过程中产生的各类误差和患者不适的状况，同时有效降低了人工及材料的消耗。但数字化印模技术也面临着自身技术缺陷的限制：活动义齿特别是无牙颌的模型制备时存在模型获取难度大、精度低的问题。如果未来活动义齿领域可以全部使用数字化印模可以减少患者就诊次数，减少患者因制取传统印模产生的不适感。因而数字化技术如何在活动义齿特别是全口义齿领域中发挥作用，成为科研和临床应用的热点。而技工 CAD/CAM 及椅旁 CAD/CAM 技术与数字化印模技术联合应用使得口腔修复体的设计和制作的周期缩短、精度提高且指令稳定性好，减少了人工制作环节可能出现的误差，更好的缩短了患者的治疗周期，可以使患者在短期内获得满意的治疗效果。

激光 3D 打印技术的出现使打印修复体成为现实。它是一种以数字模型文件为基础，运用粉末状金属或塑料等可粘合材料，通过逐层打印的方式来构造物体的技术。以往的修复体制作都是采用减法进行制作，即用大块的材料进行切割制作成为需要的修复体形状，或者采用失蜡包埋法进行制作，现在通过 3D 打印技术可以用加法进行修

复体制作，且在计算机控制下制作，精度明显提高。但是目前主要激光 3D 打印只能用来打印金属和树脂材料，对瓷材料的打印还有待进一步研究。

而数字微笑设计（digital smile design，DSD）是借助计算机技术，综合运用美学原则，进行可视化口腔美学分析设计的新方法。通过 DSD 进行设计的治疗计划清晰明确，可以非常直观地向患者展示未来的修复效果，以及在治疗过程需要进行的操作，使患者更容易接受方案，避免治疗效果与预期不同造成的纠纷。不仅如此，DSD 还可以给医生以及技师提供精准的数据来取代传统完全依靠个人经验完成的治疗。

除此之外，目前殆学及咬合功能重建是修复研究的热点。而利用 CAD 的原理，在计算机上形成虚拟的殆架图像和待设定的殆架参数制作成的电子面弓和电子殆架的应用不同程度地减轻了咬合重建难度，加深了临床医师对于面弓和殆架的理解，使得咬合重建的精度大大提高。

数字化已经成为口腔修复发展的大趋势，无论是术前治疗计划的制定、术中对治疗精度的把握，还是术后修复体的制作，都有数字化的身影存在，随着数字化技术的不断发展，口腔修复的发展必将发生更大的变化。

三、新材料的应用将极大地促进口腔修复的发展

历史上每次口腔修复的变革都是伴随着口腔新材料的出现而产生，口腔材料的发展，对口腔修复的发展有不可取代的作用。近年来由于粘接材料的发展使得粘接修复成为可能，树脂充填、贴面、嵌体修复大量开展。植入用钛及钛合金以及骨修复材料的不断更新换代，使得种植修复成为牙列缺损及缺失的首选修复方式，过去只能用活动义齿进行修复的患者，现在可以用种植体进行固定修复或者种植体支持式覆盖义齿修复，提高了患者对修复效果的满意度。先进材料加工工艺，如热压成型、等离子喷涂、计算机辅助设计和计算机辅助制造（CAD/CAN）、激光熔附、3D 打印等技术的采用也使得以前许多无法在口腔应用的材料得以开发和应用，也使口腔修复有了更多材料选择。近年来，传统的金属材料使用率持续降低，全瓷、复合树脂、纯钛、贵金属等口腔修复体在临床应用率迅速提高，正是得益于这些材料的仿生性能，力学及美学性能均满足修复的需求。无机非金属材料的快速发展推动口腔修复的发展，口腔修复材料的生物相容性得到极大的改善。未来，研究与人体组织更为近似的仿生材料将是口腔修复材料研究的趋势和方向，新材料等学科的发展也将继续促进口腔修复医学技术的发展，进一步改变人们的社会生活。

四、口腔修复与全身健康的关系受到更多关注

过去由于对牙齿缺失的不重视，许多口腔疾病患者没有进行及时、正确的治疗，由于龋齿、牙周病和牙齿丧失等导致咀嚼功能下降，影响发音、颜面美观，严重者影响身体健康并可能引发一些慢性病和心理疾患，降低人体寿命。近年来，口腔修复学

作为口腔医学的重要组成部分，与全身健康的关系越来越受到关注。部分牙齿缺失或无牙颌咬合重建修复后与颞下颌关节及周围咀嚼肌群的关系，甚至与颈部、肩背部的关系，对消化系统功能及全身健康的影响，都将是口腔修复工作者的注重点。

五、口腔修复观念的变更

过去由于口腔修复技术限制，很多残根残冠被拔除。现在由于修复观念的变更及技术的发展，许多患牙可以通过牙周手术、正畸牵引或者分根分牙术保留下来，也有越来越多的患者愿意选择保留牙根方式进行修复。在种植技术发展成熟之前，缺牙患者只能采用固定义齿或者活动义齿的方式进行修复，当缺牙数较多时，往往只能选择舒适度较差的活动义齿进行修复。随着种植技术成熟，牙列缺损的固定化修复已经成为趋势，甚至有许多无牙颌患者选择种植化修复。

总之，口腔修复学的发展面临着重大的挑战和变革，一方面来自于患者和医生对牙齿保留观念的改变，另一方面来自技术和材料的进步，口腔修复学的发展符合人类社会和经济发展的规律，必将成为口腔医学领域备受瞩目的分支学科之一。

（廖　岚）

参 考 文 献

［1］　赵铱民. 口腔修复学 [M]. 7 版. 北京: 人民卫生出版社, 2012.

［2］　王翰章. 中华口腔科学 [M]. 北京: 人民卫生出版社, 2001: 2373-2378.

［3］　张志愿. 口腔科学 [M]. 9 版. 北京: 人民卫生出版社, 2018.

［4］　樊明文. 口腔临床医学导论 [M]. 北京: 高等教育出版社, 2003.

［5］　吴世莲, 刘金保, 巨云. 口腔修复学 [M]. 天津: 天津科学技术出版社, 2016: 30-89.

［6］　冯海兰, 徐军. 口腔修复学 [M]. 2 版. 北京: 北京大学医学出版社, 2013.

［7］　赵铱民, 陈吉华. 口腔修复学 [M]. 7 版. 北京: 人民卫生出版社, 2017.

［8］　孙廉. 全口义齿学 [M]. 北京: 人民卫生出版社, 1984.

［9］　巢永烈. 口腔修复学 [M]. 北京: 人民卫生出版社, 2008.

［10］　蔡文姬, 王佐林. 牙周膜对于牙槽骨吸收影响的初步研究 [J]. 口腔颌面外科学杂志, 2016, 26 (5): 311-316.

［11］　彭燕. 开闭口式硅橡胶印模对三类牙槽嵴全口义齿修复边缘适合性的对比研究 [J]. 中国临床新医学, 2019, 12 (6): 657-659.

第五章

口腔正畸学

第一节　口腔正畸学简史

一、世界口腔正畸学简史

正畸的发展史源远流长，古希腊的希波克拉底（Hippocrates）（公元前 460 年 - 公元前 377 年）最早论述了牙颌面畸形。公元 1 世纪时罗马医师克里塞斯（Clesus）教人用手指推牙矫正错位牙，可视为最原始的矫治技术。1728 年，法国医师费查（Fauchard）首先报告了用机械矫治器矫正牙齿错位，但是只能作单方向的倾斜移动。1771 年，英国的路放德（Lfunter）出版了第一本具有口腔正畸内容的书籍《人类牙史》（*Natural History of Human Teeth*）。1808 年，卡塔兰（Catalan）医师使用下前牙的斜面导板来矫治 III 类错𬌗。美国医师金斯利（Kingsley）是首先使用口外力来矫正牙齿前突的医生之一，1879 年，他率先采用头帽口外力矫治器矫正上颌前突的患者，他也是一位治疗腭裂及相关问题的先驱。尽管以上的学者对正畸的发展做出了很大的贡献，但是他们关注的重点仅仅是牙齿的排齐而忽略了牙齿的咬合。

近代口腔正畸学的发展是从 19 世纪末 20 世纪初开始的。19 世纪末，为了制作良好修复义齿，人们开始关注咬合，为了发展和完善咬合的概念，有学者开始关注天然牙列。天然牙列咬合的概念就是由爱德华·安格尔（Edward H. Angle）提出的。安格尔医师最初的兴趣是口腔修复学，但是他跟对正常咬合模式的研究和追求最终使他成为一名正畸学者。当时还没有对于颅面骨骼生长发育的文献报道与 X 线头影测量技术，安格尔医师从博物馆内的储藏头颅中发现了最佳理想咬合的天然牙列，并总结出理想正常𬌗标准。

安格尔医师是现代口腔正畸学建立和发展的奠基人，他在矫治器和矫治技术的钻研及发明，正畸学科和教学体系的建立，以及提出的安格尔错𬌗畸形分类方法等中做出了伟大的贡献。安格尔提出的安格尔错𬌗畸形分类法是正畸学发展的重要一步，至今在世界各国还广泛应用，因为它不仅是针对错𬌗畸形的分类方法，也是对自然牙列第一次清晰简明的阐述。自 1901 年安格尔医师创建世界第一所正畸专科学校起，口腔正畸学作为口腔医学的一个分支学科，已经经历了 100 多年的发展。安格尔医师创造性地提出了错𬌗畸形的分类方法。另外，为了治疗错𬌗畸形，他还研发了现代口腔临床广泛应用的托槽及颊面管原型。安格尔医师分别于 1907、1912、1915 年提出了 E 型弓、钉管弓（pin and tube appliance）、带状弓（ribbon arch appliance）矫治技术，直至 1928 年发明了方丝弓矫丝器（edgewise appliance），确立了固定矫治器为主导的矫治体系。方丝弓矫正技术至今仍然是世界各国广泛应用的高效能固定矫正技术，是口腔正畸发展史上的一个重要的里程碑，因此安格尔医师被后人称为"正畸学之父"。安格尔医师提出了牙弓决定基骨的理论，认为要建立口颌面间最均衡、最和谐的比例关系必须保留全部牙齿，这样才能发挥口颌系统的正常功能，使之正常发育。在此理论的指导下，他采用了扩大牙弓排齐牙列的方法矫治错𬌗畸形，后经实践发现 80% 的患者出现畸形复发的情况，此后学者们认识到牙弓的扩大具有一定的界限，证明该矫治理论具有一定片面性。

20 世纪 40 年代，安格尔医师的学生特威德（Tweed）从安格尔矫治复发的病例中总结经验，尝试使用拔牙矫治方法进行矫治，最终形成并确立了减数拔牙的矫治理论。特威德结合了方丝弓矫治技术，从矫治支抗、牙齿移动以及面部软组织侧貌的改善各方面提出了特威德矫治理念和诊断方法。他认为正畸治疗的标准应该是：高效的咀嚼功能，稳定的咬合关系，健康的口腔周围组织，协调的面容，强调个别正常𬌗而不再是理想正常𬌗。在随后的一段时间里，许多医生也观察到拔牙矫治后效果较安格尔扩大牙弓矫治稳定，拔牙矫治方法逐渐成为正畸治疗的主流。特威德还提出了口腔正畸专科医师的理念，他本人也因此成为美国第一个口腔专科医师。随着正畸技术不断发展，尤其是矫形力的应用以及审美观点的变化，不拔牙矫正的比例又开始上升。

20 世纪中期澳大利亚的贝格（Begg）矫治器以其鲜明的特征在正畸学中占有一席之地。贝格医师以差动力作为理论基础提出了贝格细丝弓矫正技术，他主张用轻力差别移动牙齿，通常使前牙倾斜移动、后牙整体移动，在获得满意的治疗效果的同时缩短了疗程。贝格矫治技术的理论和实践对正畸的发展起到了推动作用。

20 世纪 70 年代以前，粘接材料强度较差，固定矫治器需要在每个牙齿制备带环来帮助托槽固位，过程繁琐、舒适度差且耗时长。直接粘接技术出现终结了正畸临床中的带环时代（除了磨牙带环外），用粘接剂可直接将托槽粘接在牙面上，替代了以往托槽焊接在带环上所带来的大量繁琐的工作，大大节省了临床治疗的人力物力，更利于保持口腔卫生，也更加美观。这一项技术成为固定矫治技术中的一项突破性变革。

在固定矫治技术发展的同时另一类矫治技术也在欧洲开始兴起——功能矫治。有学者发现口颌肌力可作为矫治力源，并发明了一系列的功能矫治器。1902年，法国的罗宾（Robin）医师设计了上下连体的功能矫治器；1936年，挪威的安德烈森（Andresen）和胡珀（Houpl）首先提出Activator功能矫正器；1950年，巴尔特斯（Balters）发明了Bionator功能矫正器；1960年，德国弗兰克尔（Frankel）设计了弗兰克尔功能矫正器；1970年，德国的潘彻兹（Pancherz）医师重新改良了早在1905年由赫伯斯特（Herbst）提出但一直未能很好应用的赫伯斯特固定矫治器。功能矫治器逐渐发展为正畸矫治体系中的重要组成部分，至今仍然在临床广泛应用。

1976年，美国学者安德鲁斯（Andrews）在方丝弓矫治器的基础上发明了直丝弓矫治器。方丝弓矫治器中每个牙位托槽的槽沟（bracket slot）大小和方向均相同，因此必须在弓丝上弯制不同的弯曲来表达牙齿排列差异，这使得临床操作相对复杂，并且医生个体间弓丝弯制的误差会造成矫正效果的差异。安德鲁斯以安格尔理想殆为基础提出了正常殆六项标准，把弓丝上决定牙齿位置的曲度预置于直丝弓托槽底板厚度和槽沟角度中，一根平直的弓丝入槽即可完成牙齿在三维方向的移动。直丝弓托槽问世使正畸发展得到了一个新的阶段，节约了临床椅旁复诊操作时间，而且牙齿的定位更加精确。直丝弓矫治器凭借其独特的优势在正畸矫治器中大力发展，随后分化出罗斯（Roth）、亚历山大（Alexander）、MBT等不同流派，呈现出矫治器与矫治技术百花齐放的景象，并逐步由准托槽向个性化托槽转变。

直丝弓托槽的问世一定程度上提高了复诊效率，但托槽结扎仍然需要花费大量椅旁时间。20世纪70年代出现了一种不需要结扎的托槽，称为自锁托槽。矫治弓丝由弹簧片或者盖板等固定在槽沟中，可消除结扎丝对口腔黏膜的损伤，更利于患者口腔卫生的自洁。此外弓丝在托槽中的自由度增加，可降低牙弓与托槽间的摩擦力，配合轻力矫治可减少牙周组织的伤害，更有利于牙齿移动。

随着成人正畸的需求日益增加，越来越多的患者希望通过更加美观的方法来进行正畸治疗，为此一些正畸学者希望能将唇侧托槽粘接于舌侧，以满足患者美观的需求。20世纪70年代末舌侧矫治技术开始兴起，但是由于操作技术较复杂，无法得到广泛推广。经过日本及欧洲学者的努力，该技术得到改善与发展。

20世纪90年代无托槽矫治技术可以说是正畸技术发展的又一次飞跃。该技术没有传统矫治技术中的托槽和弓丝等装置，其生产和加工过程是基于数字化三维重建与快速成型技术等现代先进的高科技技术，使得该矫治器在舒适性、便捷性、疗效可预测性等方面均有无可比拟的优势，且极大地满足了人们对"美观正畸"的需求。该技术首次将透明压膜式矫治器的概念与先进的三维数字化技术结合起来，从而达到移动牙齿的目的。

20世纪是口腔正畸学快速发展的时期，尤其是各种新型矫治技术层出不穷，极大地推动了口腔正畸临床治疗的水平，其中数字化技术和计算机技术的飞速发展使得正畸诊断技术得到质的飞跃。此外，直丝弓技术以及种植体支抗也得到广泛应用，20世纪90年代口腔正畸种植钉问世，打破了正畸治疗中需要依靠口外力来增强支抗的局限性，使得一些疑难病例更加容易治疗。

二、中国口腔正畸学简史

我国口腔正畸学的发展始于新中国成立以后，历经了半个多世纪的风风雨雨，逐渐由弱到强，走向世界。20 世纪 50 年代初，我国口腔正畸学还不是独立的学科，仅仅属于口腔修复的一个附属学科，当时从事口腔正畸工作领域的医师还不足 50 人。20 世纪 60 年代初，老一代口腔正畸宗师毛燮均、陈华、席应忠、罗宗赉等教授分别在留学回国后各自工作的学校开始进行口腔正畸的教育，培育出了少而可贵的研究生，在以后的国内正畸发展上，他们起到了学术带头人或者重要的学术骨干的作用，是我国正畸学科的奠基人。其中北京大学毛燮均教授建立了我国第一个口腔正畸专科诊室。他从演化、遗传等生物学角度上，研究了错𬌗畸形。毛燮均教授通过多年对人类咀嚼器官进化过程的研究，以错𬌗畸形的机制、症状、矫治三者结合为基础，提出了毛燮均错𬌗畸形分类方法，在 1978 年又进一步完善。安格尔（Angle）错𬌗畸形的分类方法固然简单明了，但是他是基于"上颌第一恒磨牙位置恒定不变"的前提下定义的错𬌗分类的，然而实践证明上颌第一恒磨牙的位置并不是固定不变的，它与牙弓内、外因素的具有相关性。例如上颌第二乳磨牙早失会引起上颌第一恒磨牙的近中移动。此外安格尔分类方法没有考虑到牙、颌、面结构在长、宽、高三维方向上形成错𬌗畸形的综合因素，以及牙量骨量不调导致的错𬌗畸形机制。与安格尔分类法相比，毛燮均错𬌗畸形分类法对以上的各个方面进行了充分的阐述，更具有科学性。

20 世纪 70 年代末，我国口腔正畸学科开始受到重视并得到一定的发展。开始成立独立的口腔正畸学教研室，并且正式成为国家教育委员会培养硕士、博士的学科。20 世纪 80 年代，傅民魁教授首先将高效、先进的方丝弓技术引进国内，应用于口腔正畸临床工作中。鉴于进口矫正器装置相当昂贵，国内一些患者难以承受，国内企业界与大学或医院进行合作，很快研制出国产矫治器，并且大部分产品达到国外水平，致使国外先进矫治器与技术在国内普及与提高成为现实。20 世纪 90 年代我国引入直丝弓技术并开始在正畸临床中应用，经过不断的发展，已经成为重要的矫治方法。进入 21 世纪后自锁托槽、舌侧矫正器、种植体支抗技术及无托槽隐形矫治技术等与国际接轨的先进技术均在国内日益普及及提高。

目前我国的口腔正畸临床中已经广泛运用了世界上先进的诊断方法与矫治技术，与世界同步发展。在引进新技术的同时，我国正畸学者也在不断地探索和创新，比较有代表性的就是北京大学口腔正畸学者研发的我国自主知识产权的新一代直丝弓矫正器——传动直丝弓矫正器及技术，提出了新的理论——传动力及传动效应，该矫治系统的关键在于牙齿的托槽方面大范围移动的零摩擦设计，得到广大正畸医师的关注并使用。此外口腔正畸学与多学科的渗透与交叉带来勃勃生机。例如口腔正畸正颌外科联合治疗能够最大限度改善严重错𬌗畸形患者的美观与功能，这一项矫治水平已经达到国际先进行列。

经过半个多世纪和几代人的努力，口腔正畸学科在我国不断发展和成熟。我国口腔正畸自主创新初见端倪，它就像海边的红日，冉冉升起。我国的口腔正畸事业仍然需要几代人的努力才能赶超口腔正畸先进国家，中国正畸事业任重而道远，相信在大家的努力之下，21世纪定能够逐步告别模仿，迎来我国口腔正畸自主创新的新时代。

（李志华）

第二节　重要概念

一、口腔正畸学

口腔正畸学（orthodontics）是口腔医学的一个分支学科，与其他口腔专业学科有着密切的关系，与一般医学基础学科及生物学科也有着广泛的联系。国外将该学科称为正畸学和牙面矫形学（orthodontics and dentofacial orthopedics），在国内则称为口腔正畸学。

口腔正畸学的英文名称 Orthodontics，它由两个希腊字拼凑而成，"orthos"的意思是矫正，"dont"的意思是牙齿，语尾的"ics"是学科的意思，原译为"牙齿矫正学"，主要内容是研究错𬌗畸形（malocclusion）的病因机制、诊断分析及其预防和治疗；设计、应用、调节各类矫治器；诱导牙列及其支持结构以获得并维持最佳咬合关系等。

简单地讲，口腔正畸学狭义的理解是牙齿错位和排列不齐。广义的理解是由牙颌、颅面间关系不调而引起的各种畸形。

二、错𬌗畸形

古希腊的医生希波克拉底（Hippocrates）（约公元前460—370年）最早论述了错𬌗畸形，公元一世纪时罗马著名医学家塞尔苏斯（Celsus）教人用手指推牙矫正错位牙，可视为最原始的矫治技术（图5-1）。

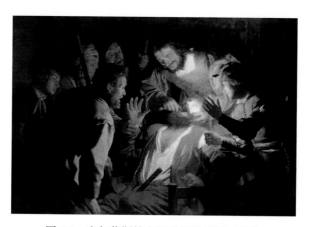

图5-1　塞尔苏斯教人用手指推牙矫正错位

近代口腔正畸学的发展始于19世纪末和20世纪初，"现代口腔正畸学之父"爱德华·安格尔（Edward H. Angle）将口腔正畸学发展为口腔医学的分支与科学，并于1890年提出安格尔错𬌗畸形分类法，至今在世界各国广泛应用。在口腔正畸学里"畸"指的就是"错𬌗畸形（malocclusion）"。十九世纪末，Angle医生将"mal"（错误）与"occlusion"（𬌗）合二为一，诞生了"malocclusion"（错𬌗）一词。在学科发展的早期阶段，"错𬌗"只局限于排列不整齐的牙齿，随着学科发展，近代"错𬌗畸形"的概念已由单纯的牙齿错位转变为涵盖了牙颌、颅面间关系不调引起的各种畸形。绝大部分错𬌗畸形是儿童在生长发育过程中，由先天的遗传因素或后天的环境因素如疾病、口腔不良习惯、替牙异常等导致的牙齿、颌骨、颅面的畸形，如牙齿排列不齐、上下牙弓间的𬌗关系异常、颌骨大小形态及位置异常等。这些异常机制引起牙量与骨量、牙齿与颌骨、上下牙弓、上下颌骨、颌骨与颅面之间的不协调，畸形可单独存在，也可以多方面都表现为畸形。此外，也可因外伤、牙周病等原因造成错𬌗畸形。

世界卫生组织（WHO）把错𬌗畸形定为"牙面异常"（handicapping dentofacial anomaly），它不但影响面部美观，同时也影响口颌面系统功能和身心健康。

三、正常𬌗

（一）理想正常𬌗

咬合（articulation）也称作𬌗（occlusion），是在神经肌肉控制下，上下颌牙发生接触的现象。正常𬌗的概念最初也是由安格尔医生提出的，正常𬌗具有以下特点：

1）双侧上、下颌骨内有32颗牙齿，均排列整齐、无拥挤、无旋转（图5-2）。

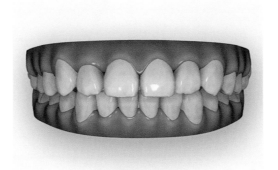

图5-2 理想正常𬌗正面观

2）上、下颌骨内的牙齿具有非常协调的咬合关系，具体包括上颌第一恒磨牙的近中颊尖（mesial buccal cusp）咬合于下颌第一恒磨牙的近中颊沟（mesial buccal groove）；上颌第二前磨牙咬于下颌第二前磨牙与第一磨牙中间（图5-3）。其中上颌第一磨牙是咬合的关键。

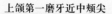

上颌第一磨牙近中颊尖

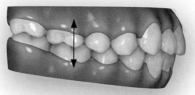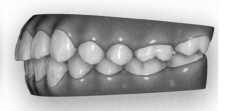

下颌第一磨牙近中颊沟

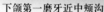

图 5-3　理想正常𬌗侧面观

3）上颌前牙覆盖下颌前牙切缘的 1/3 牙冠。

4）上颌咬合面（图 5-4）。

（1）双侧中切牙唇面整齐呈轻微弧形。

（2）双侧切牙因较薄，其唇面较中切牙的唇面稍向腭侧，故在近中与远中处各有一个内收弯（inset）。

（3）尖牙有明显的突出，呈尖牙区弧形突起（canine eminence）。

（4）第一、第二前磨牙颊面整齐，在同一直线上。

（5）第一磨牙颊面较突出，故在其与第二前磨牙中间形成外展弯（offset）。

5）下颌咬合面（图 5-5）。

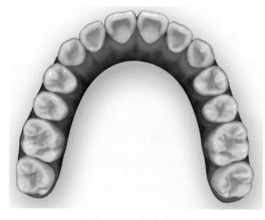

图 5-4　上颌咬合面

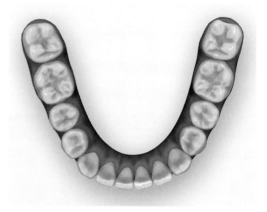

图 5-5　下颌咬合面

（1）下颌 4 颗切牙呈整齐弧形。

（2）尖牙向唇侧突出，与侧切牙交界处形成外展弯。

（3）第一磨牙颊面较突出，故在其与第二前磨牙中间形成外展弯。

所以，安格尔医生认为理想正常𬌗（ideal normal occlusion）应该是保存了全副牙齿，牙齿在上下牙弓上排列得很整齐，上下牙的尖窝关系完全正确，上下牙弓的𬌗关系非常理想，总之，非常理想的咬合关系才能称之为理想正常𬌗。

（二）个别正常𬌗

每个人都是具有生物差异性的生物体，因为理想正常𬌗的概念过于严格，在人类天然牙列中完全符合理想正常𬌗标准的牙列可谓少之又少，每个人的牙齿都多多少少有一些问题，在不影响牙𬌗功能的情况下，如果牙齿有轻度的错位不齐，医学上称为个别正常𬌗（individual normal occlusion），即有轻微的错𬌗畸形，只要对于生理功能无大妨碍者，都可列入正常𬌗范畴。这种正常范畴内的个体，保留了大部分正常𬌗的共性但彼此间又有所不同，属于广义上的正常范畴。

四、𬌗

𬌗（occlusion）即咬合，是口颌系统的重要组成部分之一。它与颞下颌关节和神经、肌肉共同组成口颌系统功能整体和核心。𬌗学现已发展为一门学科。咬合包括静止和运动两种状态，前述理想正常𬌗和个别正常𬌗都是指静止状态的咬合；在功能运动中，咬合是由下颌运动来实现的，下颌运动是以神经为主导、肌为动力，还需颞下颌关节的配合来完成。

（周子琦）

第三节　错𬌗畸形的病因

错𬌗畸形病因复杂，一般是由各种致病因素共同作用的结果，大体分为遗传因素和环境因素。遗传（heredity）是指亲代无论在外部形态、内部结构还是在生理功能上的特点，在子代都有表现，这种亲代传给子代的现象就是遗传，比如小孩与父亲、母亲样貌相似，这就是遗传。但是子代和亲代、子代各个体之间又不完全相同，而是有所差异，这种现象就是变异（variation），比如兄弟姐妹间样貌各有不同。除了遗传因素，子代还会受到环境因素的影响，按影响时间先后环境因素分为先天因素和后天因素两大类，这些因素共同作用于颌面部骨骼、牙列、神经肌肉、咀嚼系统以及软组织的生长发育，使其发生异常改变，继而形成错𬌗畸形。

一、遗传因素

遗传是由遗传基因决定的。错𬌗畸形的多基因遗传特性，常表现家族遗传倾向，但家族成员间相似却又各有不同。遗传性状受遗传因素和环境因素双重影响。

一般来说，遗传因素可通过两种途径形成错𬌗畸形：第一种是牙齿大小与颌骨大小之间的不协调，可表现为颌骨容量相对于牙齿偏小，无法使所有牙齿在正确位置萌出，导致拥挤；或表现为颌骨容积相对于牙齿偏大，牙齿萌出后牙齿之间仍存在缝隙，导致牙齿稀疏。第二种是上下颌骨大小或形状的不协调，会导致上下颌骨或牙列间位置或者大小关系的不匹配。遗传因素从源头上可分为种族演化和个体发育两大类。

（一）种族演化（race evolution）

错𬌗畸形是随着人类的种族演化而发生和发展的。据考古资料及错𬌗的调查统计资料表明，从古人类到现代人，错𬌗畸形从无到有，发病率从低到高。原始人没有或很少有错𬌗畸形，而现代人则普遍存在，从远古到现代，人类赖以生存的环境发生了翻天覆地的变化，这可能是导致现代错𬌗畸形增加的根本原因，其机制如下：

1. 人类基本行动姿势改变

原始人从爬行到直立，直立后躯体重心改变，支持头部的颈背肌逐渐减弱，为适应头部平衡，颌骨逐渐退化缩小，颅骨因脑量的增大而逐渐扩大，随着人类的进化，演化成现代人颅面外形。

2. 火的使用

在人类进化过程中，由于火的使用，食物由生到熟，由粗到细，由硬到软，咀嚼器官的功能日益减弱，因而产生咀嚼器官退化性缩小的遗传性状。

3. 咀嚼器官在人类进化过程中退化不平衡

咀嚼器官的退化、减少呈现出不平衡现象，即肌肉居先，颌骨次之，牙齿再次之，因而颌骨容纳不下所有的牙齿，导致牙量、骨量不调。出现牙齿拥挤畸形。

在人类数万年的演化过程中，经过遗传和变异，逐渐形成咀嚼器官退化性的遗传性状，这就是现代人错𬌗畸形的演化历史背景。

（二）个体发育（individual development）

染色体是联系父母与子女之间的桥梁，即父母通过染色体把遗传物质基因传给子女，使子女在形态结构或生理特点上与父母相似（图5-6）。

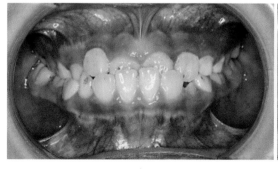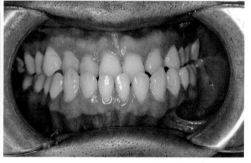

A　　　　　　　　　　　B

A. 母亲的口内像；B. 女儿的口内像
图 5-6　母女之间的错𬌗表现

咀嚼器官以退化性性状遗传占优势，例如母亲牙齿整齐、父亲牙齿不齐，小孩的牙齿多与父亲相像；又如父亲下颌发育良好，母亲下颌发育欠佳，通常小孩的下颌也会发育不足。错𬌗畸形是多基因遗传，但是环境因素会影响基因的表现，如单卵双生子，遗传特性几乎完全相同，而最终表现的性状差异往往是环境因素作用的结果。

染色体数目的增多、减少、移位和消失可以引起多种畸形变异。如颅骨锁骨发育不全综合征（cleidocranial dysplasia syndrome）是一种先天性骨骼系统的发育畸形，常为遗传性发育障碍。致病基因已证为 RUNX2 位，在第 6 染色体 p21 上，控制成骨细胞特殊转录因子基因突变，常伴有牙齿生长异常，以多生牙多见，乳牙与恒牙参差发育，牙根形成畸形（图 5-7）。

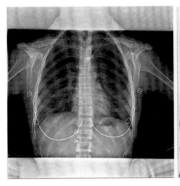
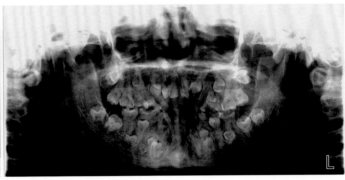

A．胸部 X 片；B．口腔全景片

图 5-7　颅骨锁骨发育不全综合征

常见的遗传因素造成的错𬌗畸形有牙齿拥挤，牙齿数目、形态、萌出时间异常，下颌前突，上颌前突，下颌后缩和深覆𬌗等。具有严重遗传倾向的错𬌗畸形往往矫治较为困难。

二、环境因素

除遗传因素之外，错𬌗畸形还受环境因素（environmental influence）影响，环境因素分为先天因素和后天因素，它们之间相互联系，不能截然分开。

（一）先天因素（congenital causes）

先天因素是指从受孕后到出生前，胎儿在生长发育中任何可以导致错𬌗畸形的原因，主要包括以下因素。

1. 胚胎发育障碍（disturbance in embryologic development）

妊娠初期病毒感染、妊娠期母体营养不良等可造成胎儿发育不良或发育异常，影响胎儿骨的钙化速度、骨缝闭合时间，甚至会导致牙齿发育不全、牙根吸收及牙齿萌出障碍。胎儿在子宫内承受异常的压力或孕期或分娩时损伤，均可引起胎儿畸形，表现为颌骨前突、后缩或牙弓狭窄等。

2. 常见的发育障碍（development disturbances）

（1）多生牙（supernumerary tooth）：来自牙列发育的起源及增殖阶段的异常，牙齿数目比正常人多者称多生牙（又称额外牙）。它可发生在牙弓的任何部位，常见于上颌两个大门牙之间，呈锥形。多生牙占据了恒牙的位置，常引起恒牙的阻生或错位萌出，造成牙列拥挤或产生间隙等（图5-8、图5-9）。

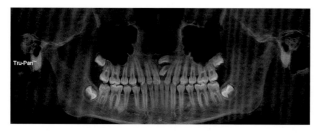

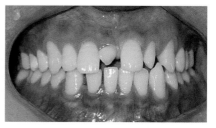

图5-8　多生牙引起恒牙阻生　　　　　　图5-9　多生牙引起牙列间隙

（2）先天性缺失牙（congenitally missing tooth）：先天性缺失牙是源于牙发育早期阶段的异常，常见于恒牙列，但先天性无牙则罕见。先天缺牙可导致牙齿之间的散在缝隙（图5-10）。

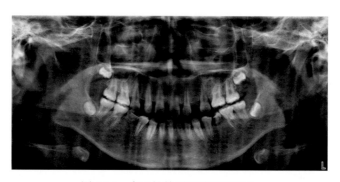

图5-10　先天性缺牙导致牙缝增大

（3）牙大小形态异常（abnormalities in tooth size and shape）：见于发育形态分化阶段的异常，一般认为由遗传所决定。最常见的形态异常是侧切牙，呈圆锥形（图5-11）。

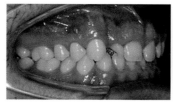
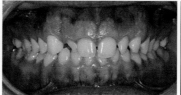
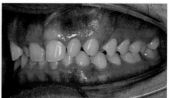

图5-11　上颌侧切牙过小

　　上下颌牙弓牙齿大小是有一定比例的，如果出现过大牙或过小牙会使上下牙弓的大小比例失调，导致上下牙弓的咬合关系无法紧密吻合（图5-12）。

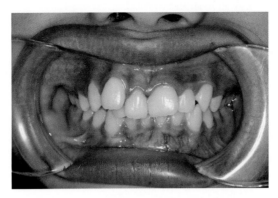

图 5-12　上前牙过大致牙弓比例失调

　　（4）舌形态异常（malformed tongue）：舌的形态与其功能、压力有关。

　　巨舌症：舌体肥大，经常伸出口外，舌两侧边缘可见牙齿的压痕，因巨大舌体的压力，可使牙弓扩大，出现牙间隙（图5-13、图5-14）。舌体肥大推下颌牙向前可形成"地包天"；若舌体长时间停留在上下颌牙齿之间则会导致开殆。

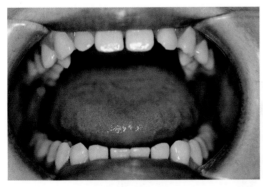

图 5-13　巨舌症造成的舌两侧边缘的牙齿压痕

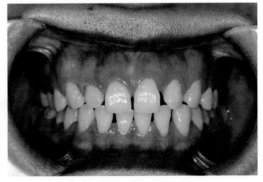

图 5-14　巨舌症造成的牙齿间隙

　　小舌症：很少见，因不能构成对牙弓的正常功能压力，而形成牙弓狭窄及牙齿拥挤等。

　　（5）唇系带异常（malformed frenulum of lip）：婴幼儿时，唇系带较宽，可位于上门牙之间，因此上门牙初萌时可能有间隙。随着生长发育，唇系带纤维束逐渐缩，变薄变窄，通常到10～12岁时，附着在距离门牙间牙龈缘上方约3mm处。若此时系带不能萎缩，纤维束仍然存在，则可造成上门牙间隙。唇系带异常可能与遗传因素有关。

　　（二）后天因素

　　后天因素指的是出生后的环境因素以及其他尚未预测的因素。

1. 急、慢性疾病

急性和慢性疾病如麻疹、水痘、猩红热及消化不良、结核病等慢性长期消耗性疾病，都对身体健康有影响，尤其在儿童时期更会影响颌面以及全身的生长发育。在急性高热性疾病时若服用四环素类药物，可使牙齿变色或牙体缺损，影响美观。

2. 内分泌功能异常

在各种内分泌腺体中，垂体和甲状腺的功能直接影响到骨骼的生长发育，与错𬌗畸形的形成密切关系。如在骨融合之后发生垂体功能亢进，会出现肢端肥大症，多见于成年人，患者呈特殊面貌，额部、颧骨及下巴均明显前突；上下牙弓对应咬合关系失调；舌体过大而出现牙间隙；牙齿呈灰黄色；牙齿萌出过早，恒牙牙根吸收等。若垂体前叶功能不足，骨骼发育则明显迟缓，口腔内表现为下颌骨发育不足、牙弓狭窄，腭盖高拱；牙齿萌出迟缓，乳牙根吸收缓慢，乳牙根滞留；恒牙发育迟缓，牙体小而变色，牙根短小等。

甲状腺功能对牙齿和颌骨的发育影响较大。甲状腺功能亢进时，表现为乳牙、恒牙早萌，乳牙根吸收缓慢，乳牙滞留，牙齿呈青白色。甲状腺功能不足时，表现为骨骼生长迟缓、牙弓狭窄、腭盖高拱、下颌发有不足、牙齿拥挤错位、牙齿萌出迟缓、萌出次序紊乱、乳牙滞留、恒牙根吸收、牙齿发育不良、牙槽骨钙化不全等。

3. 营养不良

儿童在生长发育时期，需要各类维生素（A、B、C、D）、蛋白质、脂肪、碳水化合物及必要的矿物质等营养物，才能促进颌面部及身体各部分的正常生长发育。如维生素 D 缺乏使食物中钙磷摄入失去平衡，钙质不能正常沉积在骨骼的生长部分，以至骨骼发生变形，主要表现为上颌牙弓狭窄、腭盖高拱、上前牙拥挤等。此外，还可能导致乳牙及恒牙萌出迟缓。除了保证摄取足够的营养外，还必须依靠自身的咀嚼力，摄入较粗糙、有一定硬度的食物，不断地锻炼咀嚼系统，以利于咀嚼器官发育。

（三）功能因素（functional influences）

任何器官都需要适当的使用，正确地行使功能才可正常的发育，口腔器官亦不例外。"吃、喝、咽、咬、吮、吸"等表示动作的字都有口字旁，可见与口腔功能密不可分。若口腔功能得不到充分的发挥，牙颌系统发育缺乏正常的生理性刺激，生长必定受限。

1. 吮吸功能异常

吮吸是婴儿出生后自然的生理反应动作，是婴儿赖以生存的一个基本条件。婴儿出生时，下颌处于偏后的位置，需借助哺乳来调整。若为母乳喂养，能给下颌以适当的功能性刺激，可以使下颌向前调至正确位置。若是人工喂养，如果奶瓶位置及喂养姿势不正确，或橡皮奶头大小不适，使婴儿下颌前伸不足或前伸过度，会造成下颌发育不足或下颌前突畸形。由此可见，哺乳与下颌发育的关系是十分密切的。

2. 咀嚼功能异常

一般认为，高度精制的、柔软黏滞的食物，是引起错𬌗畸形的一个原因。咀嚼肌未能充分使用，不能有效地发挥咀嚼功能，对𬌗、颌、面的功能刺激不够，就会使颌面部发育不足。如儿童吃的食物过于细软，缺少足够的硬度，口腔得不到锻炼，容易出现双排牙，即乳牙滞留。加强咀嚼功能锻炼是预防错𬌗畸形最自然且最有效的方法之一。

3. 呼吸功能异常

在平静的情况下，人类主要依赖鼻子进行正常的呼吸功能，但当鼻腔阻塞、无法通气时人会被迫张口，从而使气流从口腔进入肺部，即口呼吸（mouth breathing）。口呼吸会引起上颌弓内外侧的压力平衡失调，使上颌弓的宽度得不到正常发育，逐渐导致牙弓狭窄，腭盖高拱，前牙拥挤或前突。睡眠时口呼吸最为明显，张口后伴有舌及下颌后退，久而久之会抑制儿童下颌生长发育，形成下颌后缩畸形（图 5-15）。另外，扁桃体肥大时会造成咽腔变窄，为了减轻呼吸困难，舌体必须前伸，舌根离开会厌，带动下颌向前，久而久之，会造成下颌前突畸形。

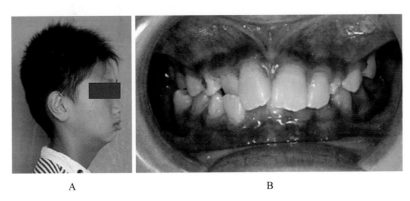

A 侧面照；B 口内照

图 5-15　口呼吸致前牙拥挤、下颌后缩

4. 异常吞咽

正常的吞咽动作依靠咀嚼肌的作用，使上下颌牙紧密地咬合，同时上下唇闭合，舌体位于牙弓内侧与牙齿舌面和硬腭接触，此时口腔内舌肌、口腔外唇颊肌对牙列、颌骨施加压力形成内外动力平衡，从而保证儿童𬌗、颌、面的正常生长发育。在婴儿时期，舌体充满于口腔，紧贴着上腭及上下唇。婴儿的吮吸功能，是由舌、唇和下颌的协调活动而实现的。婴儿吃奶时，尤其是用奶瓶人工喂养时，舌位于上下牙槽嵴之间与唇保持接触，进行吞咽，这是婴儿时期的生理特有现象。随着上下颌骨的增大、牙齿萌出，使口腔扩大，吞咽方式亦适应随之改变，舌不再接触唇。但是，如果婴儿时的吞咽方式继续保留，吞咽时，唇不能闭合，牙齿不能咬合，牙弓内外失去正常动力平衡，舌对上下牙弓所施加的压力使上前牙唇向倾斜及下前牙压低。

5. 肌功能异常

口周肌群对牙颌生长发育至关重要，正常的口周肌活动能够刺激骨骼生长改建，引导下颌向前。若肌肉功能异常丧失，其相应面部附着骨骼的发育也会受到影响。如胸锁乳突肌强制性收缩会引起斜颈；而咀嚼肌萎缩肌力不足则会导致后槽过度萌长，前牙开粭。

（四）口腔不良习惯（oral habits）

所谓习惯，就是指在一定间隔时间内有意识或无意识反复做一相同的动作，并持续下去。口腔不良习惯可导致骨骼、肌肉及牙齿各方面的改变，在错粭畸形的病因中占有重要的位置。

1. 吮指习惯（sucking）

吮指活动与口腔肌肉密切相关。吮指是幼儿最初学会神经反射的一种生理行为，儿童在2岁或3岁前吮指习惯尚不属口腔不良习惯。这种习惯通常在4～6岁以后逐渐减少而自行消失。在这之后如果继续存在，则属于不良习惯，可导致错粭畸形。

吮指习惯所造成错粭畸形的类型与吮指部位、颊肌收缩的张力及吮吸时的姿势有关。如吮拇指时，将拇指置于正在萌出的上下前牙之间，则会阻止前牙的正常萌出，导致前牙无法形成正常咬合接触，上下前牙咬合间存在缝隙。

2. 舌习惯（tongue thrusting）

儿童在替牙期常用舌尖舔松动的乳牙、乳牙残根或初萌的恒牙，因而易形成吐舌或舔牙习惯，引起开粭畸形。若因吮指及口呼吸等习惯造成开粭之后，也易继发吐舌习惯。

3. 唇习惯（lip habits）

唇习惯多发生在6-15岁之间，女孩较多见，可单独存在，也可伴有吮指习惯。鉴于咬上下唇对牙齿的压力不同，造成的错粭畸形也有差异。

咬下唇习惯：咬下唇时下唇处于上、下前牙之间，会对上前牙增加朝外的压力，相反对下前牙会增加朝内的压力，使上前牙向唇侧倾斜移位出现牙间隙，阻碍下牙弓及下颌向前发育并压下前牙向舌侧倾斜移位呈拥挤状态，在上下前牙之间形成深覆盖。颜面表现为开唇露齿，上唇短而厚，上前牙前突和下颌后缩等症状。

咬上唇习惯：形成的错粭畸形机制与咬下唇者的压力相反，容易形成前牙反粭，下颌前突。

4. 偏侧咀嚼（asymmetrical chewing）

因各种原因导致一侧牙列的正常咀嚼功能下降，儿童愿意用方便咀嚼侧咀嚼食物，形成偏侧咀嚼习惯。偏侧咀嚼下颌经常偏向咀嚼侧运动，牙弓向咀嚼侧旋转，下前牙中线向咀嚼侧偏移，颜面左右两侧发育不对。健侧牙颌发育较充分，有自洁作用。废用侧咀嚼功能低下，牙粭发育较差且缺乏自洁作用，使牙垢、牙石堆积，易发生龋病和牙周病。

5. 咬物习惯

多见咬铅笔和啃指甲，咬物固在牙弓的某一部位，常形成局部小开粭畸形。

6. 睡眠习惯

儿童睡眠时，经常用手、肘或拳头枕在一侧的脸下，有时用手托一个腮部读书或思考问题，都可导致粭、颌、面的正常发育及面部的不对称。

（五）乳牙期及替牙期的局部障碍（local disturbances in primary dentition and mixed dentition）

乳牙期及替牙期的局部障碍，是常见的形成错畸形的原因。

1. 乳牙早失（early loss of primary teeth）

很多家长存在"乳牙会换的、蛀牙也不打紧"的误区，认为乳牙不重要，导致乳牙在正常替换前已因龋病、外伤或其他原因丧失或拔除。乳牙因各种原因提早缺失称为乳牙早失。乳牙早失，尤其是多数行使咀嚼功能的乳牙早失时，颌骨长期得不到足够咀嚼力的生理性刺激会使颌骨发育不足；乳牙过早缺失，继替恒牙尚未萌出，缺隙可因邻牙移位导致部分甚至全部被占据，以至恒牙错位萌出或无法萌出，造成拥挤或咬合关系失调。乳牙早失发生得越早，错位萌出的发病率则越高。因此保护乳牙对促进颌骨正常发育、引导恒牙萌出及维持正常颌间关系至关重要（图 5-16）。

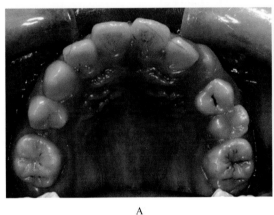
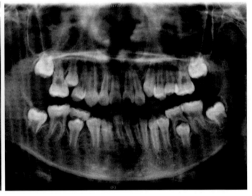

A　　　　　　　　　　　　　　　B

A. 上颌口内像；B. 全景片

图 5-16　乳牙早失致恒牙错𬌗畸形

2. 乳牙滞留（delayed loss of primary teeth）

个别乳牙逾期不脱落者，称为乳牙滞留。通常乳牙随着继替恒牙的发育，其根部逐渐吸收，最终自然脱落。因牙髓或牙周组织炎症、继替恒牙先天性缺失或继替恒牙牙胚位置不正，乳牙根吸收轻微或完全不吸收，会使乳牙滞留，继替恒牙因萌出受阻可能埋伏阻生或错位萌出。

3. 恒牙早失（early loss permanent teeth）

青少年时期，因龋病、外伤、炎症或医源性误拔，使恒牙丧失或拔除，称为恒牙早失。恒牙早失会使邻牙向缺隙倾斜，对𬌗牙伸长，造成咬合紊乱，甚至会影响儿童颌骨的发育（图 5-17）。

4. 恒牙早萌（premature eruption of permanent teeth）

乳牙过早缺失，有时可能加速恒牙的萌出。过早萌出的恒牙，牙根往往只有少许形成或未形成。这种早萌的恒牙，因其附着不牢牙根发育不良，根尖易感染，不能担

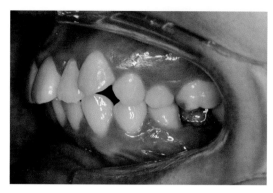

图 5-17　左下第一磨牙早失导致对殆牙伸长，造成咬合紊乱

负咀嚼功能，常因轻微咀嚼压力就脱落，引起邻牙移位。

5. 恒牙萌出紊乱（improper eruption sequence of permanent teeth）

牙齿萌出遵循一定顺序，遗传、乳牙早失、乳牙根尖病变或骨性粘连、多生牙及肿瘤等原因，都可能影响恒牙的萌出顺序。正常的恒牙萌出顺序形成正常的咬合关系，正常萌出顺序为：上颌：61245378；下颌：61234578。下颌牙萌出早于同名上颌牙，萌出顺序异常可导致错殆。恒牙因各种原因导致牙胚位置异常不在原位萌出称为异位萌出，异位萌出也可导致错殆，如老百姓所说的"虎牙"就是上颌尖牙靠唇侧位萌出所致。

6. 乳尖牙磨耗不足（insufficient attrition of primary canine）

因食物柔软及乳尖牙位置的原因，有的乳尖牙不如其他牙齿磨耗多，明显高出其他牙齿。当咬合时，乳尖牙可能过早产生接触而引起创伤性疼痛，下颌为了避免早接触向前方或侧方移动，于是形成假性偏殆或反殆（图 5-18）。

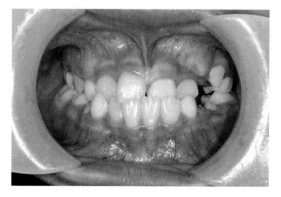

图 5-18　乳尖牙磨耗不足致反

7. 乳牙下沉（submergence of primary teeth）

乳牙下沉与乳牙滞留有相似性，都表现为乳牙未按时脱落。与乳牙滞留不同，乳牙下沉时表现为乳牙咬合面高度低于牙列咬合平面，是一种病理性的状态，是乳牙牙

骨质与周围牙槽骨发生粘连所致，其中多数发生于乳磨牙，以下颌多见。

（周子琦）

第四节　错𬌗畸形的危害性

一、局部危害性

（一）影响颅颌面的发育

错𬌗畸形是在颅颌面部生长发育过程中，受各种内外因素的影响而形成的发育性畸形。错𬌗畸形发生后，反过来又可影响青少年儿童颅颌面的正常生长发育，两者有密切的关系，可彼此影响、互为因果、相互制约。

如前牙地包天不及时治疗，外侧的下牙弓会限制了上颌骨的发育，面中部发育不足形成凹陷；而下颌没有上下牙弓的协调关系可能会过度向前发育，面下部会形成前突畸形，随着生长发育错𬌗畸形逐渐严重，颜面呈现"弯月脸"、"鞋拔子"面型（图5-19）。相反，如果上颌牙弓过窄或者上前牙舌倾明显，上颌牙弓则会限制下颌骨的发育，造成下颌发育不足，随着生长发育逐渐明显，形成小下巴畸形、鸟嘴等（图5-20）。

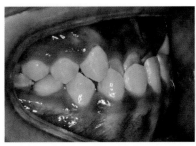
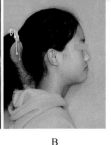

A   B

A. 口内侧位咬合照；B. 侧面照
图 5-19　下颌发育过度

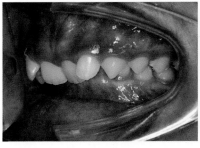
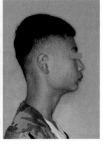

A   B

A. 口内侧位咬合照；B. 侧面照
图 5-20　下颌发育不足

（二）影响口腔的健康

1. 牙龈炎及牙周炎

牙齿拥挤是最常见的错𬌗畸形，在牙齿排列不齐的情况下，牙面凹凸不平、牙与牙之间邻接关系不好，食物容易嵌塞且嵌塞后不易剔出、不易自洁，易形成牙菌斑聚集地，牙龈会出血、发炎，久而久之牙菌斑会不断钙化沉积，形成牙结石黏附在牙根表面，出现口臭，甚至引发牙周炎，造成牙槽骨吸收等问题（图5-21）。

2. 龋齿

牙菌斑还会和食物残渣发酵产生酸，引发牙齿龋坏（图5-22）。

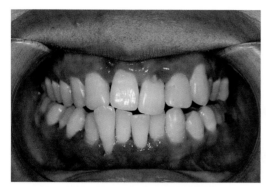 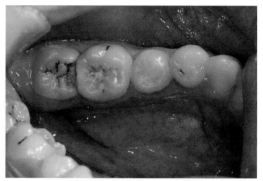

图5-21　牙列拥挤致牙周炎　　　　　　图5-22　牙列不齐致龋坏

3. 牙周创伤

某些排列不齐、咬合不好的牙齿，如个别牙反𬌗，在咀嚼过程中个别牙齿承受的压力过大，容易引起牙周负担过重，引起牙周组织创伤而出现牙龈红肿、牙龈萎缩、牙根外露等症状，甚至造成牙齿松动。若这些错位牙长期受到咬合创伤，引起牙神经坏死，牙体变色，继而引发一系列的根尖周组织疾病还有可能引起牙神经坏死，其后牙齿变色，不及时治疗甚至会引发慢性根尖周炎，出现瘘管等。严重的深覆𬌗患者下颌切牙会咬到上颌切牙腭侧牙龈，会造成腭侧龈乳头发炎、水肿，严重者牙周组织被破坏进，导致部分上颌切牙咬合创伤、牙根吸收、松动。

4. 外伤

特别前突的牙齿尤其是上颌切牙会增加其受外伤的可能。轻者造成牙齿外层釉质保护层的损伤，严重者牙冠折断、牙神经暴露、牙根折断甚至牙齿脱位（图5-23）。

5. 黏膜溃疡

唇颊向或舌向错位严重的牙有时会刺激唇颊或舌黏膜引起溃疡（图5-24）。

6. 颞下颌关节紊乱

有严重的咬合干扰的错𬌗畸形会导致下颌张闭口时有响声或疼痛，如果下颌前伸、侧方运动的限度及轨迹出现异常，会进一步影响颞下颌关节的功能甚至引起关节器质

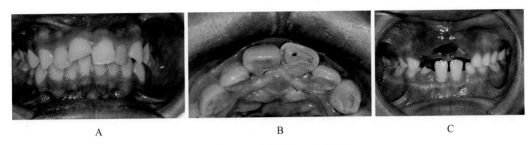

A. 冠折；B. 牙髓暴露；C. 牙脱位

图 5-23 牙外伤

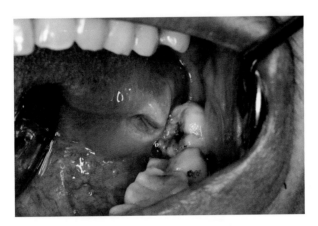

图 5-24 错位牙致舌黏膜溃疡

性病变。如下颌被迫持续性处于前伸或侧方位置可使肌肉压力过大、疲劳痉挛，产生肌肉疼痛等。

（三）影响口腔功能

人体像一台巨大的机器，各个器官就是机器的零件，每个零件都有其特定的作用，零件的形态和功能相辅相成、互为因果，颌面部也不例外。正常的颌面部神经肌肉、骨骼及牙列状况是口、鼻、咽等各个器官的健康生理功能正常运转的前提，而这些器官的良好运转又可促进牙、𬌗、颌及面部形态不断完善。当这些功能出现异常时，会使颌面部的相应结构受到过强或过弱的功能刺激，出现错𬌗畸形；反过来，错𬌗畸形又会妨碍口腔行使正常功能。

1. 咀嚼

严重的错𬌗畸形可影响咀嚼功能，由于咀嚼时上下牙齿之间的接触面过小或没有接触，会使咀嚼功能降低，继发消化系统功能障碍。如双侧或单侧后牙锁𬌗、前牙或后牙的开𬌗等均无法形成有效的上下牙咬合面，可严重降低咀嚼效能（图 5-25、图 5-26）。

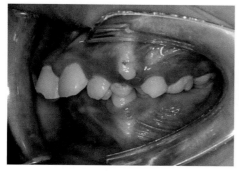
图 5-25　锁𬌗

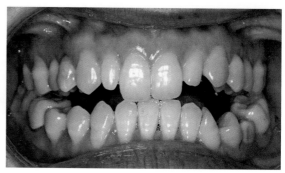
图 5-26　后牙开𬌗

2. 发音

牙齿结构或排列的偏差以及唇和舌的正常位置和形态可能会影响气流或气压的正常过程，大约 90% 的发音由口腔前部产生，因此开𬌗及前牙有间隙这类错𬌗患者中更容易出现发音错误（图 5-27）。

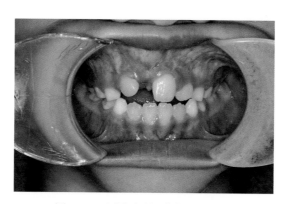
图 5-27　上颌牙牙间隙伴前牙开𬌗

研究表明开𬌗是错𬌗畸形中导致发音错误的关键因素。上下前牙咬不到一起时特别出现齿音（尤其是对 /s/ 音和 /t/ 音）发不清，对孩子说话、唱歌都有妨碍。地包天患者在 /zh/、/ch/、/sh/、/z/ 诸辅音上也常出现发音失真和发音替代。此外，对于双侧后牙反𬌗的患者来说，由于舌体形态改变、下颌后牙覆盖上颌后牙，可能进而影响了发音过程中气流或气压的正常过程。有研究表明发现双侧后部反𬌗比单侧后部反𬌗更容易发生语音错误，双侧后牙反𬌗是另外一种对发音有着显著影响的错𬌗因素。

3. 吞咽

吞咽功能与口颌系统密切相关，它与错𬌗畸形形成的相互关系是近年来学者们密切关注的领域。异常吞咽习惯又称为"婴儿型吞咽"，这是一种孩子出牙前（喂奶和进流食阶段）的吞咽方式，即舌放在上下颌牙龈之间，唇、颊收缩用力吮吸，形成吸奶姿势并进行吞咽。正常情况下，这种吞咽方式在牙齿萌出后会消失。牙萌出后正常的吞咽是上下颌牙齿接触、上下唇闭合、舌背与上腭接触形成口腔密闭环境，舌尖接触上腭前部并向后上推送食物进入咽部，进行吞咽。当异常吞咽即伸舌吞咽存在时，可造成开𬌗、上下颌前突以及牙齿间散在间隙；反过来错𬌗畸形如下颌前突、开𬌗时，前牙无法通过有效咬合来达到完成吞咽必需的口腔封闭，只能将舌放在上下颌牙齿之间形成口腔封闭，在吞咽活动各期改变了舌与牙位置关系从而影响吞咽功能。

（四）影响颜面美观

错𬌗畸形会造成颜面部美观的不协调，骨性畸形程度与颜面畸形程度呈正比，骨性畸形越明显，颜面美观程度也就越差，可呈现开唇露齿、双颌前突、长面或短面等多种畸形。以下颌前突的例子来说，下巴明显前突，颜面凹陷，直接影响了面容的协调；深覆𬌗患者多伴面下1/3发育不足，可造成短面畸形；而开𬌗患者面下1/3则常伴发育过度，造成长面畸形；还有双颌前突，上下唇无法自然闭合，开唇露齿，这些都会影响颜面的美观（图5-28、图5-29、图5-30）。

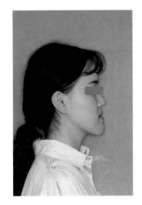 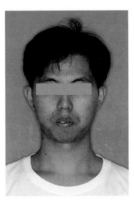 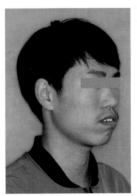

图5-28　下颌前突侧面像　　图5-29　开𬌗正面像　　图5-30　开唇露齿

二、全身危害

（一）增加肠胃负担

由于错𬌗畸形使咀嚼功能降低，食物咀嚼不充分，会增加胃肠的负担，时间长了会引起消化不良或胃肠疾病，影响营养的吸收，有损身体健康。

（二）影响心理健康

容貌对于儿童心理健康有着重要影响，错𬌗畸形会对现代人的心理和儿童的身心发育产生负面影响。患有错𬌗畸形的儿童，在学校更容易被同龄儿童取笑，错𬌗畸形造成的不美观和带来的面部畸形会让儿童失去自信，造成精神上的自卑感和孤僻，影响其语言能力和人际交往，甚至造成严重的心理、精神障碍。这些儿童长大后在正常的社交、择业和择偶遇到挫折时，往往会表现出内向、孤僻、不合群性格。有些孩子平时不爱说话、不爱笑，说不定就是因为牙齿不美观而"羞于启齿"，他们通常希望通过正畸治疗能带来社会交往及心理上的改善。此外，外貌的确可以使老师对学生产生不同的印象，影响学生的学习生活，甚至长大后就业及择偶时的竞争力。不可否认，排列良好的牙齿和令人愉快的笑容在人际交往中会产生积极作用，而排列不齐或是前突的牙齿则会产生消极作用。

（周子琦）

第五节　临床表现

错𬌗畸形的临床表现是多种多样的，有简单的也有复杂的，临床中有些错𬌗仅表现为牙齿排列、咬合的异常，而有的则表现为牙弓、颌骨大小、形态和位置的异常，甚至颌骨与颅骨关系的异常。当牙畸形明显时，颜面也常伴有明显畸形。

一、个别牙错位

个别牙偏离牙弓内的正常位置称为个别牙错位。根据不同错位方向，有唇（颊）或腭（舌）侧错位，近中或远中错位，高、中、低位；根据不同错位类型，有转位、易位、异位、斜轴等。有的错位牙只有一个方向的错位，有的则是上述各种错位的混合，如尖牙近中、唇移、低位，俗称"虎牙"。

（一）唇向错位（labioversion）和颊向错位（buccoversion）

在前牙区，将牙位于牙弓外侧的状态称作唇向错位，将错位的牙称作唇向错位牙（图 5-31），在磨牙区出现上述情况则称作颊向错位（图 5-32）。

（二）舌向错位（lingoversion）

指牙齿位于牙弓内侧（舌侧）的状态，在上颌则称之为腭向错位（图 5-33）。

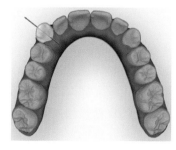
图 5-31　唇向错位牙

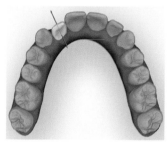
图 5-32　颊向错位牙

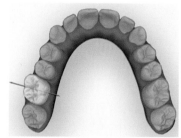
图 5-33　腭向错位牙

（三）近远中向错位

临床上的近远中是根据面中线来分的，靠近中线为近中，远离中线为远中（图5-34）。

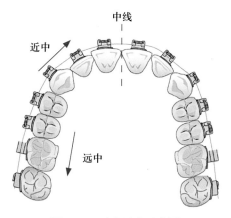

图 5-34 近中远中示意图

1. 近中倾斜（mesial inclination）和近中错位（mesioversion）

近中倾斜指以牙齿唇（颊）舌方向的轴为中心，牙冠相对于根尖向近中倾斜的状态（图5-35）。近中错位指在牙列中，把牙冠和牙根整体靠近中的状态称作近中错位（图5-36）。

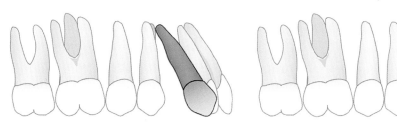

图 5-35 近中倾斜牙   图 5-36 近中错位牙

2. 远中倾斜（distal inclination）和远中错位（distoversion）

远中倾斜指以牙齿唇（颊）舌方向的轴为中心，牙冠相对于根尖向远中过于倾斜状态（图5-37）。远中错位指在牙列中，把牙冠和牙根整体靠远中的状态称作远中错位（图5-38）。

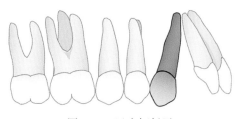
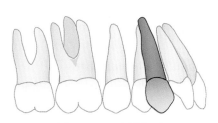

图 5-37 远中倾斜牙   图 5-38 远中错位牙

3. 高位（supraversion）和低位（infraversion）

高位指牙齿过度萌出，牙冠顶部超出上下牙列咬合线或𬌗平面的状态，处于高位的牙齿称作高位牙（图 5-39）。反之为低位。在牙齿萌出完成但牙冠顶部还未达到咬合线或𬌗平面的牙齿称作低位牙（图 5-40）。

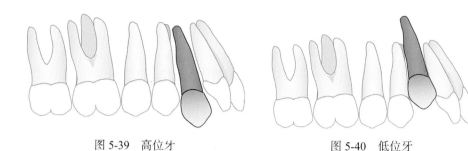

图 5-39　高位牙　　　　　　　　图 5-40　低位牙

4. 扭转（torsiversion）

扭转指牙齿沿其长轴旋转的状态（图 5-41）。左右中切牙作对称性扭转时，将其称作对称扭转（counter winging）。

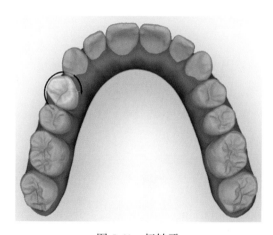

图 5-41　扭转牙

5. 牙齿易位（transposition）

牙齿易位是指牙弓内相邻两个牙齿相互交换了位置，一般在同一象限内。若两个牙齿完全交换了位置称为完全易位，否则则称不完全易位。

6. 异位牙（ectopic tooth）

异位牙是指牙齿未在牙列的正常位置萌出（图 5-42）。大多数异位牙异位于原牙位周围，牙齿远距离异位如鼻腔异位牙、筛窦异位牙、扁桃体内异位牙、眼眶异位牙、颏部异位牙等偶见。

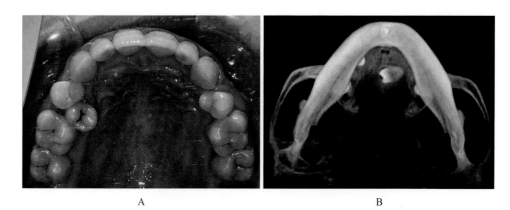

A. 上颌右侧第二磨牙腭向错位；B. 上颌腭中缝异位双尖牙

图 5-42　异位牙

二、牙齿排列异常

（一）牙列拥挤（crowded arch）

牙列拥挤是指牙齿在牙弓上的位置或间隙不足，不能排列成一规则正常弧形，而呈彼此重叠错位现象。牙弓通常内包含一个或多个不同方向错位、不同类型的错位牙（图 5-43）。

（二）牙列稀疏（spaced arch）

牙列稀疏是指多数牙之间存在间隙的牙列，牙齿排不紧，牙列稀疏（图 5-44）。

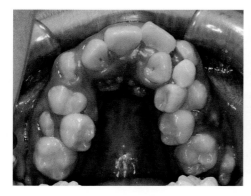

图 5-43　牙列拥挤

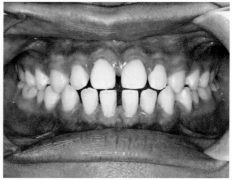

图 5-44　牙列稀疏

三、牙弓形态异常

牙弓（dental arch）位于上、下颌骨的牙齿连续排列在牙槽骨形成抛物线弓形

（图 5-45），从𬌗面观一般分为三型：方圆形、卵圆形和尖圆形，常与各人的牙型和面型一致。

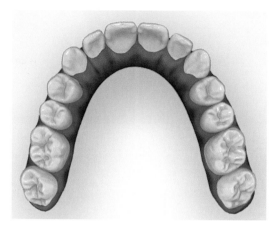

图 5-45 正常牙弓形态

（一）牙弓狭窄（narrow arch）

从𬌗面观，多颗后牙舌向错位或舌向倾斜。

（二）V 字形牙弓（V- shaped arch）

与牙弓狭窄相似，但其位于前方的两侧牙齿所构成的牙弓段宽度小，同时切牙唇向错位或多有旋转，牙弓呈 V 字形。主要出现在上颌，以白种人居多。

（三）鞍状牙弓（saddle form arch）

鞍状牙弓是下颌牙弓经常出现的一种牙弓异常形状，前磨牙舌向错位致使牙弓呈马鞍状，故命名为鞍状牙弓（图 5-46）。

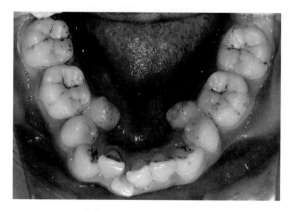

图 5-46 下颌鞍形牙弓

（四）方形牙弓（box form arch）

由于切牙舌向错位或呈直线排列，致使牙弓呈方形，故称其为方形牙弓。

（五）腭盖高拱

腭盖俗称"天花板"，腭盖变深变窄常合并上牙弓狭窄、上前牙前突、拥挤等。

（六）不对称牙弓

从𬌗面观，左右两侧牙槽骨中牙齿的排列的位置不对称，引起弓形不对称（图 5-47）。

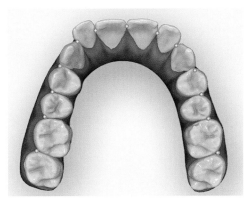

图 5-47　不对称牙弓

四、咬合异常

上下颌骨位置及牙齿咬合关系正常时，上下牙齿形成尖窝交错关系，此时上颌第一磨牙近中颊尖咬在下颌第一磨牙近中颊沟内（图 5-48），后牙覆𬌗覆盖正常；前牙正常咬合关系为下牙切缘咬在上牙冠舌侧切三分之一处。

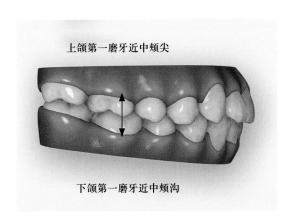

上颌第一磨牙近中颊尖

下颌第一磨牙近中颊沟

图 5-48　上颌第一磨牙近中颊尖咬在第一磨牙近中颊沟内

上下颌骨位置而牙齿间相互对位关系异常时可分为以下几类：

（一）深覆盖（deep overjet）

上、下颌前牙之间水平关系异常，这是上前牙切缘到下前牙唇面的水平距离过大（图 5-78）。多表现为上前牙前倾、下前牙直立或内倾。

（二）深覆𬌗（deep overbite）

上、下颌前牙之间垂直关系异常，呈深咬合状态。表现为上前牙或下前牙过度伸长，下颌前牙切缘常常可以咬到上颌前牙舌侧牙颈部附近的牙龈。深覆𬌗患者上前牙可为唇倾状态，此时深覆𬌗常合并深覆盖畸形；也可为舌倾状态，此类深覆𬌗称闭锁型深覆𬌗。

（三）对刃𬌗（edge-to- edge bite）

对刃𬌗是指上、下颌前牙以切缘咬合的接触关系，对刃𬌗垂直和水平关系均异常。

（四）反𬌗（reversed occlusion）

下颌牙覆盖同名上颌牙的唇颊侧，即下牙从外侧包绕上牙所形成的咬合关系，反𬌗不只限于切牙区。根据不同牙位，将只是在前牙区出现的反咬合称作前牙反𬌗（anterior cross bite），俗称地包天（图 5-49）；将只是在后牙区出现的反𬌗称作后牙反𬌗（posterior cross bite），又可分为单侧后牙反𬌗（unilateral posterior cross bite）和双侧后牙反𬌗（bilateral posterior cross bite）。

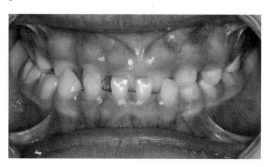

图 5-49　前牙反𬌗

（五）开𬌗（open bite）

开𬌗是指上下颌相对应的几个连续的牙齿咬合不上的状态，根据其发生部位可称作前牙开𬌗（anterior open bite）（图 5-50）和后牙开𬌗（posterior open bite）（图 5-51）。前牙开𬌗常伴不良舌习惯及吞咽习惯，表现为前牙萌出不足或后牙萌出过度，前牙开𬌗较后牙开𬌗常见。

（六）锁𬌗（scissor bite）

上下牙列咬合时，后牙在颊舌方向相互错开，且咬合面无接触。锁𬌗又分为正锁

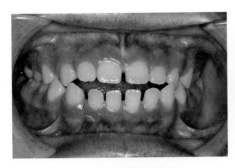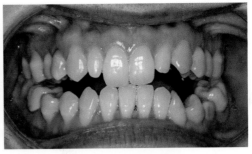

图 5-50 前牙开𬌗 图 5-51 后牙开𬌗

𬌗和反锁𬌗，当上颌后牙舌尖舌斜面位于下颌后牙颊尖外侧时成为正锁。

当上颌后牙颊尖颊斜面位于下颌后牙舌尖内侧时成为反锁𬌗。正锁𬌗最常发生于第二磨牙，反锁𬌗较少见。

五、牙弓、颌骨、颅面关系异常

牙齿与牙槽骨的关系就好比房屋和地基，房子歪了对地基不一定有影响，但地基出现问题就会影响房屋。牙弓、颌骨、颅面关系异常已经不单单是牙齿或牙列间的畸形，涉及"地基问题"，即患者整个颅颌面部的软硬组织，是多部位的综合性畸形，也就是人们常说的骨性错𬌗畸形。患者常伴有颌面部的形态改变，下颌前突严重影响了人的美观和自信心。临床中常见的骨性错𬌗（skeletal malocclusion）畸形有以下几种：

（一）反𬌗伴颌骨畸形的反𬌗（地包天）

患者口内牙齿均表现为反𬌗，下牙弓位置靠前且通常比上牙弓长、大，不同的骨骼畸形可导致不同的颜面异常。

1. 前牙反𬌗，下颌骨前突

即下颌第一磨牙近中颊沟在上颌第一磨牙近中颊尖的近中，以下颌骨前突、发育过度为主，上颌骨基本正常，下唇外凸（图 5-52）。

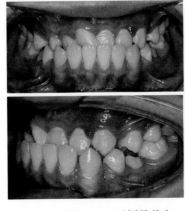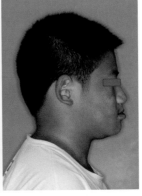

图 5-52 下颌骨前突、上颌骨基本正常

2. 前牙反𬌗，上颌骨后缩

以上颌骨后缩、发育不足为主，下颌骨发育正常，面中部凹陷，上唇内陷。

3. 前牙反𬌗，上颌骨后缩伴下颌骨前突

上颌骨后缩、发育不足，下颌骨发育过度，常伴有全牙弓反𬌗，上唇内凹，下唇外凸（图 5-53）。

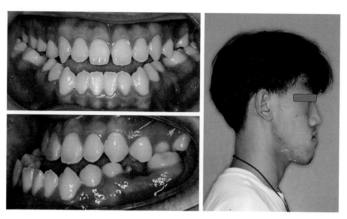

图 5-53　上颌骨后缩、下颌骨发育过度

研究发现大部分"骨性地包天"患者以下颌前突为主，其次是上颌后缩为主，而上颌后缩下颌前突皆有者较少见（图 5-54）。

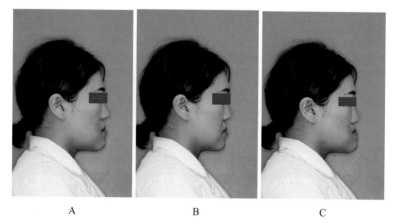

A. 下颌骨发育过度；B. 上颌骨发育不足；C. 上颌骨发育不足伴下颌骨发育过度

图 5-54　"骨性地包天"

（二）深覆盖伴颌骨畸形的深覆盖

患者口内主要表现为上下前牙切缘水平差距大，上牙弓位置靠前且比下牙弓长、大，面部多为凸面畸形，常伴开唇露齿，根据不同的骨骼畸形可分为以下类型。

1. 前牙深覆盖，下颌骨后缩

下颌第一磨牙近中颊沟在上颌第一磨牙近中颊尖的远中，上颌骨基本正常，下颌骨后缩、发育不足（图 5-55）。

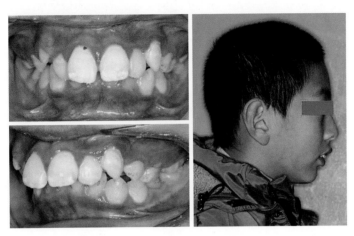

图 5-55 上颌基本正常、下颌骨后缩

2. 前牙深覆盖，上颌骨前突

上颌骨前突、发育过度，下颌基本正常，以上唇外凸为主，可伴有颏部肌肉紧张（图 5-56）。

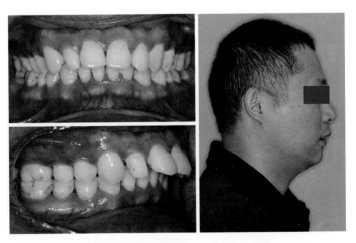

图 5-56 上颌骨前突、下颌基本正常

3. 前牙深覆盖，上颌骨前突伴下颌骨后缩

上颌骨前突，下颌骨后缩，上唇外凸，颏部肌肉紧张（图 5-57）。

研究发现大部分深覆盖伴骨性畸形患者以下颌后缩为主，其次是上颌前突伴下颌后缩型，单纯上颌前突较少见（图 5-58）。

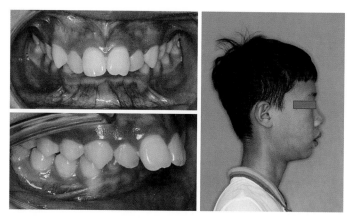

图 5-57 前牙深覆盖，远中错𬌗；上颌骨前突，下颌骨后缩

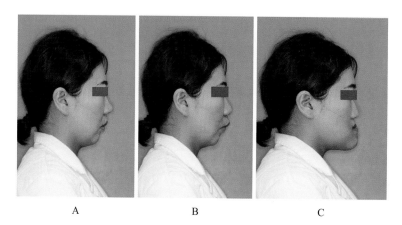

A B C

A. 下颌后缩；B. 上颌前突伴下颌骨后缩；C. 上颌骨发育不足伴下颌骨发育过度

图 5-58 深覆盖伴骨性畸形

（三）深覆𬌗

骨性深覆𬌗表现为颌骨及牙槽骨前部发育过度或后部发育不足，短面型方脸多见，咀嚼肌发达，常伴面下三分之一高度不足（图 5-59）。

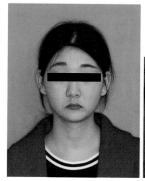
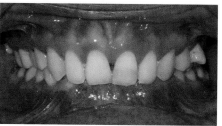

图 5-59 深覆𬌗，面下三分之一高度不足

（四）开𬌗

骨性开𬌗表现为颌骨前部发育或后部发育不足，多见于颜面部长面型尖脸，咀嚼肌力不足，面下三分之一高度过大（图 5-60）。

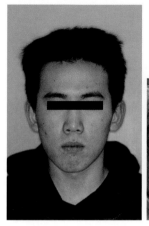
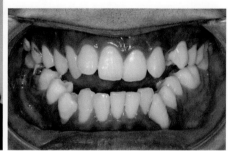

图 5-60　开𬌗，面下三分之一高度过大

（五）双颌前突与双牙弓前突

两者磨牙关系与前牙覆𬌗覆盖均可正常，颜面部常伴开唇露齿，用力闭唇时下巴处颏部肌肉皱缩。区别在于双牙弓前突患者颌骨基本正常，只是上下前牙前倾，也就是牙性龅牙；而双颌前突患者上下颌骨过度向前发育（图 5-61），又叫骨性龅牙。

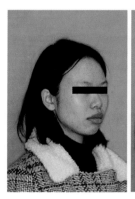
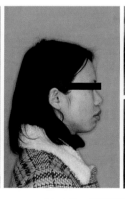
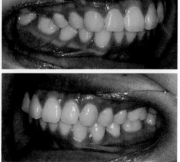

图 5-61　双颌前突

（六）偏𬌗

左右咬合不对称，上下颌侧方关系不调，常伴上下颌中线不一致、左右颜面不对称、大小脸以及颏部偏斜（图 5-62）。

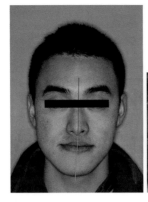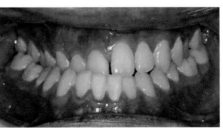

图 5-62　偏𬌗，左右咬合不对称，上下颌侧方关系不调，左右颜面不对称

六、颌骨自身异常

（一）齿槽裂（alveolar cleft）

齿槽裂又称牙槽突裂，在胚胎时期由于各种原因导致骨融合障碍，表现为牙槽骨不连续，有裂隙，缺损处没有骨导致牙齿无法正常萌出，缺损周围牙齿排列错乱，常伴畸形牙、多生牙。最常发生的部位在上颌侧切牙与尖牙之间，其次在中切牙与侧切牙之间，少数也可发生在中切牙之间或伴发腭裂。可单侧发生，也可双侧同时发生。

（二）腭裂（cleft palate）

牙槽突裂发生在上颌骨前部，腭裂发生部位相对靠后。腭裂会影响上颌骨的三维方向的生长发育，导致上颌宽度不足、咬合错乱，常呈地包天或开颌，对面部影响也较大，常致面中部塌陷。临床中常根据裂开的程度分为完全、不完全腭裂。

七、颜面异常

颜面部异常临床表现多种，包括唇裂、面部凹陷、面部左右不对称、面裂、下颌正中裂等。

（周子琦）

第六节　矫治器的类型

错𬌗畸形不是病理学改变，是形态学的变异，与身体其他疾病需要药物治疗不同，错𬌗畸形主要依靠"牙套"进行治疗，这里的牙套指的就是矫治器（appliance），是一种治疗错殆畸形的装置，也称正畸矫治器，它可以产生作用力，或是将咀嚼肌及口周肌的肌力传递到颌骨和错位牙齿，引起牙周支持组织发生生物学变化，使畸形的颌骨、错位的牙齿等发生变化，促进牙颌面正常生长发育。

一、预防性矫治器

预防性矫治器可预防可能发生的错殆畸形。患者需要在口腔中佩戴矫治器，矫治器实际上是一种异物，必须具有下列性能。

1. 生物安全性

矫治器应对口腔软硬组织及颌面部无损害，不与唾液起化学反应，符合生理要求。

2. 舒适美观

不影响牙颌面的正常生长发育和功能，矫治器的体积应尽量小巧，戴用舒适，尽量不影响正常的咀嚼、发音等功能。显露部分尽量少，对美观影响小。

3. 口腔卫生

矫治器通常要求长时间佩戴，所以要结构简单、便于清洁，不影响口腔卫生。

4. 坚固耐用

矫治周期通常以年计算，矫治器材料应具有足够的强度及耐用度。

二、矫治器的类型

（一）根据矫治器的作用目的分类

1. 矫治性

对错殆畸形进行主动矫治的矫治器。方丝弓矫治器、直丝弓矫治器、自锁托槽矫治器均属于此类。

2. 缺隙保持性

如乳牙早失时使用缺隙保持器来维持缺牙间隙（图 5-63）。

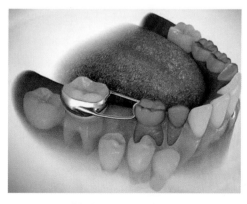

图 5-63　缺隙保持器（图片来源 dolphin 视频）

3. 保持性

在主动矫治器矫治结束后保持牙齿固定在新的位置上，而尽可能减少畸形复发，又称保持器。例如压膜保持器、哈式保持器（图 5-64）。

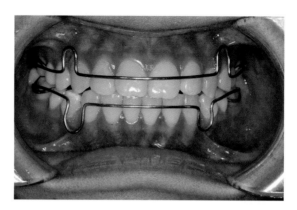

图 5-64　哈式保持器

（二）根据矫治力的来源分类

1. 机械性矫治器

矫治力来源于各种金属丝变形后的回弹力或弹性材料（如橡皮圈）拉长后的回缩力。大部分矫治器属于此类（图 5-65）。

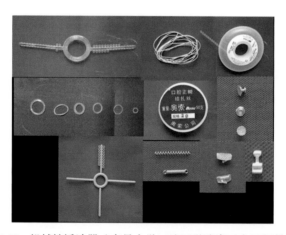

图 5-65　机械性矫治器（南昌大学口腔医学院廖正宇医师供图）

2. 磁力性矫治器

利用永磁材料异性相吸、同性相斥产生的磁力矫治错𬌗畸形。临床中较少使用。

3. 功能性矫治器（functional appliance）

利用咀嚼肌或口周肌的功能作用力，通过戴用的矫治器传递至目标部位，诱导牙颌生长发育向正常方向进行。

（三）按固位方式分类

1. 固定矫治器（fixed appliance）

通过粘固剂将一些矫正附件如托槽等粘固于牙面，通过矫正弓丝与牙齿上的矫正附件发生关系而来矫正牙齿，患者自己不能取下，只有医生用器械才能取下。世界上应用最为广泛的方丝弓矫治器，直丝弓矫治器、自锁托槽矫治器均属于此类。

2. 活动矫治器（removable appliance）

活动矫治器又称可摘矫治器，患者可以自行取下或戴上。这类矫治器目前较多用于预防性矫治及阻断性矫治，其矫治功能较单一。功能矫治器绝大部分是属于可摘矫治器类。

三、临床中常用的矫治器

（一）活动矫治器

与固定矫治器相比，活动矫治器有其独特的构造和适应范围，如适用于乳牙期、替牙期或者龋病高发者、严重釉质发育不全等无法使用固定矫治器者，可以作为固定矫治器的补充。活动矫治器由固位装置、施力装置和连接体三部分组成。固位良好是活动矫治器才能发挥作用的前提，固位装置的作用就是使活动矫治器可以稳定地戴在口内，不使其因为自身重力、矫治力和肌肉的作用而发生脱位。

连接体的作用主要是将活动矫治器的施力部分和固位部分连接成一个整体，并起到辅助固位的作用，连接体一般是由塑料基托构成。常见的活动矫治器有以下几种。

1. 𬌗垫舌簧活动矫治器

乳牙期或替牙期的患者，无法使用固定矫治器又必须进行正畸治疗，如乳牙期或替牙期前牙反𬌗患者可使用𬌗垫舌簧活动矫治器进行治疗（图 5-66）。

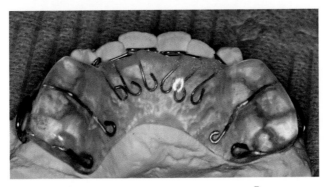

A   B

图 5-66 模型上试戴𬌗垫舌簧活动矫治器

2. 平面导板

作为固定矫治器的辅助装置，对于下前牙萌出过度、后牙萌出不足所形成的深覆船患者（低面角）可配合使用。在前牙舌侧基托的前缘加厚形成平面导板，当咬合时下前牙咬在导板上，上下后牙脱离咬合接触。其作用如下所述：第一可以避免过深的覆船妨碍下切牙托槽的粘接；第二可以起到压低下前牙的作用；第三由于后牙无咬合接触，后牙会逐渐伸长也有利于打开咬合，升高面角。

3. 斜面导板

对于下前牙萌出过度、后牙萌出不足且伴下颌后缩的远中错船的深覆船患者可配合斜面导板。可以在打开咬合的同时导下颌位置向前，对于生长发育期儿童，可起到促进下颌发育的作用。

（二）功能矫治器

自 1879 年金斯利（Kingsley）提出"咬合跳跃"矫治器以来，功能矫治器的历史已有一百多年，但它在临床上开始被广泛使用是在 20 世纪 30 年代，至今已近百年，功能矫治器的有效性尚存在争论。

经典的功能矫治器多具有下述特点：

（1）利用口颌面肌力来影响牙齿和骨骼；

（2）上下牙列分开，脱离初始咬合；

（3）促进下颌移动到新位置；

（4）选择性地改变后牙的萌出道。

1. 肌激动器（activator）

最早的肌激动器是由安德烈森（Andresen）设计的，又称为安德烈森矫治器（图 5-67），主要适用于下颌发育不足的远中错船。

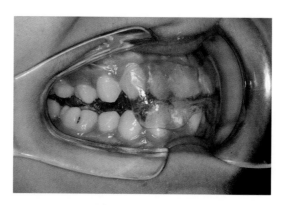

图 5-67　肌激动器

2. 头帽 - 肌激动器（headgear-activator）

肌激动器与高位牵引头帽联合应用，主要作用原理与肌激动器相同，不同之处是增加了口外力的运用。主要适用于下颌发育不足同时伴有上颌发育过度的患者，通过调整口外力的作用点、大小和方向，与肌激动器共同作用，可以在促进下颌向前发育的同时最大程度的抑制上颌骨向前向下的生长发育，同时可以改变上前牙萌出角度及倾斜度。随着临床上的进一步研究和应用，头帽 - 肌激动器已逐渐发展成为一类相对独立的矫治器（图 5-68）。

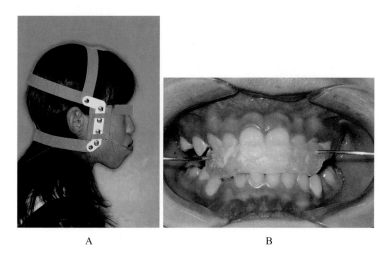

A．头帽 - 肌激动器侧面像；B．头帽 - 肌激动器口内装置

图 5-68　头帽 - 肌激动器

3. 功能调节器（functional regulator）

功能调节器由德国弗兰克尔（R. Frankel）医生于 20 世纪 60 年代后期设计，又称为弗兰克尔矫治器（Frankel appliance）。它最初被设计用来训练肌肉功能，以促使面骨骼能够正常发育。它利用唇挡、颊屏挡住唇颊肌，去除唇颊肌对牙弓的压力，使发育中的牙列免受异常口周肌功能的影响，创造一个新环境，使因肌肉压迫力量受限的牙弓、颌骨在长、宽、高方向能够最大限度地发育。目前常用的是 FR Ⅲ 型和 FR Ⅱ 型矫治器。FR Ⅲ 是治疗地包天错𬌗畸形，唇挡颊屏可以去除上唇、颊肌对上颌牙弓的限制，同时通过唇弓将上唇、颊肌对唇挡颊屏的压迫力转移至下牙弓从而限制下颌的发育（图 5-69）；FR Ⅱ 型与 FR Ⅲ 型相反，通过限制上颌发育并促进下颌发育治疗远中错𬌗（图 5-70）。

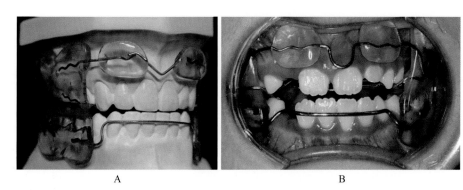

A．FR Ⅲ 矫治器模型上试戴；B．FR Ⅲ 矫治器口内装置

图 5-69　FR Ⅲ 型矫治器

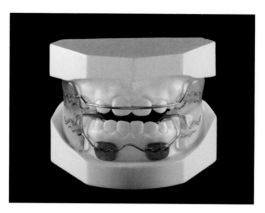

图 5-70　FRⅡ型矫治器［洋紫荆牙科器材（深圳）有限公司供图］

4. 双𬌗垫矫治器（twin-block appliance）

双𬌗垫矫治器是由 1982 年英国医生克拉克（Clark J. W.）发明的。主要适用于下颌发育不足的远中错𬌗畸形，与肌激动器一体化不同，它分为上、下颌两部分（图 5-71）。

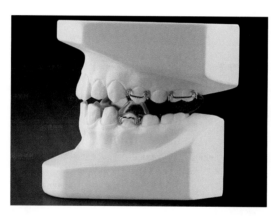

图 5-71　双𬌗垫矫治器［洋紫荆牙科器材（深圳）有限公司供图］

5. 赫布斯特矫治器

20 世纪初由埃米尔·赫布斯特（Emil Herbst）发明，主要适用于因下颌发育不足导致的远中错𬌗畸形，同时可以远中移动上颌后牙。与前述介绍的功能矫治器可自行摘戴不同，赫布斯特是较少的固定功能矫治器的典型代表。因赫布斯特是直接粘接在口内，能够 24 小时佩戴，可持续性推下颌往前、往下，刺激髁状突生长，从而使下颌长度增加，下颌关节窝也会产生相应改建。同时上颌也会受到往后、往上的反推力，其生长会受到抑制，上颌牙也会向后移位，从而实现远中错𬌗的矫治。

（三）固定矫治器

固定矫治器是正畸矫治器中最主要的类型，这类矫治器通过粘接剂直接固定在牙上的，具有良好的固位力，能够通过矫治器对正畸牙施加各种类型的矫治力，有效地控制目标牙齿进行三维方向的精确移动，因而是目前临床中应用最多的正畸矫治器。固定矫治器种类繁多，大多由托槽（或带环）、矫治弓丝及附件三部分构成。托槽是粘接在牙面上的部分，主要作用于固定弓丝，从而使弓丝更好地发挥作用，传递矫治力，不能自行取下或移除。

目前临床常用的固定矫治器有以下几类：

1. 方丝弓矫治器（edgewise appliance）

1928年由安格尔（Angle）首先提出，当时的方丝弓矫治器是在他先前发明的钉管装置唇弓、带状唇弓矫治器的基础上发展而来的。主要通过方形弓丝边缘与托槽方形槽沟间的作用施力而得名，方形弓丝是这类矫治器的一个重要特点，因而把它称之为方丝弓矫治器（图5-72）。

2. 直丝弓矫治器（straight wire appliance）

方丝弓需要在弓丝弯制三个序列弯曲，直丝弓矫治器则是在托槽上做文章。直丝弓矫正器可以简化临床操作，缩短矫治流程（图5-73）。矫治器主要经历了安德鲁斯（Andrews）、罗斯（Roth）以及MBT直丝弓矫治器设计阶段，有学者针对中国人正常𬌗的特征设计了符合国人标准的直丝弓矫治器。直丝弓矫治器技术要求对托槽精确定位，有着完善的矫治体系与矫治步骤。

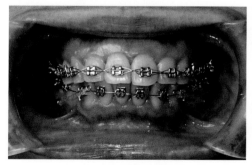

图 5-72 方丝弓托槽

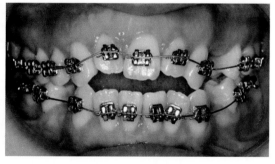

图 5-73 直丝弓矫治器

3. 自锁托槽矫治器（self-ligating bracket）

牙齿移动主要依靠正畸弓丝的作用力，而弓丝与托槽有多种结扎方式，理想的结扎方式应该具备以下特点：方便快捷，安全牢固，摩擦力低，以确保弓丝完全入槽且维持稳定状态。上述两种类型的矫治器属于传统托槽，都需要依靠额外的结扎装置如结扎丝、结扎橡皮圈将弓丝固定在槽沟中。自锁托槽是在传统托槽的基础上加了一个闭锁装置，它能够锁住弓丝，且弓丝无须结扎，可利用机械性特殊弹簧片进行固定，直接将正畸弓丝锁闭在托槽的槽沟内，不存在结扎橡皮圈老化和力量衰减现象的问题（图5-74）。

自锁托槽操作简单、方便，可大幅减少椅旁操作时间，在很大程度上提高了正畸医生的工作效率，也减少了患者的等待时间。并且自锁托槽能够有效地减小托槽与弓丝之间的摩擦阻力，更容易排挤牙齿和关闭拔牙间隙，使疗程缩短，复诊间隔延长。另外因为免去结扎丝后可能出现的扎嘴等情况，使用自锁托槽还可以减轻疼痛，提高患者的舒适感及牙齿清洁的效率。

4. 舌侧矫治器（lingual appliance）

无论是方丝弓、直丝弓矫治器，还是自锁矫治器，都是粘接在唇侧的，尽管陶瓷材料制成的矫治器可以让托槽变成透明或是接近牙齿的颜色，一定程度上提高了美观程度，但其相配的弓丝和附件仍然是金属的，达不到隐形的状态。为了满足患者更高的美观要求，20 世纪 70 年代舌侧矫治器诞生，经过多年的理论研究和技术完善，已经自成体系，并在日本和美国广泛应用。舌侧矫治器是将托槽从牙齿唇侧转为牙齿的内侧，即舌侧，外观上看不到任何正畸痕迹，因此，矫治器放在唇侧不美观的问题就迎刃而解（图 5-75）。

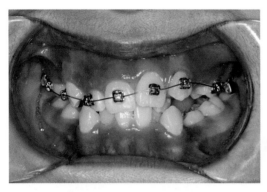
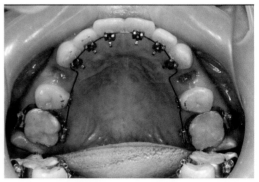

图 5-74　自锁托槽矫治器　　　　　　　　图 5-75　舌侧矫治器

但正因为将托槽安于牙齿的内侧，其缺点也是显而易见的：首先，口腔异物感强，配合和操作难度大，不适合儿童；其次，正畸期间不利于清洁牙齿，还会影响发音。近年来，随着计算机技术的发展，可进行三维排牙方案设计、定制的个性化舌侧托槽与预成弓丝，大大提升舌侧矫治器的精准度和使用率，同时降低椅旁操作时间，推动了舌侧矫治技术的推广应用。

（四）无托槽隐形矫治器

舌侧矫治可以达到美观的要求，但矫治器本身并不"隐形"，真正意义上的隐形矫治器（invisible appliance）1945 年由美国凯瑟琳医生首次提出，随着数字化模型技术、激光快速成形技术、热压膜成型技术的在口腔领域的兴起，我国自 2004 年起开始研发国产隐形矫治器，现已全面投入临床使用。无托槽隐形矫治器是借助于先进的激光扫描技术将常规的口腔或石膏模型转变为数字化模型，重建后的数字化模型可直接在计算机上进行各个方位的旋转观测、放大缩小、任意切面的观察和测量，结合可视化三维图像处理技术，可以模拟临床矫治设计和牙齿的移动方式与步骤，通过快速成形技术将每个矫治阶段的数字化牙颌模型转变为实体树脂模型，再借助热压膜成型技术在树脂模上制作出每个阶段的透明压膜隐形矫治器。无托槽隐形矫治器可谓是"私人个性化订制"，每个人牙齿的大小、排列、位置不同，制作出来的矫治器自然也不相同。

与前述矫治器相比，无托槽隐形矫治器没有托槽和钢丝，可以自行摘戴。它具有美观、舒适、易于保持口腔卫生的优点，可以使矫治在他人无察觉中完成，不影响日常生活和社交。对于医生而言，没有了粘托槽和调整钢丝的繁琐，临床操作简单，大大节省了椅旁时间；隐形矫治的设计还可以让医生和患者看到从矫治前到矫治结束的全过程，方便与患者沟通，帮助患者理解矫正过程。

隐形矫正优点突出，但并非适用于所有人，主要适用于轻中度牙齿畸形。对于伴有严重骨性畸形的比较复杂的病例，隐形矫治短期内较难达到好的矫治效果；此外还需要严重依赖患者的佩戴时间，对于配合度不高的患者，不太适用；另外，其价格较高，也是目前影响其广泛应用的原因之一。

（五）矫形力矫治器

头帽颏兜牵引矫治器（chin-cup appliance）（图 5-76）又称前方牵引矫治器，常用于替牙期上颌发育不足的儿童进行生长改良。前方牵引矫治器主要是利用口外装置及口外矫形力对上颌骨进行向前的牵引，产生矫形力，刺激上颌骨向前生长，同时因为以下巴支撑，下颌会受到一定的抑制作用。可分为口外和口内装置，口外装置包括额托、颏托及连接面弓，口内装置可根据患者口内固位情况选择固定矫治器或粘着式基托矫治器，通过下巴和额骨作支撑部位来牵引上颌骨向前生长。

口外弓（face bow）是正畸中常用的矫治器，它的原理是利用一个弓形的金属装置从口内的矫治器附件连接到口外，再利用橡皮筋连接戴在颅部或者颈部的头帽，从而实现将口外颅骨或颈部的力量转作用于口内，通常用来减少不希望的牙齿移动，同时还可以推磨牙向后，或者通过抑制颌骨生长来达到矫形的目的（图 5-77）。

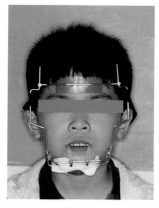

图 5-76　头帽颏兜

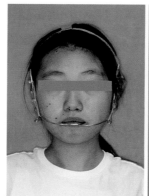

A　　　　　　　　　　　　B

A. 口外弓正面像；B. 口外弓侧面像

图 5-77　口外弓

综上所述，每种矫治器都有其优缺点，临床中要根据患者错𬌗畸形的实际情况和患者的要求具体分析，因人制宜，选择最适合、最能满足患者的矫治器。

（周子琦）

第七节　治　疗

错𬌗畸形是儿童在生长发育过程中，由先天遗传因素或后天环境因素如疾病、口腔不良习惯、替牙异常等导致的牙齿、颌骨、颅面的畸形。根据预防与否，正畸治疗可分为发病前预防性矫治和发病后的临床矫治；根据治疗时段可分为生长发育早期阶段（乳牙期、替牙期）的早期矫治和生长发育高峰期（恒牙期）之后的一般性正畸矫治。

一、早期矫治

早期矫治是指在儿童生长发育的早期对可导致牙颌畸形的病因进行预防或对已经表现出的牙颌畸形进行阻断矫正和引导治疗，主要包括预防性矫治（preventive treatment）、阻断性矫治（interceptive treatment）和生长改良（growth modification）。

（一）预防性矫治

预防性矫治（preventive treatment）主要是指在错𬌗畸形发生前观察、发现并及时消除可能导致生长发育异常的因素，采取一些预防措施来防止错𬌗畸形的发生和发展。预防矫治的关键词是"防"。

1. 妊娠期

在妊娠期主要应注意母体营养，防止传染病等全身疾患，注意药物的使用，尽量避免过量放射线照射等因素影响，以避免引起胚胎畸形。

2. 婴儿期

出生后应定期进行口腔检查，早期发现龋齿等问题，及早解决问题。养成好的喂养吮吸习惯，最好用母乳喂养。婴儿吮吸母乳时，下颌要做适度的前伸运动，这样颌面部的肌肉均可得到自然协调发育，同时要避免因喂养姿势不正确（如睡卧位哺乳）造成下颌过度前伸。此外，睡眠姿势要经常变换体位，不能长期偏向一侧，否则会影响头、面、颌部的均称发育。

3. 乳牙期及替牙期

首先，应教育儿童正确行使口腔各器官的功能，如养成正确的咀嚼、吞咽、发音及呼吸习惯。其次，应尽量保留全部乳牙，如果乳牙因龋、外伤等因素提前脱落，一般应维持缺牙间隙，制作缺隙保持器，保持牙弓长度以便后继恒牙萌出时有足够的间隙。反之，当乳牙应该脱落而未脱落时应做 X 线片检查，若有继替恒牙，恒牙牙根发育已超过 1/2，则予以拔除，避免后继恒牙因乳牙占位而无法萌出或无法萌出至正确位置。若继替恒牙先天缺失，滞留乳牙根尖部吸收不多，牙周组织健康，又能行使咀嚼功能者，则宜保留。

若恒牙在不应该萌出的年纪而提前萌出，应该制作牙齿阻萌器，延缓牙齿萌出时间、让牙根得到充分发育，避免恒牙牙根过短。

若恒牙在应该萌出的年纪而没有萌出，应分析迟萌、阻生的原因，尽早去除病因，如拔除滞留的乳牙、残根、残冠、多生牙，切除囊肿、牙瘤（图 5-78）和致密的软硬组织。

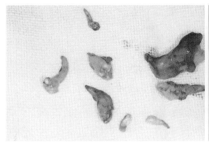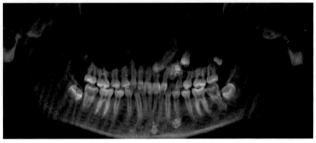

A   B

A. 拔出的牙瘤；B. 牙瘤全景片
图 5-78 牙瘤

若恒牙牙根已形成 2/3 以上而萌出力不足时，可用外科手术开窗、辅助迟牙萌出（图 5-79，图 5-80）。

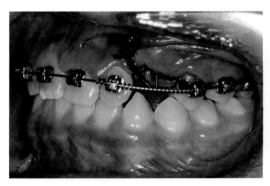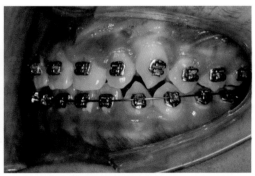

图 5-79 牵引破龈   图 5-80 阻生牙牵引

（二）阻断性矫治

阻断性矫治（interceptive treatment）是对正在发生或已经发生的错殆畸形用简单的矫治方法阻断畸形的发展，使之自行调整或采用矫治的方法引导牙颌正常生长。

1. 口腔不良习惯

口腔不良习惯会使口颌系统受到异常的压力，破坏正常的肌力及力平衡、协调，使可塑性较强的牙、牙槽骨及颌骨发育异常。不良习惯持续的时间越长，错𬌗发生的可能性和严重程度越大，因此应尽早破除不良的口腔习惯、阻断畸形的发展。

1）吮咬习惯（sucking and biting habit）：几乎所有婴儿都存在不同程度的吮咬习惯，常常在哺乳时间之外或睡眠时吮吸手指、吮颊、吮唇等，绝大多数婴儿吮咬习惯发生在6个月至2岁，后逐渐消失。一般认为，发生在乳牙期的吮咬习惯很少产生长期的影响，但是当吮咬习惯持续到恒牙开始萌出则可产生不同的错𬌗畸形，如吮指可出现局部开𬌗，咬下唇容易导致上前牙外飘。在婴儿时期，一般吮咬不频繁时可不纠正，吮咬习惯严重依赖的婴儿可在吮吸的拇指上涂黄连素等苦味药水或将手指戴上指套以阻断其条件反射。

对于儿童期患者应告知吮咬的危害，调动儿童自身的主观能动性，使其积极主动的纠正吮咬习惯。如果患儿不愿配合，则可使用破除不良习惯的矫治器，如舌刺、阻挡丝。

2）异常吞咽及吐舌习惯（abnomal swallowing pattern and tongue thrusting habit）：婴儿型吞咽（infantile swallow）是乳牙萌出前的吞咽方式，即舌放在上下牙弓之间，同时配合嘴唇和脸颊收缩呈吸奶状并进行吞咽。牙萌出后正常的吞咽转变为提下颌肌收缩，表情肌和唇肌活动减弱。一些保留了婴儿型吞咽的患者，常可见上前牙前突，前牙开𬌗，吞咽时舌尖位于上下前牙之间，表情肌和唇肌活动明显。对于能够配合的患儿应让其主动改正不良吞咽和吐舌习惯，若效果不佳时可配合舌刺、舌栅（图5-81）来破除伸舌、异常吞咽和吐舌习惯，同时训练正常的吞咽动作，即吞咽时上下颌牙接触，唇闭合，舌背与腭穹接触，舌尖放在正确位置（接触硬腭前份），并向后推动使食物进入咽部。

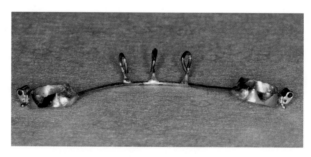

图5-81　舌栅

3）口呼吸习惯（mouth breathing habit）：口呼吸患者会出现不同程度的唇肌松弛、开唇露齿、唇外翻、上前牙前突、上牙弓狭窄、腭盖高拱等问题，还会导致下巴颏向后向下旋转，甚至形成开𬌗和长面畸形。临床检查时首先应明确鼻呼吸道是否通畅。最简单的方法是让患者闭口，医师用食指压迫患者一侧鼻翼，令其吸气和呼气，同法检查对侧以了解鼻呼吸道是否通畅。治疗口呼吸首先应消除呼吸道疾病如慢性鼻炎、鼻窦炎、鼻甲肥大、腭扁桃体或咽扁桃体肥大等，保证鼻腔呼吸道通畅。其次，要让患者主动转变呼吸方式，有意识地把嘴巴闭起来，用鼻子吸气呼气，也可配合前庭盾改正口呼吸习惯。轻度错殆畸形可在纠正口呼吸的同时观察畸形的发生发展，较为严重的畸形如严重深覆盖、开殆等应及时进行正畸干预，同时配合唇肌功能训练，有利于恢复口腔内外肌肉力量的平衡。

4）偏侧咀嚼习惯（unilateral mastication habit）：如果儿童一侧后牙龋坏未得到及时治疗，引起疼痛或一侧后牙为残根、残冠而只用一侧后牙咀嚼就会养成偏侧咀嚼习惯，长期偏侧咀嚼可使咀嚼侧肌肉发达，而废用侧肌张力不足，从而导致面部左右侧也会不对称。在矫正偏侧咀嚼习惯时，应先去除病因，修补龋齿、拔除残冠、残根、修复缺失牙等。如果上颌后牙宽度不能同时覆盖下牙弓、已形成单侧后牙反殆，则应先扩展上牙弓，使双侧后牙能够形成有效咬合接触，然后嘱患者必须用双侧同时咀嚼，以便恢复正常咀嚼对肌肉的刺激。

5）个别牙错位：个别牙错位是临床中常见的早期错殆畸形，常发生于替牙初期，可对儿童的正常咬合的建立以及身心发育造成影响，宜在早期阻断畸形进一步发展。

（1）上中切牙扭转（rotation of the maxillary central incisors）：由于牙胚的位置异常、拥挤等原因，上中切牙萌出后可发生旋转、外翻，旋转的上切牙近中舌侧边缘嵴可妨碍下颌向前调整，也可能使下切牙舌向错位。应尽早矫治外翻的上中切牙，使之回到正确的位置上。可直接在上中切牙唇面粘接托槽，利用片断铁镍弓丝回弹性纠正扭转。

（2）侧切牙舌向错位（lingually positioned lateral incisor）：由于乳侧切牙滞留等恒侧切牙常靠舌侧错位萌出，完全舌向萌出的侧切牙与下切牙会呈局部反殆（地包天），可能形成咬合干扰，妨碍正常的下颌运动。有时上侧切牙舌向错位即使不与下切牙呈反殆，但由于位置舌向也可形成殆干扰，妨碍下颌向前调整。当舌向错位的侧切牙伴随乳牙滞留时，要尽早拔除滞留的乳侧切牙，观察侧切牙是否能自行向唇侧调整；若无法自行调整时可制作简单的殆垫舌簧活动矫治器矫治（图5-82），或者应用局部固定矫治解除干扰。

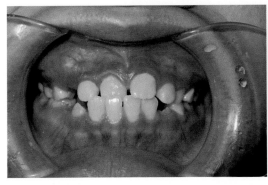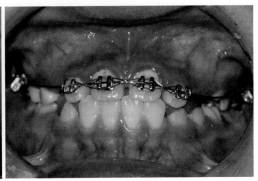

A　　　　　　　　　　　　　　　　　　B

A. 切牙反殆；B. 殆垫舌簧活动矫治器治疗切牙反殆

图 5-82　切牙反殆

（3）第一磨牙近中移动（mesial drift of the first molar）：若第二乳磨牙因龋齿早脱或第二乳磨牙残根、残冠，第一磨牙萌出后易向近中移动，占据第二前磨牙的位置，为了让第二前磨牙萌出时有足够的间隙，应将近中移动的第一磨牙推向远中，以维持间隙并等待第二前磨牙萌出。临床中可利用推簧或借外力推第一磨牙向远中。

6）多生牙：已萌出的多生牙可造成牙列拥挤或牙齿异位萌出，未萌出的多生牙常使牙列出现间隙，甚至会导致正常恒牙无法顺利萌出。多生牙可为一个或多个，临床检查发现或怀疑存在多生牙时，应该拍摄X线牙片或全口曲面断层片，以确诊多生牙的数目和位置。应尽早拔除多生牙，使恒牙自行调整，不能自行调整时可根据具体情况进行正畸治疗（图5-83）。埋伏的多生牙如果位置太靠上不易拔除、不影响健康牙齿牙根发育，不妨碍恒牙的移动，可以定期观察暂时不予处理。多生牙不妨碍恒牙的移动可以不拔除（图5-84）。

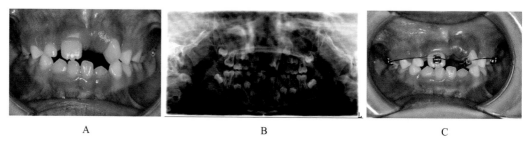

A. 多生牙矫正前口内照；B. 多生牙全景片；C. 拔除多生牙后正畸矫正

图 5-83　埋伏多生牙正畸治疗

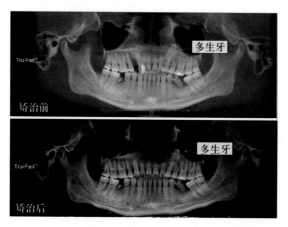

图 5-84　不影响牙齿移动的多生牙矫治前后全景片对比

7）系带异常：唇系带过于粗大、附着过低靠近牙龈乳头会妨碍上颌双侧门牙靠拢而形成门牙牙缝，减弱唇的功能运动。临床检查时可见上中切牙间有间隙，其中有粗大的唇系带与腭侧牙龈相连，牵动上唇时牙龈变白。牙X线片检查时可见上中切牙间腭中缝处的牙槽嵴较宽并有V形缺口。

临床中常用固定矫治器使左右侧门牙相互靠拢关闭间隙（图5-85），待间隙关闭后

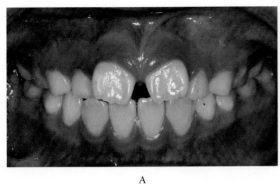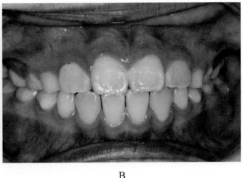

A. 上颌中切牙间隙；B. 关闭中切牙间隙

图 5-85　唇系带附着过低

切除附着异常的唇系带及全部纤维组织以保持间隙关闭后的效果。不切除异常的唇系带或手术不当保留了部分纤维组织，由于上唇的功能活动，系带纤维的牵拉会使中切牙间缝隙重新出现。

2. 咬合异常

由于牙齿排列位置异常而导致的咬合异常大体可分为深覆盖（deep overjet）、深覆𬌗（deep overbite）、反𬌗（cross bite）、开𬌗（open bite）、锁𬌗（scissor bite），此时上下颌骨位置关系及大小比例基本正常，只需对牙齿进行移动，早期干预疗程短、见效快，宜进行早期治疗。

（1）反𬌗：对于非骨骼异常的前牙反𬌗目前提倡尽早矫治，去除干扰，尽量避免畸形发展。一般可以在 4 岁左右进行矫治，此时患儿能够自主配合、效果较好。当患儿 6 岁半或 7 岁时，此时乳门牙开始替换，恒牙未萌或未完全萌出，应该待恒切牙萌出后进行矫治。临床常用颌垫舌簧矫治器、局部 2*4 固定矫治、下颌连冠斜面导板。

非骨性后牙反𬌗多是由于上牙弓狭窄，咬合时下颌会向一侧移位形成单侧后牙反𬌗，并可伴有不同程度的颜面不对称，应该尽早治疗，在乳牙期即可开始。若下颌长期偏斜移位，会引起颌骨的异常生长变化，牙齿出现代偿，随着生长发育，骨头发育完成后可能发展为骨性畸形。临床中主要通过开展上牙弓宽度来与下颌宽度进行匹配。乳牙期多使用活动扩弓器矫治器，而替牙期可以使用活动或固定矫治器。

（2）深覆盖：非骨骼性上牙前突患者何时开始治疗应慎重决定，首先要分析深覆盖的原因，若伴有咬唇、吮指等不良习惯应及时纠正（图 5-86）。

当上牙弓存在间隙影响美观或伴随可能引起组织创伤的深覆𬌗时，应该尽早开始正畸治疗，但要避免正畸过程中上颌后牙往前移动占据间隙。若既无不良习惯、前牙也没有内收空间时，此类患者一般不立即进行正畸治疗，应观察替牙情况，待恒牙期时再全面整体设计矫治。

（3）深覆𬌗：深覆𬌗是临床中常见的错𬌗畸形，可为替牙期暂时性错𬌗，也可伴随其他畸形（如深覆盖）发生。若深覆𬌗程度较轻，可先观察；若由于后牙萌出不足或下前牙萌出过度所致的单纯非骨骼性深覆𬌗畸形，临床上也可使用上颌平面导板或

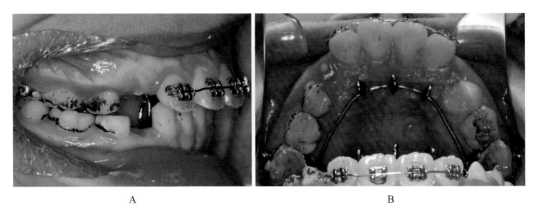

A. 口内侧面照；B. 口内上颌腭侧照

图 5-86　利用舌栅纠正咬唇习惯（南昌大学口腔医学院葛红珊医师供图）

斜面导板矫治器进行早期干预（图 5-87）。若因上前牙萌出过度而形成深覆𬌗，也可使用固定矫治压低上前牙。

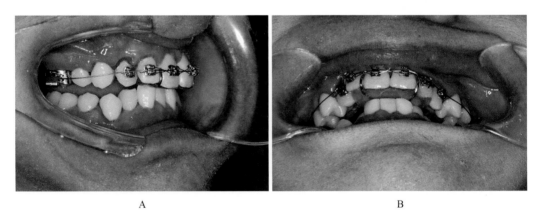

A. 用平导矫治器早期干预深覆𬌗；上颌面像；B. 用平导矫治器早期干预深覆𬌗；侧面像

图 5-87　用平导矫治器早期干预深覆𬌗

（4）开𬌗：非骨性开𬌗病因复杂，吮指、咬物和吐舌等不良习惯、前牙萌出高度不足均会导致开𬌗，明确开𬌗病因是治疗的关键。假如是因为不良习惯导致的开𬌗，在恒切牙萌出前停止不良习惯，开𬌗畸形能够自行消失。如果不良习惯仍然没有停止，应该进行干预。考虑到患者配合问题，使用固定式舌刺效果较好（图 5-88）。若前牙萌出不足，也可同时配合固定矫治器伸长前牙纠正开𬌗，有利于矫治吐舌吞咽。

（5）锁𬌗：锁𬌗是发生在后牙区的错𬌗畸形，上下牙完全错开无法形成牙齿间有效的咀嚼面，且形成相互锁结关系，对咀嚼功能和下颌运动妨碍较大，甚至影响颌骨发育，因尽早治疗。锁𬌗分为正锁𬌗和反锁𬌗，在临床治疗时，要先分析锁𬌗的机制和病因。以正锁𬌗为例，是上颌后牙太过颊向，还是下颌后牙太过舌向或是二者兼有。若二者兼有，在治疗中可以相互对拉来纠正锁𬌗。

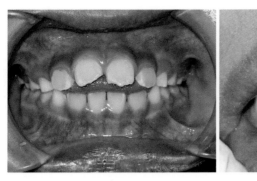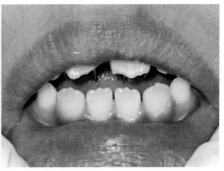

A   B

A. 前牙小开𬌗；B. 用固定舌刺治疗吐舌引起的前牙小开𬌗

图 5-88 固定舌刺治疗吐舌引起的前牙小开𬌗

（三）生长改良

当患者存在上下颌骨关系不调时，理想的治疗方法是进行生长改良，尽可能通过生长改良使患者随着生长发育畸形逐渐减轻或消失。生长改良是通过外力刺激或抑制手段，协调和控制上下颌骨在长、宽、高三维空间的正常生长发育关系。生长发育高峰期和生长发育高峰期之前是生长改良的最佳时间。主要目标是调整颌骨关系异常，改变颌骨的生长方向和相互位置关系、加速或抑制颌骨生长，但是对于是否能够有效地增加或减小颌骨的绝对生长量还存在争议。

（1）下颌后缩（mandibular deficiency）：下颌后缩临床表现为下颌发育不足或下颌位置靠后，应该进行早期矫治，尽早调整上下颌矢状向关系不调，纠正下颌后缩，刺激下颌的生长。功能性矫治器是临床上用于治疗下颌后缩的一种常用的方法，可以使后缩的下颌处于前伸的位置，如肌激动器（activator）（图 5-89）、双合板矫治器（twin-

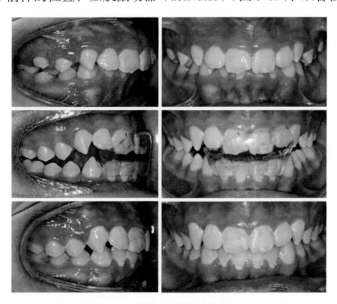

图 5-89 肌激动器术前术后对比

block）以及赫布斯特矫治器。但功能矫治效果存在争议，有学者认为将下颌前移，能够促使颞下颌关节改建，增加下颌骨的生长量。也有学者认为功能性矫治器只是提前释放了下颌骨的生长量，并不能真正使下颌骨增加生长量。

（2）上颌前突（maxillary excess）：上颌发育过度表现为上颌前突、龅牙。如果上颌向前、向下生长过度也会使下颌向后、向下旋转，对下颌向前生长造成限制。上颌前突的治疗原则是限制上颌的生长发育，使上下颌生长相适应。临床上单纯上颌前突患者较少见，常用的矫治器是头帽结合口外弓。

对于上颌前突下颌后缩兼有的患者，要同时协调上下颌骨生长发育的速度，在限制上颌向前生长的同时又要刺激下颌生长，临床中多选用带有口外装置的功能矫治器，如头帽 - 肌激动器（Vanbeek）（图 5-90）。

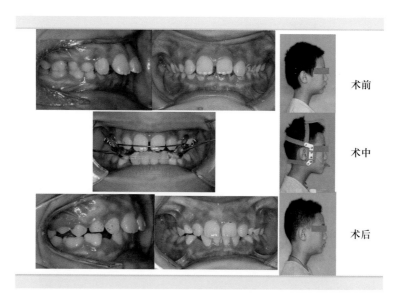

术前

术中

术后

图 5-90　头帽肌激动器治疗

（3）上颌后缩（maxillary deficiency）：上颌后缩临床表现为上颌发育不足或上颌位置靠后，应在早期进行干预，刺激上颌的生长。"地包天"伴上颌轻度后缩患者可选用 Frankel Ⅲ 型矫治器（图 5-91）。

上颌后缩明显的患者目前临床上多选用前方牵引矫治器，利用口外装置对上颌骨进行向前的牵引以促进其生长，一般认为前方牵引在 6～9 岁进行效果最佳。前方牵引矫治器（图 5-92）由口外和口内装置组成，口外装置包括额托、颏托及连接面弓，口内装置可根据患者口内固位情况选择固定矫治器或粘接式基托。

（4）下颌前突（mandibular excess）：对于乳牙期或混合牙列期下颌发育过度的骨性反𬌗患者，应谨慎评估是否进行早期干预。若下颌发育过度趋势明显的骨性患者，由于儿童下颌生长发育的时间很长，应待生长发育结束后进行全面评估。对于轻度下颌发育过度患者可尝试使用颏兜抑制下颌生长。颏兜主要的作用是改变下颌的生长方

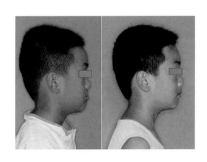

治疗前后面相对比图

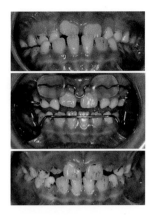

治疗前中后口内对比图

图 5-91 Frankel Ⅲ型矫治器治疗地包天

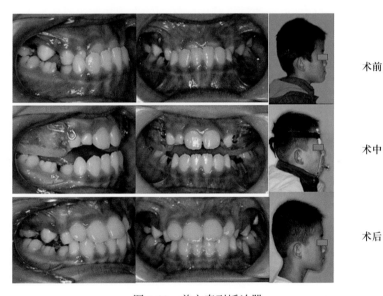

术前

术中

术后

图 5-92 前方牵引矫治器

向，主要为限制下颌向前的增长，但是会增加向下的生长。现阶段大部分研究认为，虽然颏兜对下颌骨的生长有一定的抑制作用，但作用非常有限，去除颏兜后，下颌仍会向前生长。

二、一般性正畸治疗

一般矫治方法比较复杂，需根据口腔不同牙𬌗颌面畸形情况，全面考虑矫治方案，而后选用合适的矫治器及矫治方法。一般性正畸治疗临床矫治的基本原则是首先要除去病因，然后可在适应生理功能的基础上选择矫治方法。临床中最常见的错𬌗类型是牙列拥挤，其形成机制是由于颌骨不足以容纳下所有牙齿。

根据拥挤程度可分为轻度、中度和重度拥挤，解决拥挤的关键在于增加牙弓容量或者减少牙齿容量，主要可分为三大类：

第一，拔牙，减少牙齿的数目；

第二，邻面去釉，减小牙齿的宽度，简称减径；

第三，扩弓，加大牙弓的长度和宽度。一般来说轻度牙列拥挤的可以通过扩弓、邻面去釉等等方法获得间隙来进行不拔牙矫治，而对于中、重度牙列拥挤，拔牙是最直接、最有效的间隙获取方法。

三、正颌 - 正畸联合治疗

正畸治疗主要是运用各种方法来移动牙齿，无法改变颌骨的位置。临床往往会遇到严重骨性龅牙、骨性地包天、颌骨偏斜等患者，他们常伴有严重的颌骨发育不足，发育过度，或颌骨发育不对称，单纯通过正畸手段移动牙齿无法解决骨头问题，需要借助手术来改变颌骨的位置，也就是正颌外科治疗（orthognathic surgery），这种既需要正畸治疗，也需要正颌外科治疗的治疗方法统称正畸 - 正颌联合治疗（orthodontic-orthognathic surgery）。正颌手术根据不同类型的骨性错𬌗畸形设计不同的外科术式，进行颅颌面骨的切割拼移，重塑骨面的均衡对称，恢复患者的正常形貌。正颌外科治疗必须由正畸科医师和外科医师共同合作完成，以保证骨性错𬌗畸形及𬌗关系均得到良好的矫治效果。

正颌 - 正畸联合治疗的常规流程为先行术前正畸治疗，再行正颌手术治疗，最后进行术后正畸调整。术前正畸的主要目的是排齐牙列、去除牙齿适应性改变及调整不协调的牙弓，待患者达到手术所需条件时行正颌手术。对于一些牙列拥挤及牙弓不调症状较轻的患者也可直接行正颌手术治疗。正颌术后已基本解决骨骼畸形及上下颌骨位置关系，但这种术后新建立的牙颌面关系尚不稳固，正常的咬合运动和𬌗平衡尚未建立，因此，为了进一步改善咬合功能，都需要做术后正畸矫治。

（周子琦）

第八节 矫治目标

正畸治疗是为了预防和去除因错𬌗畸形所导致的生理性、病理性及心理性障碍，在整个发育过程中管理咬合的生长发育，以及最大限度地保持口腔器官的功能和健康。对错𬌗畸形矫治目标的认识是一个不断发展完善的过程。

一、早期正畸治疗目标

在口腔正畸学发展之初，安格尔（Angle）认为"牙齿是上帝赐予的"，所以他认为不拔牙保持全副牙齿并将牙齿整齐排列在牙弓上，是建立口颌面部的良好协调关系的先决条件。安格尔（Angle）还认为可以通过扩弓从而使牙齿与牙槽基骨相匹配，达到上下牙齿的尖窝及接触关系最理想的状态，这就是矫正要达到的"理想正常𬌗"的标准。随后安格尔和他的追随者们开始以"理想正常𬌗"为矫治标准来矫治病人，然而大量的临床实践发现临床矫治病例无限制的扩大牙弓后效果并不稳定，很多病例出现了不同程度的复发导致矫治失败，人们开始意识到矫正不应该单纯追求"理想正常𬌗"。实际上现代人类中只有极少数人其𬌗的发育接近理想正常𬌗，而绝大多数正常人均以个别正常的形式存在，因而对于错𬌗畸形的矫治标准应该是个别正常𬌗，而不是"理想正常𬌗"。

安格尔重视理想的咬合，对容貌的研究甚少。他曾提出"面部艺术——和谐的线条"，即完全和谐的面容有一条通过额点、鼻下点和颏点的垂线，提倡太阳神阿波罗（Apollo Bel-vedere）和美神维纳斯（Venus）作为颜面审美标准，但他们只代表希腊人的理想面型，限制了对其他面部颜面协调的判断。早期的正畸学者们对美学的概念是模糊的，仅将目光局限于骨性和牙性结构，认为如果将牙性关系调到正常，颜面美学也能随之得到较大改善。

二、近代传统的正畸矫治目标

无论是理想正常𬌗还是个别正常𬌗，传统的矫正目标仍然局限于牙与牙弓之间的关系，强调达到上下牙列排列整齐以及前牙后牙关系正常。

1. 牙齿

牙齿的传统正畸矫治目标包含六个方面：

（1）牙齿大小、形态正常、排列整齐、邻面接触关系稳定良好；

（2）后牙为中性关系；

（3）上下牙尖窝关系良好；

（4）上、下牙弓中线一致，并且与面部的中线协调一致；

（5）覆𬌗、覆盖正常；

（6）牙轴各方向的倾斜度正常，无牙齿扭转。

2. 牙弓

牙弓的传统正畸矫治目标包括以下两个方面：

（1）合适的上、下牙弓形态；

（2）上下牙弓长度、高度和宽度协调。

可以说，这只是达到了正常解剖关系，也就是静态咬合关系稳定，忽略了动态功能平衡与软组织的协调美观。

三、当代正畸治疗目标的转变

随着正畸学科的发展和人们对颜面美学的重视，越来越多的患者因为美观问题来寻求正畸治疗，正畸治疗目标也从单纯强调牙、牙弓的局部排列关系，转变为包括功能殆和软组织协调在内的整体治疗理念，这是正畸医生能为患者提供的最主要的健康服务，同时也能最大程度地满足患者的利益。当代正畸治疗目标变为追求口颌面系统整体的平衡（harmony）、稳定（stable）和美观（aesthetic）。

（一）平衡（harmony）

人体庞大复杂的生理机能本身就是处在平衡之中，如人的皮肤水油分泌、激素分泌，不过多或过少，否则称为失调、不平衡。错殆畸形是牙齿、牙弓、颌骨、颅面之间不协调而呈现的畸形。这种不协调即表现在外观形态上，又表现在内在的功能上，是打破人体功能、美观平衡的因素，所以正畸治疗就是找寻牙颌颅面形态和功能新的平衡和协调关系。

（二）稳定（stable）

稳定是正畸治疗中的另一个重要目标，畸形的形态和功能通过矫治而得到良好的治疗结果，而且这种形态和功能的矫正结果必须是稳定的和持久的。在任何类型的正畸过程中，存在着牙周组织、颌骨形态甚至位置的改建和改变，如何尽可能防止畸形的复发，保持疗效稳定是十分重要的。这种稳定不能只靠保持来完成，稳定的治疗结果的取得同错殆畸形的诊断、矫治设计、矫治技术的正确使用等过程有着重要关系，所以在制定矫治计划时就应同时考虑到愈后结果的稳定，并且要将其贯穿在整个治疗中以及治疗后。任何完美的矫治设计和治疗，若不能使矫治结果保持长期稳定，都是失败的。

口颌面系统整体稳定是指牙齿经过正畸治疗后移动到新的位置，正畸后的牙齿与正畸前的牙齿一样，牙根周围都被牙周组织包绕，牙根并没有和牙槽骨粘固在一起（根骨粘连），因而稳定并不意味着牙齿位置完全不动。研究证明，正畸的诊疗计划完成后，无论对错殆畸形采用何种矫治及保持方法，牙弓都会发生持续的改变，所以这里的稳定是相对的，是治疗后牙列能维持静态和动态功能的相对稳定。

正畸治疗后牙齿应该直立在牙槽骨中，超出牙颌正常限度的治疗是不稳定的，复发也是必然的。正畸医生应严格把握正畸矫治的适应证，过度的正畸代偿治疗、扩弓治疗与缩弓治疗，最终的结局都是复发。

（三）美观（aesthetic）

如果说良好的殆功能是正畸医生追求的目标，那美观则是大部分牙齿正畸患者的主要诉求。正畸矫治不仅要矫正牙齿，更重要的是改善患者面部外观，尤其是21世纪的今天，主流正畸理念已变为以软组织为导向的正畸治疗，即先确定面部软组织的目标位置，再确定颌骨和牙齿应该如何移动来实现软组织的目标。当然，面部软组织的美学标准的判断是主观的感受，且因种族、民族、文化、时代及个人审美观的不同而存在差异，没有一种标准可以完全地表达其复杂性；但仍有学者研究审美的共性，并证明了个体的异质性并不是全然无规律可循，故要为不同的患者设计个体化的矫治方案。

（周子琦）

第九节 矫 治 时 机

一些正畸医生认为，对于大多数患者在所有恒牙建𬌗（一般 11～12 岁）以后进行治疗，此时治疗方式相对简单，治疗时间预估大多为 12～36 个月之间。对于所有恒牙已经建𬌗患者，他们的生长发育如果已经基本停止，在治疗过程中一般不会出现因为不良生长型导致的不良变化。特别一些下颌发育显著前突的 III 类患者，他们需要采取正畸正颌联合治疗，且治疗时机最好在 18 岁后即主动生长期已经结束后。还有一些正畸医生试图在混合牙列期就干预骨骼肌肉牙齿的异常。这样的操作也是合理的，因为预防畸形比等待畸形形成后再治疗更合乎逻辑。因此关于矫正的时机，我们需要进一步探讨。

一、概述

一般来说，在恒牙列初期进行单纯牙齿的排齐整平最佳，儿童期因为一些不良的口腔习惯导致乳牙期或者替牙期出现错𬌗畸形，需要尽早治疗，纠正不良习惯。还有一些乳牙滞留、早失、恒牙萌出顺序异常等影响到继生恒牙的建𬌗，在替牙期就需要介入治疗。对轻中度的骨性错𬌗畸形，在生长发育高峰期左右（一般是替牙期或恒牙早期）可采用牙颌面生长导引和颌骨矫形治疗的方法（即用较大的重力，促进或抑制颌骨的生长，改变其生长方向、空间位置和比例关系）引导颅颌面正常生长。还有一些有严重骨性错𬌗畸形患者，要视具体情况，不能盲目进行正畸治疗，视其生长发育情况和错𬌗畸形情况，待成年后进行正畸正颌联合治疗。只有通过适当的鉴别诊断和治疗计划的制订，才能决定治疗的最佳时期是早期还是晚期。

二、干预时机

立足生长发育的观点将正畸治疗分为早期矫治、恒牙列初期矫治和一般成年人矫治，这在前面治疗章节已经提到。不同阶段有不同的矫治适应证。

（一）乳牙期

乳牙期患者不适宜采用固定矫治器进行治疗，此期患者年龄小，难以配合医生操作。并且乳牙牙根发育或吸收情况也对矫治设计有影响。此年龄段的患者主要对其不良习惯进行纠正。对于Ⅲ类错𬌗患者可在乳牙期进行早期干预。例如采用上颌𬌗垫舌簧矫治前牙反𬌗就可以从乳牙期开始。也可用颏兜干预进展中的Ⅲ类错𬌗，待患者长大一些后，再进行上颌的牵引治疗。

一旦发现孩子的牙颌面存在问题，应尽早到正畸科咨询。一般需要早期治疗的错𬌗畸形包括：①上颌前突；②下颌后缩；③反𬌗；④颜面不对称；⑤唇腭裂患儿等。

（二）替牙期

一般来说，对于影响牙齿正常建𬌗的错𬌗，例如个别牙反𬌗、锁𬌗，应尽早开始正畸治疗。替牙期是矫治早期轻度骨性畸形的最佳阶段，此时期可以充分利用青春发育期的生长潜力，使用矫形力矫治器或者功能矫治器对颌骨进行生长改良，临床和基础研究都显示，在青春快速生长期，功能矫治器可以促进下颌生长。例如使用肌肉激动器（AT）（图5-93），双颌板矫正器（twin block）（图5-94）促进下颌生长，之后用固定矫治器矫正恒牙错𬌗畸形，这就是我们常说的双期矫治。当患者八九岁时，通常会对牙量、骨量不调问题进行治疗，这种治疗常从四颗下颌切牙和两颗上颌中切牙萌出后开始。许多情况下，出现没有足够空间使上颌侧切牙萌出，此时要根据恒牙量大小，使用间隙维持，序列拔牙，扩弓或这些方法的联合运用来进行矫治。牙期治疗要鉴别诊断暂时性错𬌗，不能盲目开始进行矫治。

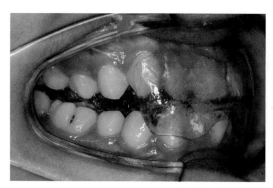

图5-93　使用肌肉激动器促进下颌生长

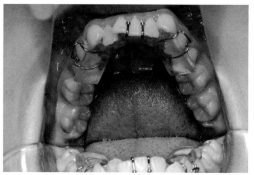

图5-94　使用双颌板矫正器促进下颌生长

（三）恒牙期

此期指的是生长发育基本稳定恒牙期患者，恒牙期的错𬌗畸形多需要进行综合治疗，各类错𬌗畸形均可以在此期开始治疗，各类固定矫治技术隐形矫治技术均可运用。此期患者对治疗的预后可做出较准确的预估。双期矫治患者第一期结束后若仍有前牙前突或者牙列拥挤，均可在恒牙期进行二期矫治。严重的骨性畸形单纯正畸治疗不能解决的患者，也在生长发育基本停止后的恒牙期进行正畸正颌手术治疗。

（欧阳志强）

第十节　保　　持

错殆畸形矫治后，牙和颌骨都有退回到原始位置的趋势，正畸临床上称之为复发（relapse）。为了巩固牙颌畸形矫治完成后的疗效，将牙齿稳定于兼具美观及功能理想位置而采取的措施，称为保持（retention），它是矫治过程不可或缺的一个重要阶段和组成部分。在正畸治疗过程中，当患者摘掉矫治器以为治疗结束松了口气后，我们要告诉患者，另一个矫治阶段开始了。

正畸治疗计划都应该包括主动治疗完成之后的保持计划与设计，因此，对正畸治疗的保持问题的关注应该从治疗计划开始一直贯穿正畸治疗的始终。正确的诊断、合理的治疗计划、良好的治疗时机有利于获得理想的美观和功能，并有利于结果的稳定，简化保持；反之，错误的诊断和治疗将会使保持复杂化（图 5-95）。

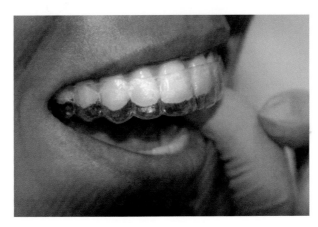

图 5-95　保持器

一、保持的必要性

尽管影响正畸治疗长期效果的因素有很多，但正畸治疗存在潜在的不稳定性，必须进行保持的原因有以下三个：

（1）牙龈和牙周组织受正畸牙齿移动的影响，当摘除矫治器时，这一改建过程还没有完全完成，需要一定时间去重建。

（2）正畸治疗结束后，牙齿处于不稳定的位置，来自软组织的力量不断地作用于牙齿，产生复发的趋势。

（3）生长发育会导致正畸治疗的结果发生改变。即使牙齿并未处于一个不稳定的位置，而且也没有进一步生长发育的影响，但直到牙龈及牙周组织重建完成以前，保持仍然是必须的。

二、保持器类型

（一）活动保持器

1. 标准霍利保持器

霍利保持器是目前最常用、历史最悠久的活动保持器，为霍利（Hawley）于1920年所设计。它由双曲唇弓、一对磨牙卡环及塑料基托组成。这种保持器可以使牙齿少量移动，或通过调节唇弓关闭前牙少量间隙；也可在唇弓上焊接附件，进行个别牙齿的压入、伸长或近远中向移动；还可在保持器上颌切牙的舌侧基托设计平面导板，使下颌切牙轻微与平面导板接触保持前牙深覆𬌗的矫治效果（图5-96）。

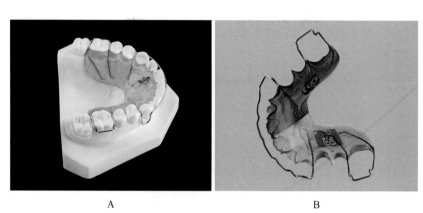

A | B

A. 霍利保持器放在牙模型上；B. 霍利保持器

图 5-96　霍利保持器 [洋紫荆牙科器材（深圳）有限公司供图]

2. 改良式霍利保持器

它由双曲唇弓、一对磨牙箭头卡环及塑料基托组成，用于拔牙病例。改良后的霍利保持器将唇弓焊接在磨牙箭头卡环的颊侧，有利于保持关闭后的拔牙间隙。

3. 牙齿正位器

牙齿正位器最早由凯斯利（Kesling）设计，作为一种具有可微量调整牙齿位置的保持器使用，一般用软橡胶或弹性塑料制作，上下颌连成一个整体，覆盖所有牙列的牙冠。制作时需要取牙𬌗记录，并在𬌗架上根据需要进行排牙过程才能完成。能比较精确地保持每个牙齿的位置和咬合关系。一般正位器每天晚上戴用，白天至少也应戴用4个小时。由于正位器体积较大，对有呼吸功能障碍的患者慎用。除了可以进行个别制作外，也有不同规格的预成正位器商品可供选择。

4. 负压压膜保持器（图5-97）

用弹性塑料制作，覆盖所有牙列的牙冠，用于矫治后的保持，有利于咬合关系及牙位的稳定，效果良好。压膜保持器外形美观，体积较小，目前应用较为广泛。

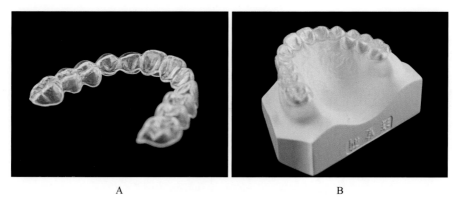

A. 压膜保持器；B. 压膜保持器放在牙模型上

图 5-97　压膜保持器［洋紫荆牙科器材（深圳）有限公司供图］

5. 额兜

在严重开𬌗及下颌前突畸形矫治以后，由于上下颌骨仍在生长发育，且存在着差异性生长，在应用活动保持器对矫治后牙位进行保持的同时，需要对下颌的继续生长发育进行控制，额兜是其中的方法之一。但是，额兜究竟能否抑制下颌骨的生长发育还有待于进一步的研究。

（二）固定保持器（fixed retainer）

设计和应用各种固定装置粘接在牙冠表面来进行保持，可不受患者合作因素的影响，一般适用于牙弓内牙齿位置不稳定需要长时间保持的患者。固定保持器主要有两种作用。

1. 生长发育后期需要维持下颌切牙的位置

正如前面谈及的下切牙拥挤复发绝大多数是由于下颌骨的生长发育所致，无论是否接受过正畸治疗，特别是矫治前下切牙就拥挤的，由于下颌骨生长发育迟于上颌骨，所以在 16～20 岁都会因下颌骨的发育引起下切牙拥挤。大多数拥挤发生在下颌中切牙和侧切牙区，与生长型有关。

常用的固定保持方法有以下两种：①尖牙间带环式固定保持器；②尖牙间粘接式固定保持器。第一种保持器粘接稳固、不易脱落、丢失。由于舌弓位于下切牙舌面较高的区域，该区域为下切牙近远中径最大处，因此，可以有效地防止扭转牙矫治后的复发。第二种保持器避免了带环因素造成的菌斑沉积，易于保持口腔卫生，有利于牙周组织的健康；而且，该保持器可将所有下切牙连接在一起，可固定和维持每个切牙的位置。其缺点在于个别牙齿粘接失败不易被察觉，不便调整等（图 5-98）。

2. 间隙保持

选择固定保持器的第二个适应证是牙齿需固定在一起以永久保持已关闭的间隙。一般用于上中切牙间中缝关闭后的保持。即使唇系带被切除，中切牙的中缝仍有复发的趋势。出于这个目的的舌侧保持器最好使用有弹性的片段弓丝，将牙齿连为一体，同时又允许在功能运动中牙齿有生理动度，这样既可以防止间隙的复发，又不影响牙齿的功能

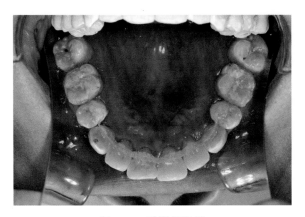

图 5-98　舌侧保持器

运动。可摘保持器不适用于保持关闭的中缝，问题在于当保持器戴用时中缝是关闭的，当保持器取出时，中缝又很快出现，伴随的牙齿往复移动对牙齿的健康是一个潜在危害。

（三）功能性保持器（functional retainer）

功能性矫治器的特点是通过传递和转移口腔周围环境中的口颌肌功能力量，抑制或刺激骨骼生长过程。对于生长发育期已经进行了功能矫形治疗的患者，为了能充分保持已取得的骨性和功能性矫形的效果并使肌功能平衡完全建立，同时，又为了防止随着生长发育的进行而导致错𬌗的复发，可在治疗结束后选用相应的功能性矫治器保持𬌗关系，通常运用到患者生长发育基本结束为止。安德森（Anderson）首先设计了可用于保持的功能性矫治器，由一个将上下牙弓连接在一起的塑料基托整体及两个双曲唇弓组成。著名学者萨尔兹曼（Salzmann）认为，功能性矫治器对保持和防止舌习惯等方面，也非常有效。在运用功能性保持器进行保持时，还应配合肌功能训练、调𬌗等方法来加快肌肉、牙齿对新环境的适应，尽快建立起新的肌动力平衡，从而有利于矫治效果的稳定。

三、保持器戴用时间

对所有使用固定矫治器矫治的各类错𬌗畸形的患者，保持是非常重要的一个阶段。戴用保持器的期限没有具体规定，一般应与错𬌗病因、错𬌗类型等因素有关。一般认为：保持时间为 1～2 年。最初 3～6 个月保持器必须全天戴用，3～6 个月后改为夜间戴用，保持期至少要 12 个月，以利于牙周组织的改建。保持时间越长，效果越稳定。对于生长发育未完成的青少年，在达到前面所述的保持时间后，保持器要夜间继续戴用直到生长发育结束后。其中有骨性问题的青少年患者，矫治后除了戴一般保持器外，可能还需要用功能矫治器和口外弓等辅助保持。成年人正畸后按照前面所述的保持时间佩戴保持器。保持时间越长，效果越稳定。

（欧阳志强）

第十一节 口腔正畸学未来发展趋势

我们处在一个科技多元化发展的时代，科技的进步使生活变得更加轻松、便捷，也让医学未来的模式充满更多的可能性，为口腔正畸学未来发展注入革新力量。

一、数字化

（一）数字化资料采集

1. 面部三维摄影

目前临床常采用二维摄影方法收集面部数据，容易受到角度、光线、相机参数等多方面影响而产生误差。与二维不同，三维颜面成像技术是利用三维激光颜面扫描、立体摄影、结构光三维扫描技术等捕捉面部数据，能有效避免因角度改变产生的误差，且其安全、无创，能够在短时间内重现客观真实的面部三维结构，可应用于颜面部软组织多维度的测量与分析。还可利用三维颜面成像技术获取健康人群的颅面部结构信息，建立标准数据库用以个体化差别分析。未来面部三维摄影势必会成为正畸临床应用及研究中的有效手段。

2. 数字化模型

牙颌模型在正畸诊疗中起着重要作用是，需要对患者的牙、牙槽、牙弓、基骨及软组织形态和上下咬合关系进行精确复制。目前临床中多用石膏制备牙颌模型，但石膏模型有易受潮、易损坏、数量多、体积大、较难储存等缺点。近几年来扫描技术凭借其独特的优越性正迅猛发展，可通过扫描石膏模型，或是直接在口内扫描，得到一个接近真实牙列的数字化牙颌模型，避免了传统印模材料的变形导致的误差，精度较高。与石膏模型相比，数字化牙颌模型可以节约大量的人力、物力、保管成本，在节约模型储存摆放空间的同时可大大提高诊室舒适性，未来会越来越多地应用于正畸临床。

（二）数字化诊断设计

1. 数字化三维影像诊断

锥形束 CT（cone beam computed tomography，CBCT）是新型的数字化图像成型技术，它强大的图像处理能力为牙颌面畸形的诊断及方案设计和矫治带来了革命性变化。相较于传统的头部侧位片，CBCT 系统通过三维重建精确还原了头颅面的真实形态，使角度、线距测量的精确度大幅提高，解决了头颅侧位片图像易模糊、测量数据有限、拍摄时头部转动易导致比例失真等问题。通过 CBCT，正畸医生可以全面了解患者颌骨的大小、对称性、形态、骨量及上下颌骨间的关系，评估颞下颌关节情况、气道大小和通畅度，对埋伏阻生牙进行定位与分析等。目前 CBCT 虽然能够获取更多维度的颜面部数据，但仍缺乏权威的三维头影定位坐标体系，随着研究进一步发展，相信在未来三维头颅测量会成为主流。

2. 数字化牙颌模型测量

结合相关数字化牙颌模型测量软件，可以在三维方向上操控数字化牙模来进行精确测量，分析牙冠宽度、牙列拥挤程度、覆𬌗、覆盖等数据。相较于传统石膏模型用铁丝或是圆规的手工测量方法，数字化技术通常具有更高的精确度。同时，还可复制重现上下牙列间咬合关系，医生能够更加直观地观察各部位咬合接触情况，评估咬合接触的紧密轻重程度。

3. 可视化软组织分析

软组织形变复杂且受到多重因素如患者的唇部结构、性别、增龄变化、生长发育、牙齿位置等的影响，传统的二维分析难以捕捉颅面部的不对称性，因此二维软组织预测一直是治疗中的难点。随着锥形束 CT 和数字化图像技术的发展，三维可视化软组织预测分析方法正逐步取代二维分析法。可视化软组织预测分析是在三维图像上进行操作分割，移动颌骨或牙列后，再进行颌面部软硬组织的重建与组合。将这种直观便捷的虚拟操作方式用于正畸及正颌手术方案制定中，不仅能为患者提供了清晰直观的治疗方案，还为医患沟通、科研交流及临床教学提供了丰富的资料。相信在对软组织预测系统的影响因素、存在问题进一步地探究与完善后，该系统能更好地应用于口腔临床治疗，为患者提供更优质的医疗服务。

（三）数字化生产制作

1. 无托槽隐形矫治技术

无托槽隐形矫治技术是利用计算机图像处理和辅助设备获取三维数字化牙颌模型，通过软件设计模拟牙移动，制定出矫治方案后可生产加工成透明矫治器，从而矫治错𬌗畸形。与固定矫治器相比，无托槽透明矫治器具有更鲜明的个性化优势、更高的精确度及美观特性，无托槽隐形矫治技术的问世无疑开创了一个正畸新时代。但目前无托槽隐形矫治技术中所涉及的生物力学机制、适应证及附件设计原理及规则等方面依然有待研究及探讨，但毫无疑问它将成为正畸矫治器中的"黑马"。

2. 个性化舌侧矫治系统

传统舌侧矫治技术美观性高，但其托槽粘接及弓丝弯制具有一定困难性，在我国这项技术并未得到广泛推广。随着计算机辅助设计与计算机辅助制造技术（computer aided design/computer aided manufacturing CAD/CAM）的发展，医生可在电脑端三维建模完成个性化舌侧托槽设计，再经由机器生产与牙面舌侧吻合度良好的托槽。经由这种方法生产的托槽底板与牙舌面形态高度吻合，粘接托槽时所需的粘接剂的减少，使牙周组织受到的刺激减弱，降低了临床操作难度，同时提高了患者的舒适度。相信未来随着技术的不断发展，个性化舌侧矫治系统会在临床得到更多的运用，发挥自身的优势。

二、3D 打印快速成型技术

目前 3D 打印技术在正畸中被用于数字化模型及个性化托槽的生产，通过 3D 打印出的树脂模型的精度、强度、抗磨损较石膏模型具有巨大优势。目前在隐形矫治中可将模拟的牙齿移动的过程经由 3D 打印得到树脂模型，再通过热压膜技术制作出透明矫治器。目前 3D 打印成本较高且精度不一，还未直接用于隐形牙套的打印制造，相信随着技术的发展，最终可以实现 3D 打印甚至椅旁 3D 打印牙套，更加高效快捷。

（一）数字化疗效评估

正畸疗效评估的重要内容之一是评估治疗前后颅面部软硬组织的变化，对治疗前中后期颅面结构进行重叠分析后，能明确治疗各个时期的组织结构变化，直观评估正畸疗效。传统评价手段通过测量治疗前后头颅侧位片角度及平面，对比前后数据从而得出结论。但传统头颅侧位片重叠容易产生的头位偏差及结构变形等问题。如今在数字化时代，可利用三维影像、CBCT 数据重建、数字化模型等数据进行治疗前中后的三维图像重叠分析，定量反映容积变化和横截面情况，从而对软、硬组织的生长情况或治疗变化进行评价。这些现代化技术能够让医生获取更精准的数据，从而为正畸治疗效果的评价提供更加全面有力的证据。

（二）人工智能化

人工智能是通过模拟人们的思维逻辑和行为动作来帮助人们简化机械性和重复性工作劳动，甚至模拟人类思维进行"思考"，并帮助人们完成一些思考程度不深的任务。目前医疗领域中人工智能技术的应用主要有两大类：一是医疗专家系统；二是医疗机器人。医疗专家系统是一个具有大量的专门知识和经验的程序系统，它应用人工智能技术和计算机技术，模仿医生诊疗过程，并根据相应症状给出对应的解决方案。目前已有口腔院校开发出正颌外科专家系统，该系统不仅能够实现对各种不同类型的牙颌面畸形患者进行术前诊断，还能预测术后牙颌面效果，在手术设计以及手术模拟过程中，该系统都能够充分发挥定位引导作用。除此之外，它还可以展示具体治疗过程，例如在正畸前和正畸过程中患者可直观地看到计算机模拟预测出的牙齿移动变化。医疗机器人可完成正畸复杂的弓丝弯制，医生只需通过操控电脑，设计出弓丝弯制的参数，由机械臂将弓丝弯成完成，可充分表达临床医生的治疗思路。随着人工智能系统开发日益成熟，未来正畸治疗智能化定会成为主流。

（三）高效化

传统口腔正畸临床治疗的基本流程要经过牙模制取、灌制石膏模型、模型及头颅侧位片测量、排牙试验，最后是矫治器的设计和弯制。从资料收集到矫治器的佩戴至少需两周以上时间，存在效率低、周期长、综合成本高等问题。现今，随着数字化技术快速发展，正畸病例资料采集、临床诊断设计与治疗过程更为高效，正畸医师临床工作效率效率大大提高。例如将模型数据上传至相关软件后，临床医生可利用数字化模型进行数字化排牙，降低了在石膏模型或蜡型上进行排牙试验的繁琐程度，诊断效率大幅提高。数字化牙颌模型还便于远程传输，对于疑难复杂病例，下级医院可通过互联网直接将数字模型数据上呈至上级医院进行远程会诊，省去了模型寄送时间。

托槽粘接是正畸治疗中耗时较长的步骤，目前临床医生采用直接粘接法，粘接全口托槽需要 1 个小时，存在一定的局限性，如托槽定位精准性相 对较差、椅旁操作时间长、不同医生之间的托槽定位差异性大等问题。随着计算机辅助软件如美国的 OrthoCAD 及 Emodel 系统的开发使用，医生只要提交患者的初始模型或者口内三维扫描图像，通过计算机软件分析每个牙齿的形态位置，就可以在虚拟的模型上完成托槽的精确定位，然后再转移到口内。间接粘结法在体外完成托槽定位，可以很好地解决托槽的定位问题，缩短椅旁操作时间。目前，由于成本较高，托槽间接粘接技术还没有被正畸医生广泛的使用。相信随着该技术不断成熟和推广，托槽的定位和转移托盘的制作将由一些专门的技术人员和商业化的技工中心来集中完成，在降低成本的同时，也大大提高了临床医生工作效率，会给间接粘结技术提供更加广阔的应用前景。

口腔正畸治疗对象以儿童与青少年居多，近年来成人正畸比例也日益增高。传统口腔正畸中成年人牙齿移动速度至多达到每月 1mm，整体治疗的疗程需 2～3 年，疗程普遍较长。成年患者通常难以接受如此漫长的治疗周期，因此，如何提高正畸牙齿移动效率、缩短治疗时间成了正畸研究热门。国内外学者从不同方面做了很多研究，有学者通过局部或全身用药加速牙齿移动速度，目前已有研究证实，中药及生长因子等都可影响正畸牙的移动速度；有研究发现手术辅助正畸治疗能明显缩短正畸治疗时间；还有研究表明电磁、激光等方法具有镇痛、促进组织愈合和无创伤等特点，可以加速牙齿移动且操作简便，不增加患者痛苦。虽然国内外学者已做了大量有关加速正畸牙齿移动影响的研究，但多以动物为实验对象，药物浓度、使用剂量和不良反应仍需大量研究给予支持，目前还没有一个明确的金标准，应用后引起的组织学变化仍有待进一步研究。

（四）精准化

目前精准医疗备受关注。精准医疗是指根据每例患者的个体特征"量身定制"治疗方案。与个体化医疗相比，精准医疗是在对人、病、药深度认识基础上，形成的高水平医疗技术。口腔医学作为医学的重要组成部分，许多口腔疾病都基于个体遗传与环境因素，全身系统性疾病与口腔健康也有着十分密切的关系。随着口腔精准医学（precision stomatology）的提出，口腔医生可以将口腔疾病机制的认识与生物大数据和信息科学整合交叉，构建新的口腔疾病预防、诊断及治疗。错𬌗畸形由遗传因素与环境因素共同作用而产生，对于有严重遗传史的骨性 III 类患者，难以在早期对疾病进行精确的风险评估及诊断，治疗时机及治疗效果存在争议。深入研究错𬌗畸形发生的遗传机制，将利于错𬌗畸形早期诊断，并可通过基因信息判断某些患者的治疗效果，为临床治疗提供依据。目前普遍认为Ⅲ类错𬌗畸形是一种多基因遗传性疾病，分析发现一些影响髁突软骨生长的基因，如 IHH、PTHLH、VEGF、RUNX2、SOX9 等，与Ⅲ类错𬌗畸形的发生密切相关。通过基因筛查可获得更多与错𬌗畸形发生相关的候选基因，进一步研究候选基因的机制亦将阐明其与错𬌗畸形发生及预后的关系，最终可实现通过个体遗传信息对某些错𬌗畸形进行精准诊断及决策，甚至针对导致错𬌗畸形发生的遗传因素进行精确的基因治疗。我们有理由相信口腔精准医学将带来一场新的医疗革命，并将深刻影响未来医疗模式。

此外，数字化技术、间接粘接技术以及人工智能的发展将共同助力口腔精准正畸，利用计算机辅助技术建立三维数字化模型，并将牙冠、牙根和颌骨的数据纳入其中。使排牙更符合个体解剖生理特征，可以预测牙齿移动的最优路径，且能在最大程度避免发生骨开窗、骨开裂；在三维的牙颌模型上进行虚拟的托槽定位，将定位好的托槽通过转移托盘转移至患者口内，可以增加矫治器定位的精准度；通过智能机器人弯制弓丝，预成个性化序列弓丝，最终给予患者最为精准的口腔正畸治疗。

（五）美观化

亚里士多德说："美是比任何介绍信都有用的推荐函"。正畸是不断追求美和变美的过程，一代代的正畸医生和正畸患者都在为追求美而不懈努力，在数据收集、测量分析、诊断与方案制定及矫治器的生产这一系列过程中，数字化技术应用越来越广。数字化技术让正畸诊疗过程不断朝着精准化、高效化、个性化发展。如何通过数字技术最大限度的实现临床医生的方案设计，实现精准医疗理念，是未来医疗发展的趋势，也是一代又一代正畸人追求的目标理想。

现代社会中美是患者寻求正畸治疗的主要动机，这一动机受到牙颌面畸形的影响，也受到社会审美标准及患者心理活动的影响。未来不仅仅是矫治目标趋向美学化，矫治过程也会更加美观。从最原始的矫治器到如今的陶瓷托槽、透明弓丝、舌侧矫治甚至无托槽隐形矫治，矫治器的发展史历经变革到可以无声无息悄然变美的程度。同时，随着图像采集手段的进步，正畸美学的发展势必从整体到细节、从宏观到微观逐渐深入，医生可以对患者的动态美学、宏观美学、微观美学进行分析，使得治疗方案更加合理，美观化正畸无疑是未来正畸学发展的关键词之一。

（六）多学科 - 整合化

随着医疗的发展和对疾病领域的深入研究，学科会分化、再分化，在一定时期内可以推动本领域研究深入发展。目前口腔医学已分化为牙体、修复、正畸、口腔颌面外科、牙周等 20 多个学科，各学科又分出若干亚学科。分类有助于口腔各疾病诊疗的深入发展，却忽略了疾病的全局观和以患者为主体的根本宗旨，诊疗活动被人为地局限在某一种狭隘的知识和技术范围内，越来越缺少能在更高层次上总揽全局的"大医"。整合医学则是将医学各领域最先进的知识理论和临床专科最有效的实践经验分别加以有机整合，整合医学理念使医学体系从"分"走向"合"，弥补了传统医学发展的弊端与不足。整合医学不等同于多个专科知识技术的简单机械性叠加，它应该是在各个专科知识技术基础上的升华，成立以疾病为导向的学科中心。以颌面缺损为例，口腔医学整合化可将口腔颌面外科、创伤外科、整形外科、口腔修复科、正畸科等恢复颌面缺损所需的多个学科中相关的技术整合起来，建立口腔颌面修复中心。此外，整合医学能够促进口腔医学的跨学科交流，使各学科最先进的学术思想、知识技术能广泛传播，互利互惠，在未来医学的发展中势必会出现更多的学科交叉及整合。

（七）循证化

口腔正畸学发展初期是建立在许多医生个人医疗经验的基础上，并且由于口腔正畸病例样本都是独特的个体，无法收集大规模一致性的样本，正畸研究大多数为临床经验总结和临床病例报告，临床试验设计不够严谨，多为回顾性分析，缺少前瞻性的临床随机对照试验。在很长一段时间里，正畸学科发展仍停留在传统的经验医学模式。证据不足或不可靠，难以正确地指导临床实践。随着循证医学的兴起，口腔循证医学（evidence based dental medicine，EBD）和正畸循证医学（evidence based orthodontics，EBO）也应运而生，正畸也由实践经验模式转向循证决策。

有学者将临床研究证据由强到弱分为 6 个等级：

（1）收集多个随机对照试验（randomized controlled trial，RCT）后所做的系统评价（systematic review，SR）；

（2）至少一个 RCT；

（3）非随机对照试验；

（4）半试验性研究；

（5）非试验性叙述性研究；

（6）专家评述或意见。其中系统评价的证据强度在所有科研设计中是最高的。

近几年正畸循证医学迅速发展，系统评价涵盖了正畸诊疗的各个方面，包括病因、诊断、治疗、新技术等，系统评价的质量和数量也逐渐增多。正畸治疗中，正畸医师其实和科学家一样，要遵循个体化的原则、善于寻找、评价和应用证据，同时结合医生的临床经验，患者的需求和条件做出决策。未来的循证正畸学需要建立与共享信息网络平台，设立统一的评判治疗效果的标准，收集和整理翔实的临床资料，以利于医生更好地开展随机对照临床实验，正畸循证化势必成为正畸学发展的一大变革和未来趋势。

如何最大程度地让正畸诊疗过程不断朝着数字化、美观化、高效化、个性化发展，实现精准医疗和循证医学理念，是未来医疗发展的趋势，也是一代又一代正畸人追求的目标理想。

也许在未来的某一天，患者来到医院或者诊所，只需进行口腔及颌面扫描，计算机终端就可以自动完成组织重构，随后计算机会进行数字化模型分析、智能化三维诊断，智能系统会根据每个患者独特的牙齿、牙周的情况和生物力学特性，循证出最优的治疗规划，并且精准模拟出治疗过程以及预测出治疗后的牙齿及软组织效果。医生只需要花上几分钟时间，把它呈现给患者，如果患者同意开展治疗，只需在椅旁等待数字化制作设备将矫治器生产出来。如果患者不需要进行拔牙等前期处理，喝完一杯咖啡后，矫治器就可以装上了。我们完全有理由相信，随着科技的发展和医学的进步，口腔正畸学会迎来更美好的未来。

（李志华）

参 考 文 献

［1］ PHILIPPE J. 282 years of orthodontic history [J]. Journal of Dentofacial Anomalies & Orthodontics, 2011, 13 (4): 381-384.

［2］ KHOSRAVI R. One hundred years of orthodontic history [J]. 2016, 149 (4): 445-445.

［3］ WILLIAM PROFFIT, HENRY FIELDS, BRENT LARSON. Contemporary orthodontics [M]. 6th Edition. New York: Mosby Elsevier, 2018.

［4］ KOHINUR AKTHER, MD ZAKIR HOSSAIN. Dental arch width in children and relationship to their oral habits [J]. Bangladesh Journal of Orthodontics and Dentofacial Orthopedics, 2016, 7 (1-2): 6-11.

［5］ MOSTAFA ALTALIBI, HUMAM SALTAJI, RYAN EDWARDS, et al. Indices to assess malocclusions in patients with cleft lip and palate [J]. European Journal of Orthodontics, 2013, 35 (6).

［6］ YAGCI A, VELI, UYSAL T, et al. Dehiscence and fenestration in skeletal class I, II, and III malocclusions assessed with cone-beam computed tomography. [J]. Angle Orthodontist, 2012, 82 (1): 67-74.

［7］ NAK HEON KANG. Current methods for the treatment of alveolar cleft [J]. Archives of Plastic Surgery, 2017, 44 (3): 188.

［8］ MCMULLIN A, WARING D T, MALIK O H. Invisible orthodontics part 2: lingual appliance treatment [J]. Dental Update, 2013, 40 (5): 391-402.

［9］ KWON SOON-YONG, KIM YONG, AHN HYO-WON, et al. Computer-aided designing and manufacturing of lingual fixed orthodontic appliance using 2D/3D registration software and rapid prototyping [J]. International Journal of Dentistry, 2014: 1-8.

［10］ HUSSEIN N AL-KHALIFA, MOHAMED I HASHEM, KHALID J ALANAZI, et al. Orthopedic effect of chin cup during mixed dentition stage [J]. Journal of Contemporary Dental Practice, 2017, 18 (5): 410-414.

［11］ EMINE KAYGISIZ, LALE TANER, KAHRAMAN GUNGOR. Distribution of sagittal occlusal relationships in different stages of dentition [J]. Brazilian Oral Research, 2015, 29 (1): 1-6.

［12］ HARRELL W E, SCARFE W C, PINHEIRO L R, et al. Applications of CBCT in orthodontics [M]. Maxillofacial Cone Beam Computed Tomography. 2018.

［13］ 周彦恒. 数字化技术在我国口腔正畸学领域的应用现状及展望 [J]. 中华口腔医学杂志, 2016, 51 (6): 321-325.

［14］ PATEL A, TEE B C, FIELDS H, et al. Evaluation of cone-beam computed tomography in the diagnosis of simulated small osseous defects in the mandibular condyle [J]. American Journal of Orthodontics and Dentofacial Orthopedics, 2014, 145 (2): 143-156.

［15］ DAWOOD A, MARTI B M, SAURET-JACKSON V, et al. 3D printing in dentistry [J]. BDJ, 2015, 219 (11): 521-529.

［16］ JOSHI N, HAMDAN A M, FAKHOURI W D. Skeletal malocclusion: a developmental disorder with a life-long morbidity [J]. Journal of Clinical Medicine Research, 2014, 6 (6): 399-408.

[17] XIAO L, WANG H, LI Y, et al. The effects of dried root aqueous extract of Salvia miltiorrhiza and its major ingredient in acceleration of orthodontic tooth movement in rat [J]. Iranian Journal of Basic Medical Science, 2015, 18 (10): 1044-1049.

[18] TSUKA Y, FUJITA T, SHIRAKURA M, et al. Effects of neodymium-doped yttrium aluminium garnet (Nd: YAG) laser irradiation on bone metabolism during tooth movement [J]. Journal of Lasers in Medical Sciences, 2016, 7 (1): 40-44.

[19] KANASHIRO L K, ROBLES-RUÍZ, JULISSA JANET, et al. Effect of adhesion boosters on indirect bracket bonding [J]. The Angle Orthodontist, 2014, 84 (1): 171-176.

第六章

口腔颌面外科学

第一节 口腔颌面外科学简史

一、世界口腔颌面外科学简史

纵观世界牙医学发展史，我们发现牙医学与外科学的发展密不可分。早在公元前就有牙医学实践，就有医书记载牙医学内容，但是牙医学的正式建立和兴起是在 17～18 世纪。西方学者皮埃尔·费查（Pierre Fauchard）出版了《外科牙医》（*Le chirurgien dentiste*），并完善了牙科临床工作，因此他被称为现代牙科之父。当时牙科归于外科，被称为牙外科，牙科医师也被冠以外科医师的头衔而被称为 dental surgeon，至今牙科医师的学位仍沿袭牙外科学博士（Doctor of Dental Surgeon，D. D. S）或牙医学博士（Doctor of Dental Medicine，D. M. D）的称谓。20 世纪初，逐渐出现颌面外科的概念，但具体是在什么时候，什么国家，又或以什么形式提出的"颌面外科"，目前尚无考证。在东欧，苏联的口腔颌面外科学比较发达，其中特别得益于20世纪40年代的苏联卫国战争。由于对颌面部战伤的处理取得了长足发展，口腔颌面外科的名称在卫国战争后的苏联和其他东欧国家得到广泛应用。我国口腔医学在1952年大学院系调整时才被正式确认。1957年，卫生部颁布了口腔医学教学大纲，并将"口腔外科学"改名为"口腔颌面外科学"，首次以官方文件的形式对"口腔颌面外科"的名称给予正式肯定。我国第一本高等医学院校口腔外科教材是夏良才主编的《口腔颌面外科学》。美国学者亨利·阿彻（W. Harry Archer）和格斯塔夫·克鲁格（Gastav O. Kruger）的原著《口腔外科学》在20世纪70年代中期以后才更名为《口腔颌面外科学》。目前"口腔颌面外科"的名称被绝大多数国家所接受，需要强调的是，"口腔外科"一词绝不等同于"口腔颌面外科"，因后者包含的业务范围远远多于前者。随着时代的进步和业务工作的发展，单纯以"口腔外科"命名存在巨大的局限性，1986年，口腔外科医学学会正式更名为国际口腔颌面外科医师学会（International Association of Oral and Maxillofacial Surgeons，IAOMS），同时学术会议名称及《国际口腔外科杂志》也随之更名。目前国际口腔颌面外科医师学会是国际上最大的、参加国家和地区最多的口腔颌面外科组织，中华口腔医学会口腔颌面外科专业委员会于1999年加入国际口腔颌面外科医师学会，我国口腔颌面外科开始真正走向世界。

二、中国口腔颌面外科学简史

我国的口腔颌面外科学具有悠久的历史，在4000年前新石器时代的出土文物中就已发现拔牙术，如广东省增城市贝邱遗址、山东省大汶口遗址、江苏省与山东省边境的大墩子遗址、台湾地区高山族和垦丁等墓地出土的头骨和颌骨证实当时有拔牙习俗。1600年前《晋书·温峤传》原文记载"峤先有牙疾，至足拔之，因中风，至镇未旬而卒。江州士庶闻之，莫不相顾而泣。"这是我国第一例拔牙致死记载。《晋书·魏咏之传》一书详细记载了唇裂手术过程及术后护理（"对兔缺可割而补之，但须百日进粥，不得笑语……"），该病例被世界公认为第一例唇裂术。唐代孙思邈所著《备急千金要方》也详细记载了颞下颌关节脱位的手法复位技巧（"以一人提头，两手指牵其颐以渐推之，令复入口中，安竹简如指许大，不而牙伤人指"）。这种手法十分科学有效，符合颞下颌关节解剖生理学复位要求，一直沿用至今。宋代《小儿卫生总微论方》一书记载了唇裂修补的方法（"小儿生下唇缺，亦能弥缝，然不能掩其痕"）。明代《疡科准绳》详细记载了唇裂手术的方法及术后处理的过程，手术已采用局部麻醉［"如唇缺，先以小气针作三截针之，用捐线一条……抹封口药于线上（乳香、没药、儿茶、当归、杉皮炭、麝香、冰片），将药线三节穿定。却以药抹于缺处，以剪刀口抹封口药，薄剪去些皮，以线即缝合就，……换药每日一次，待八日剪去线，抹药"］。明代《外科正宗》一书记载了下颌智齿冠周炎所引起的骨膜下脓肿及颌骨骨髓炎，称"骨槽风"

（"骨槽风初起生于耳前，连及腮项，痛隐筋骨，久则渐渐漫肿，寒热如疟，牙关紧闭……致肌肉腐烂……致脓多臭秽。初则坚硬难消，久则疮口难合……"）。由此可知，我国古代先贤在口腔颌面外科领域进行了不懈探索并做出了杰出的贡献。

近代以来，口腔颌面外科发展大致经历了一个从无到有，由弱到强的过程。1919年华西协合大学牙科系扩建为牙医学院时，其课程设置中已有口腔外科学，这可能是我国最早出现口腔外科这一术语。1941年，北平大学医学院附属医院（现在的北京大学附属第一医院）设有牙科诊疗室，其中设有口腔外科。1945年，上海牙医专科学校开设口腔外科学。

在中华人民共和国成立以前，我国没有口腔颌面外科建制，口腔颌面外科相关疾病被分散在牙科、普外科及耳鼻喉科中。

20世纪50年代是我国口腔颌面外科的萌芽期，我国首个口腔颌面外科病房在华西协合大学附属医院正式建立。50年代初我国口腔医师和口腔颌面外科医师开始只能开展传统的口腔外科业务，如牙槽外科、三叉神经撕脱术、口底软组织、骨组织创伤和感染，口腔内颌骨、唾液腺小肿瘤切除和小缺损修复等。后由于朝鲜战争爆发，因颌面部创伤救治需要，成都、上海和北京等地分别派出了由著名口腔颌面外科专家组成的医疗队。此后，上海第二医科大学、北京医科大学也相继建立了口腔颌面外科病房。20世纪50年代中期，苏联派口腔颌面外科专家柯绥赫教授来华进行学术交流，为我国口腔颌面外科正式建立准备了物质基础和技术条件。1957年，国家教育部正式下达的教学计划中明确规定了口腔颌面外科学的教学内容。此后，教学医院及独立的口腔医院也相继有了口腔颌面外科的建制。随着医学科学和口腔医学的发展，尤其是外科学的发展，口腔颌面外科也逐渐拓展了自己的业务范围，成功地进行了一些高难度的大型手术，如腮腺浅叶切除、面神经解剖术、根治性颈淋巴清扫术、舌颌颈联合根治术、上颌骨扩大根治术以及颈动脉体瘤切除术等。经过十多年的发展，到20世纪60年代，已逐渐形成口腔颌面部肿瘤分支学科的雏形。在口腔颌面整形修复方面，开始只开展唇腭裂手术和小型缺损的整形术；在软组织整形修复方面，从皮肤移植术、局部皮瓣转移术到逐渐开展各种肌皮瓣移植术；在骨组织整形修复方面，从开展单纯游离肋骨和髂骨移植发展为开展各种类型的带肌蒂的骨移植以及血管化游离骨移植。经过二十多年的发展，到20世纪70年代，口腔颌面整形分支的雏形逐渐形成并逐渐走向成熟。由于历史原因，当时全国尚无肿瘤专科医院，而整形专科医院也仅有几所。综合医院几乎没有头颈外科，整形外科也比较少，而当时全国已有的几十家口腔专科医院大部分都设有口腔颌面外科。在全国一些大的综合医院，也有相当多的口腔科设有口腔科病房，并开展口腔颌面外科手术。因此在中华人民共和国成立后的半个多世纪里，口腔颌面外科领域的业务，如口腔颌面部肿瘤、口腔颌面整形修复以及相当一部分头颈部外科业务，主要在口腔医学范畴内发展起来。大多数患者在口腔医院或综合医院的口腔科就诊，而不是在综合医院其他科就诊。与国内情况不同的是，国际上大多数国家的口腔颌面外科、肿瘤和整形修复手术主要不在牙医学院的牙科医院中，而在医学院的附属医院或综合医院的口腔颌面外科、头颈外科、整形外科、耳鼻喉科、肿瘤科中进行。从国际口腔颌面外科发展概况来看，与世界一些发达国家相比，我国口腔颌面外科专业方面并不落后。早在20世纪30年代至40年代，我国就有一批专家投入口腔颌面外科事业，如张涤生、张锡泽、宋儒耀、张光炎、邹兆菊、王翰章、丁鸿才、周树夏等，我国第一代口腔颌面专家有不少都曾留学海外，而且具有很好的整形外科学基础。另外我国人口众多，口腔颌面外科患者人数也多，实践机会多。朝鲜战争促进了颌面创伤及缺损整复等外科技术的发展。中华人民共和国成立初期，我国尚无正式头颈外科建制，导致很多头颈肿瘤患者均被收治于口腔颌面外科，使口腔颌面部肿瘤的诊治水平有很大的提高。总体来说，在20世纪50年代的萌芽期，中国口腔颌面外科的建立和发展为口腔颌面外科正式命名、体制确立打下了牢固的基础。20世纪60年代至80年代，虽然我国经历了三年自然灾害和"文化大革命"，科学、教育、经济、文化的发展几经反复，但我国口腔颌面外科医务人员始终坚持在医疗一线，履行救死扶伤的神圣职责，并在大量临床实践中获得了无数宝贵经验，并逐步形成了一支专业队伍。随着改革开放的实施，国际学术交流日益密切，不少第二代、第三代口腔颌面外科工作者曾在海外学习，增长了见识，开阔了视野，也让国外同行了解了中国口腔颌面外科的蓬勃发展。经过七十年的发展，几代口腔人的勤奋努力和开拓性的工作，目前我国口腔颌面外科已成为一个特色鲜明、内涵丰富（包含口腔颌面外麻醉与镇痛、牙及牙槽外科、牙颌面种植外科、口腔颌面部感染、口腔颌面部创伤、口腔颌面部肿瘤、涎腺疾病、颞下颌关节疾病、口腔颌面神经疾患、口腔颌面部先天性畸形及缺损、口腔颌面部后天畸形及缺损、正颌外科）的中国式口腔颌面外科，并已在国际口腔颌面外科领域中占有重要地位。

（王予江）

第二节　牙　拔　除　术

一、概述

牙拔除术是口腔科最为常见的手术操作，是指用外科手术的方法使牙齿脱离其原有的解剖位置，从而达到治疗牙齿及其他相关疾病的一种手术操作。

牙拔除可能是最早的治疗牙齿疾病的手段之一，去掉病变的组织是最朴素的外科思维。直到现代口腔医学诞生之前，拔掉坏牙齿往往是最主要的治疗手段。随着现代医学理念的发展，我们认识到拔除牙齿不是最终的治疗目的，拔除患牙是为了解除病痛，更好地行使口颌系统的功能。这就决定了以下两点：第一、在有可能的情况下，应该保留牙齿而非拔除牙齿；第二、制订拔除牙齿的方案之前，需要考虑拔除牙齿后如何恢复它的功能。

制订拔牙治疗方案，要从两个方面考虑解剖学问题：第一是牙齿本身的形态特点，牙冠的形状，牙根的个数、分布、粗细、长度，以及牙根有否变异，有否融合，有否吸收，有否断裂等；第二是牙齿生长的牙槽骨的形态特点，牙槽骨的厚度、高度、密度，以及其周边有没有重要的解剖结构，如相邻的牙齿，血管、神经、腺体以及它们的走行、位置。了解这些，除了我们必须掌握口腔颌面部系统解剖学，更有赖于完善的术前检查和辅助的放射检查。放射检查尤其是CBCT，可以清晰地展示牙齿及牙槽骨的三维立体形态，为诊断和治疗设计提供最直观的证据。了解被拔除牙齿的解剖特点，不仅能使我们知道制约牙齿脱位的力来自哪里，如何解除，还能使我们避免不必要的创伤。

二、牙拔除术的适应证与禁忌证

牙拔除术既然是一种手术，就会涉及到适应证与禁忌证，也就是什么样的牙齿应该拔除，什么样的牙齿不能拔除的问题。

1. 适应证

临床上牙拔除的适应证包括：

（1）牙周病。因条件所限不能治疗的晚期牙周病牙。

（2）牙体缺损。牙体有严重龋坏、不能修复的患牙。

（3）根尖周病。不能用根管治疗等方法保留的根周炎病变牙齿。

（4）牙外伤。创伤牙因外伤折裂至龈下，或同时有根折，不能用其他治疗方法保存者。

（5）错位牙。移位或错位牙如影响功能及美观，引起疾病或创伤等，均应拔除。

（6）阻生牙。引起邻牙龋坏或反复引起冠周炎的阻生牙。

（7）额外牙。位置不正或妨碍美观和功能的多生牙也应拔除。

（8）治疗需要。因正畸需要进行减数的牙；因义齿修复的需要应拔除的牙；放疗前为预防严重并发症而需拔除的牙；良性肿瘤或囊肿波及的牙，因不能保留或因治疗需要而应拔除者。

（9）滞留乳牙。影响恒牙萌出者应当拔除。

（10）病灶牙。对疑为引起某些疾病的病灶牙也应拔除。引起某些局部疾病如颌骨骨髓炎、上颌窦炎等的病灶牙，应在急性炎症得到控制后拔除（图6-1、图6-2）。

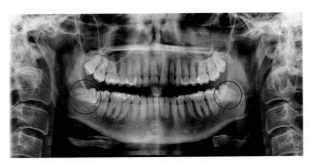

图6-1　阻生牙

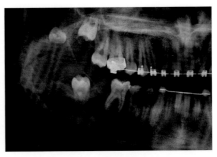

图6-2　牙源性囊肿

需要指出的是，牙拔除的适应证是相对而言的：一方面，随着治疗理念的不断提升，新的技术手段和口腔器械、材料的快速换代，一些过去被认为无法保留的牙齿现在有可能保留；另一方面，患者的健康意识逐步健全，承受治疗风险和支付治疗费用的能力也不断提高，使得更多新技术得以接纳和推广。如过去比较严重的牙周病通常选择拔除松动牙齿后再进行义齿修复，现在进行系统牙周治疗、维护配合牙周手术、牙周固定，矫正患者的行为，帮助患者建立口腔健康习惯，越来越多的牙周病患者保留了自己的牙齿。再比如大面积龋坏（缺损甚至到达牙龈下方的牙齿），过去通常认为是无法保留的，现在通过牙体、牙周、修复、正畸多学科共同努力，不仅可以治疗龋坏，还可以高仿真度地恢复外形和功能。

2. 禁忌证

牙拔除术虽然常规，但毕竟是一项有创伤的治疗，因此我们在选择牙拔除术之前还要考虑到患者能否承受。通常牙拔除术的禁忌证主要包括：

（1）严重的高血压，血压高于 180/100mmHg。

（2）心脏病，并伴有其他脏器损伤的患者，如近期发生的不稳定性心绞痛、心律失常。

（3）血液病，有出血倾向的血液病患者不宜拔牙，如贫血、血红蛋白低于 80g/L、白血病、原发性血小板减少性紫癜、血友病等。

（4）空腹、过度疲劳、精神高度紧张、女性月经期。

（5）肝病、重度肝炎。

（6）肾病，急性肾炎、慢性肾功能不全、严重的肾病、肾功能衰竭患者。

（7）糖尿病，血糖高于 8.8mmol/L。

（8）甲亢。

（9）月经期，有可能引起代偿性出血。

（10）恶性肿瘤。恶性肿瘤病人，如牙位于恶性肿瘤中或已被肿瘤累及，单纯拔牙可使肿瘤扩散，创口亦不易愈合，应视为禁忌证。一般应与肿瘤一同切除。放射治疗前，位于照射部位的患牙，应在放射治疗前至少 7～10 天拔除或完成治疗。在放疗期间和放疗后 3～5 年应禁止拔牙，以避免形成放射性骨髓炎。

（11）肺结核开放期的患者。

（12）急性炎症期、炎症未得到控制的患者。

（13）怀孕妇女在妊娠前三个月和最后三个月不宜拔牙，避免引起早产和流产。

（14）去肾上腺皮质功能不全患者。

（15）神经精神疾患。主要为合作问题，如帕金森病，经常有不随意的活动；大脑性麻痹，有痉挛状态；这些病人皆不能合作。除非使用全身麻醉，方可进行拔牙。

我们发现这些禁忌证都是常见疾病，在人群中有很大的发病率，这部分患者也可能有拔牙的需求，因此拔牙的禁忌证也不是绝对的，当这些全身系统性疾病得到有效控制，配合必要的围手术期用药、良好的镇痛、更精准微创的操作、相关专业专科医师的配合，是可以开展牙拔除术的。比如说常见的糖尿病患者，当空腹血糖可以持续稳定地控制在 8.8mmol/L 之内，术前预防性地应用抗生素，术中严格消毒，快速精细操作，严格止血，术后足量应用抗生素控制感染，严密检测控制血糖，是完全可以完成牙拔除术的。

但在这些系统性疾病急性发作期以及各项生理指标控制不理想的状态下是要避免拔牙的。同时，术前判断牙齿拔出难度较大，可能需要较长的操作时间以及可能引起较大创伤的牙齿也尽量避免拔除，选择更为保守的治疗方案或者等待患者全身状况更加稳定时再给予拔除。口腔专科医生应该具有一定的全科医生的能力，能够将患者全身情况与口腔疾病治疗相结合，培养整体思维能力，避免"只见牙齿不见全身"，制定周全的治疗方案，规避患者和自身的风险，拔牙本身不致命，但拔牙引起全身并发症导致严重人身损害的报道并不鲜见。

三、拔牙工具

当我们诊断一颗牙需要拔除，明确了这颗牙可以拔除，下一个问题就是怎么拔除。

"工欲善其事，必先利其器"，拔除牙齿首先要有合适的工具。拔牙的工具分为主要工具和辅助工具以及微动力系统。主要工具是指牙钳和牙挺，还有切割牙体组织的动力设备。牙钳是靠钳握牙体组织，依靠摇动扩大牙槽窝，依靠转动撕脱牙周膜，依靠牵引将牙体组织脱位。牙挺是借助楔力、轮轴力和杠杆力使牙根脱离牙槽窝。牙钳和牙挺的设计工作端都是紧贴牙体组织的。因此不同牙齿的牙钳的形态各不相同，对应牙体、牙根、根尖的牙挺形态也不尽相同。辅助工具除了口腔检查常规的口镜、探针、镊子，还包括外科常用的手术刀、剪刀、骨膜剥离器、骨凿、锤子、咬骨钳、骨钳以及缝合器械等。微动力系统有高速涡轮机、超声骨刀等，种植机，气动式外科专用切割手机可以用于去除牙齿脱位的骨阻力，或将被拔除牙齿切割成若干小块分别取出，从而解除阻力，避免较大的损伤（图 6-3、图 6-4、图 6-5）。

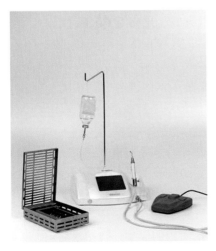

图 6-3　超声骨刀

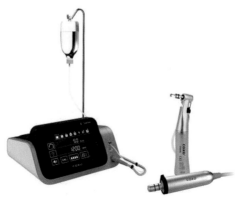

图 6-4　种植机

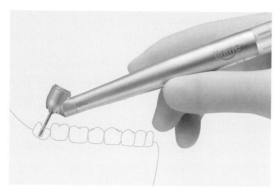

图 6-5　气动式外科专用切割手机

在拔牙之前要初步判断拔出的方法，根据方法选择合适的器械。器械是把双刃剑，用的方法是否正确结果完全不同。比如同样是牙挺，同样拔除下颌磨牙残根，作用力量的支点放在近中颊侧坚实的牙槽骨上可能会撬出牙根，支点放在舌侧则可能会撬断舌侧牙槽骨，放在邻牙上可能会撬松邻牙，而一旦支点不稳滑脱可能会刺穿口底。因此选择、使用器械都要从操作者自身把控能力出发，器械怎么用，会产生什么样的力量，会引发什么样的结果，什么情况超出预期应该停止，操作者都应该明了。拔牙需要技巧，而不是暴力。

四、拔牙术前准备、基本操作及术后康复

拔牙后的康复情况可观察牙槽窝的表现。通常我们人为地将牙拔除术的操作分为术前准备和基本操作。

1. 术前准备

术前首先要详细询问病史，确定是否拔牙，设计拔牙方案，向患者说明治疗计划和拔牙相关事宜。接下来调整患者体位，合适的体位应该是使患者舒适、放松，同时便于术者操作。拔牙时，大多采用坐位。拔上颌牙时，患者头后仰，张口时上颌牙的平面与地面成45°～60°，上颌与术者的肩部同高，或根据术者的习惯进行调整。拔下颌牙时，患者端坐，椅位放低，张口时下颌牙的平面与地平面平行，下颌与术者的肘部平齐。不能坐起的患者可采取半卧位。接下来是手术区准备，强调无菌操作。复杂牙需切开缝合者，在颈前和胸前铺消毒巾或孔巾。最后是器械准备。

2. 基本操作

首先是局部麻醉，先确定局部麻醉的效果，然后再次核对需拔除的牙，让患者有足够的思想准备，在能配合手术的前提下，一般牙齿拔除要经过分离牙龈、挺松患牙、安放牙钳、拔除患牙几个基本操作步骤。最后要检查拔除的患牙是否完整、有无断根，如发现有断根，应予拔除。检查拔牙创口内有无牙碎片、骨碎片、牙结石以及炎性肉芽组织。用刮匙清理拔牙创，清除根尖病变和进入牙槽窝内的异物，防止术后出血、疼痛或感染而影响拔牙创的愈合。对过高或过尖的骨嵴、牙槽中隔或牙槽骨板，可用骨凿、咬

骨钳、骨锉等进行修整，以利于创口愈合和后期义齿修复。对被扩大的牙槽窝或裂开的牙槽骨板，可用手指垫纱布将其复位。对切开、翻瓣拔牙或牙龈撕裂者，均应进行牙龈对位缝合，一般拔牙创不需进行缝合。在进行上述处理后，使拔牙创内充满血液，然后在拔除牙创面上放置消毒的纱布棉卷。令患者稍用力咬住压迫止血，半小时后可自行取出。对有出血倾向的患者，应观察 30 分钟，对不合作的儿童、无牙颌老人以及残障患者，或不能自行咬纱布棉卷者，可由医护人员或陪同家属用手指压迫纱布棉卷几分钟，观察 30 分钟后无异常可离开。拔牙后，我们要告知患者当天不能漱口刷牙，次日可刷牙，不要用舌尖舔或吸吮伤口，以免拔牙创内的血凝块脱落。拔牙当天吃半流质食物或软食，食物不宜过热，避免用拔牙侧咀嚼。拔牙当天口内有少量血液渗出，唾液内带有血丝，属正常现象。嘱患者不要惊慌，不能用手指触摸伤口。如拔牙后有大量鲜血流出，应及时复诊。麻醉作用消失后，伤口可感到疼痛，必要时可服用止痛药物。如术后 2～3 天再次出现疼痛并逐渐加重，可能发生了继发感染，应复诊检查，作相应的处理。拔牙后一般可以不给予抗生素药物。如果是急性炎症期拔牙，或复杂牙以及阻生牙拔除，可在术前、术后给予抗生素预防感染。

3. 术后康复

拔牙后，患者会很关心口里原先容纳牙齿的牙槽窝会怎么样。通常牙拔除后，牙槽窝内充满血液，约 15 分钟形成血凝块，同时牙槽窝周围的牙龈缘发生收缩内卷，将创口缩小。血凝块有保护创口、防止感染、促进伤口愈合的功能。如血凝块脱落或无血凝块形成，则会使创口愈合延迟，并导致牙槽窝感染、疼痛等并发症。牙拔除 24 小时后，有成纤维细胞从牙槽骨壁向血凝块内延伸生长，使血块发生机化。3～4 天后，牙槽窝周围牙龈缘的上皮组织向血块表面增殖，1 周后可以完全覆盖创面。此时，牙槽窝内开始形成肉芽组织，以后再转化为结缔组织。第 6 天开始有新骨出现，4 周后新骨可充满牙槽窝，3 个月左右完全形成新骨。在拔牙创愈合过程中，同时进行着牙槽骨的改建，有骨的吸收和增生现象。骨吸收在拔牙后 2 个月仍然很明显，以后逐渐稳定。临床上，拔牙后 1 周左右，牙槽窝内有肉芽组织形成，1～2 个月牙槽窝即可变平。X线片检查，3～6 个月后牙槽窝才能出现正常的骨结构。因此，理论上义齿修复应在拔牙后 2 个月进行，临床上我们可根据拔牙多少、创伤大小、患者年龄以及创口愈合情况具体分析。

五、拔牙并发症及其处理

拔牙并发症分为术中和术后并发症。

1. 并发症

（1）术中并发症：主要有软组织损伤、牙根折断、牙槽骨损伤、口腔上颌窦交通、出血、神经损伤、颞下颌关节脱位以及下颌骨骨折。造成这些损伤的原因主要是术前对于患牙检查不充分，术前评估不足，手术设计不合理，器械选择不当，使用方法不当以及出现超出预期的情况未能及时止损。这些需要夯实专业基础，并在上级医生指导和监督下，总结和积累临床经验才能逐步提高和完善。

（2）术后并发症：最常见是拔牙后出血，在正常情况下，拔牙创压迫半个小时后不会再出血。如在吐出消毒纱布棉卷后仍出血不止，或拔牙后第 2 天再次出血，则为拔牙后出血。拔牙后当时出血未停止是原发性出血，拔牙后第 2 天因其他原因发生出血是继发性出血。出血的原因有全身因素和局部因素。全身原因包括各种血液疾病、高血压、肝胆疾病等；局部原因是牙龈撕裂、牙槽骨骨折、牙槽窝内有肉芽组织或异物、血凝块脱落或继发感染等。

2. 并发症的处理

1）发生拔牙后出血：首先应进行局部检查。一般可见到高出牙槽窝的凝血块，并有血液从凝血块的下方渗出。

处理方法：先清除高出牙槽窝的凝血块，检查出血部位，用生理盐水冲洗，局部外用止血药，再次压迫止血；如牙槽窝内有异物，可在局部麻醉下彻底搔刮牙槽窝，让牙槽窝充满新鲜血液后，再压迫止血；如出血明显，可在牙槽窝内填塞明胶海绵或碘仿纱条，然后将创口拉拢缝合。在局部处理后，与全身因素有关的患者需进行化验和对症处理，如输鲜血或凝血因子等。

2）拔牙创感染：一般牙拔除后不发生拔牙创感染，复杂牙拔除和阻生牙拔除易发生拔牙创感染。

拔牙创感染分为急性感染、干槽症和慢性感染 3 种：

（1）急性感染与拔牙局部创伤大、拔牙前有局部感染灶、患者有糖尿病等有关。多发生于拔牙后第 1 天，局部或面部疼痛、肿胀以及张口受限。拔牙术中坚持无菌操作，尽量减少手术创伤。

（2）干槽症是拔牙创急性感染的另一种类型，以下颌后牙多见，特别是在下颌阻生第三磨牙拔除术后。在正常情况下，即使是翻瓣去骨拔牙术，其创口的疼痛 2～3 天后会逐渐消失。如果拔牙后 2～3 天后出现剧烈的疼痛，疼痛向耳颞部、下颌下区或头顶部放射，用一般的止痛药物不能缓解，则可能发生了干槽症。临床检查可见牙槽窝内空虚，或有腐败变性的血凝块，呈灰白色。在牙槽窝壁覆盖的坏死物有臭味，用探针可直接触及骨面并有锐痛。颌面部无明显肿胀，张口无明显受限，下颌下可有淋巴结肿大、压痛。组织病理学表现为牙槽窝骨壁的浅层骨炎或轻微的局限型骨髓炎。干槽症与手术创伤和细菌感染有关，所以术中应严格遵守无菌操作，减少手术创伤。一旦发生干槽症，治疗原则是彻底清创以及隔离外界对牙槽窝的刺激，促进肉芽组织的生长。

（3）慢性感染主要由局部因素所致，如牙槽窝内遗留残根、肉芽组织、牙石、碎牙片或碎骨片等异物。临床表现为拔牙创经久不愈，留下一个小创口，创口周围牙龈组织红肿，可见少量脓液排出或有肉芽组织增生，一般无明显疼痛。牙拔除术后应仔细清理牙槽窝，特别是慢性根尖周炎患牙，根尖炎性病灶不刮治干净，即可发生拔牙术后出血，也可形成慢性炎症而长期不愈。多根牙拔除时应防止残根遗留。如发生慢性感染，应拍摄 X 线片，了解牙槽窝内病变情况，是否有异物遗留，牙槽窝的愈合情况等，然后在局部麻醉下重新进行牙槽窝刮治，让血液充满后，用消毒纱布棉卷压迫止血，并给予口服抗生素治疗。

（刘　苗）

第三节　智　齿

一、定义

智齿是口腔内上、下颌第三磨牙。由于萌出时间一般在 16 岁至 25 岁之间，此阶段人的生理、心理发育逐渐成熟，这个阶段一般被认为是人类智力发育的高峰时期，所以人们常将这颗牙齿称作智齿。

二、智齿阻生及其危害

现代医学观点认为，在原始人类阶段，由于食物粗糙，颌骨和牙列的发育对口腔咀嚼功能的影响十分重要，原始人宽大的下颌骨为智齿萌出提供了充足的空间，从而使第三磨牙（也就是智齿）能够在 16 岁前后正常萌出，但是近现代以来，随着人类食物日益精细，咀嚼对颌骨的刺激降低，下颌骨结构得不到充分的咀嚼功能锻炼，逐渐退化，牙量大于下颌骨量，从而可能造成第三磨牙萌出空间不足，形成了智齿阻生，智齿阻生是青壮年人的一种常见病。

阻生齿的危害包括但不限于以下几方面：

1. 智齿冠周炎

因智齿萌出位置不足导致的异位或阻生，牙冠部分外露于牙龈外，部分被牙龈覆盖。从而使牙体与牙龈之间形成盲袋，容易寄存食物残渣和细菌，一般刷牙很难清理干净，加之冠部牙龈容易因咀嚼创伤形成溃疡，每当全身抵抗力下降或细菌毒力增强时，便容易导致牙冠周围软组织炎症。智齿冠周炎以下颌多见，有急性、慢性之分。临床上常以急性炎症形式出现。在急性炎症初期患者仅表现为轻微胀痛不适，当咀嚼吞咽或张口运动时疼痛加重。如冠周炎症持续发展，局部可呈自发性跳痛，并可放散至同侧的头面部。炎症侵及咀嚼肌时可引起不同程度的张口受限，此时全身可出现不同程度畏寒、发热、头痛等症状。检查可见智齿冠部牙龈红肿糜烂、触痛明显，挤压龈袋可有脓液溢出。慢性智齿冠周炎临床上多无明显症状，仅有患处轻微压痛不适。当抵抗力下降时，常致急性发作。急性冠周炎进一步加重，可引起邻近组织器官或筋膜间隙感染。

2. 间隙感染

正常情况下，在颌面部各种组织之间，如皮下组织、肌、唾液腺、颌骨，充填有数量不等的疏松结缔组织或脂肪，其中有血管、神经、淋巴组织、唾液腺导管走行。这种结构在生理上具有缓冲运动产生的张力和压力作用，从解剖上即是潜在的间隙，而且相邻的间隙之间相互通连。当智齿冠周炎未得到控制，感染侵入这些潜在间隙内，可引起疏松结缔组织溶解液化，炎症产物充满其中。感染可局限于一个间隙内，也可沿着阻力薄弱的组织扩散，形成弥散性的多个间隙感染。常表现为急性炎症过程，一般化脓性感染包括红、肿、热、痛和功能障碍。炎症反应严重者，全身现高热、寒战、脱水、白细胞增高、全身不适等中毒症状。

3. 龋齿

智齿位于牙列最末端，日常刷牙清洁不到位容易导致龋齿。龋齿是以细菌为主的多种因素作用导致的牙齿硬组织进行性病损，表现为无机质脱矿和有机质分解，随病程发展而从色泽改变到形成实质性病损的演变过程。龋齿是细菌性疾病，因此它可以继发牙髓炎和根尖周炎，甚至能引起牙槽骨和颌骨炎症。

4. 牙髓炎

牙髓是主要包含神经血管的疏松结缔组织，位于牙齿内部的牙髓腔内。智齿因龋损破坏了牙釉质、达到牙本质深层，甚至穿通牙本质到达牙髓腔后，口腔中的细菌刺激牙髓而引起牙髓炎症，即牙髓炎，主要症状为疼痛，甚至是剧烈的难以忍受的疼痛，常会使患者坐卧不安，饮食难进，痛苦不堪。

5. 食物嵌塞

智齿萌出异常导致与邻牙间无法形成正常的邻接关系，进而容易产生食物嵌塞。长期食物嵌塞可诱发牙龈退缩、牙槽骨吸收以及邻面龋坏。

三、拔除智齿的适应证及禁忌证

1. 适应证

通常情况下，需要拔除的智齿有如下情况：

（1）引起冠周炎的阻生牙。

（2）阻生牙龋坏或导致邻牙龋坏。

（3）阻生牙引起食物嵌塞。

（4）阻生齿压迫导致邻牙牙根吸收。

（5）因阻生牙压迫导致邻牙牙周组织破坏。

（6）阻生牙导致牙源性囊肿或肿瘤。

（7）因正畸治疗需要拔除的阻生牙。

（8）可能为颞下颌关节紊乱病诱因的阻生牙。

（9）因完全骨阻生而被疑为原因不明的神经痛或病灶牙。

（10）因颌面部手术需要拔除。

2. 禁忌证

可免于拔除的智齿有如下几种情况：

（1）正位萌出达邻牙咬合平面，可与对颌牙建立正常咬合关系。

（2）第二磨牙已缺失或因病损无法保留时，可保留做修复用基牙。

（3）完全埋伏于骨内且无症状的阻生牙，且与邻牙牙周组织无相同者可暂行观察。

（4）第二磨牙缺失，第三磨牙有望前移替代第二磨牙与对颌牙建立正常咬合者。

（5）拔除阻生牙会造成周围神经、牙齿或原有修复体的损伤者可暂行观察，不予拔除。

总之，阻生齿拔除前需仔细评估，严格把握阻生齿拔除的适应证，在为患者解除阻生齿带来的病痛的同时，尤其需注意避免过度医疗。

第四节　口腔颌面部感染

口腔颌面部位于消化道与呼吸道的起端，通过口腔和鼻腔与外界相通。由于口腔、鼻腔、鼻旁窦的腔隙，牙、牙龈、扁桃体的特殊解剖结构和这些部位的温度、湿度均适宜于细菌的寄居、滋生与繁殖，因此，正常时即有大量的微生物存在。

一、口腔颌面部感染的病原菌及感染途经

口腔微生物群的细菌包括各种各样的革兰氏阳性球菌和杆状菌，革兰氏阴性球菌和杆状菌，专性厌氧菌和兼性厌氧菌。口腔颌面部感染常见的病原菌之一是链球菌，链球菌是一类链状排列的革兰阳性球菌，兼性厌氧或专性厌氧，糟糕的口腔卫生会促进这种细菌在牙面的聚集，最终导致牙齿的龋坏、牙髓炎、根尖周炎。根尖周炎患牙的牙根处为细菌提供了一个低氧的封闭环境，当专性厌氧菌和兼性厌氧菌胜出其他细菌时，使得根尖周炎逐步升级为口腔感染病灶。厌氧菌释放的腐蚀性的酶侵蚀周围的骨质，使得感染侵蚀周围的解剖结构（图 6-6）。鉴于口腔感染的病史，可知大部分临床所见的口腔感染是同时由多种不同的细菌引起的，所以直到感染的病源得以控制，如通过引流，应用抗生素，病源牙拔除，否则感染灶不会自愈。

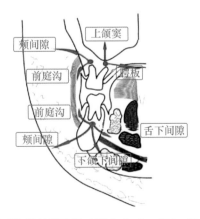

图 6-6　牙源性感染的扩散途径（摘自 Oral and Maxillofacial Surgery）

　　口腔颌面部组织遭受口腔内常驻菌群或外来病原菌污染时，不一定都会发生感染，只有当人体局部或全身的防御功能削弱，或病原菌数量过多、毒力过大时才会发病。感染的发生一方面取决于细菌的种类、数量和毒力，另一方面还取决于机体的抵抗力、易感性、病员的年龄、营养状况、免疫状况以及感染发生部位的解剖特点、局部血液循环状况、有无脓肿形成或异物存在等多种因素的影响。急性感染发生后，若机体抵抗力强，并得到及时合理的治疗，则感染可被控制而局限，通过自行吸收或形成脓肿引流后痊愈。

　　当机体抵抗力与病原菌毒力处于相持状态，或处理不当时，则感染可转为慢性过程。如细菌毒力超过人体抵抗力，或抗菌药物使用不当或无效时，感染可向周围组织蔓延，并通过淋巴管及血循扩散，引起淋巴管炎、淋巴结炎或发生脓毒症、转移性脓肿、海绵窦血栓性静脉炎、感染性休克等严重并发症。因此口腔颌面部感染的过程与转归受病员的抵抗力、细菌的毒力和治疗措施三方面影响。同理，保持口腔卫生，维持自身正常的免疫力可以防治大部分的感染。

二、常见的口腔颌面部感染

（一）冠周炎

　　冠周炎是指牙齿在萌出过程中、萌出不全以及阻生时，牙关周围软组织发生的炎症，临床中以下颌智齿冠周炎多见。在人类漫长的演化过程中，随着食物种类的变化，带来咀嚼器官的退化，造成颌骨长度与牙列所需长度的不协调。下颌第三磨牙是牙列中最后萌出的牙，因萌出位置不足，可导致程度不同的阻生。阻生智牙及智牙萌出过程中，牙冠可部分或全部为龈瓣覆盖，龈瓣与牙冠之间形成较深的盲袋，食物及细菌极易嵌塞于盲袋内；加之冠部牙龈常因咀嚼食物而损伤，形成溃疡，表现为慢性冠周炎。当全身抵抗力下降、局部细菌毒力增强时可引起冠周炎的急性发作。因此，智牙冠周炎主要发生在18～30岁智牙萌出期和最终萌出不全而阻生的青壮年患者。冠周炎的治疗在急性期以局部处理为主，辅以全身支持疗法。急性炎症控制后对于病灶智牙应尽早拔除。下颌智牙冠周炎如处理不当或不及时，炎症可向周围组织扩散，引起邻近组织器官或筋膜间隙的感染。

（二）间隙感染

　　颌面部间隙感染是颜面、颌周及口咽区软组织肿大化脓性炎症的总称。化脓性炎症弥散时称为蜂窝织炎，局限时称为脓肿。正常颌面部各层组织之间存在潜在的筋膜间隙，当感染侵入这些间隙时，化脓性炎症使疏松结缔组织溶解液化，炎症产物充满其中，此时才出现明显的间隙。感染可局限于一个间隙内，也可循阻力薄弱的组织扩散，形成弥散性的多个间隙感染，如口底蜂窝织炎。

（三）颌骨骨髓炎

颌骨骨髓炎是指由细菌感染或物理、化学因素使颌骨的骨膜、骨皮质、骨髓及骨髓腔内的血管、神经等产生的炎性病变。化脓性颌骨骨髓炎以牙源性感染为常见，主要发生于下颌骨。临床上分为中央性颌骨骨髓炎和边缘性颌骨骨髓炎。急性期治疗原则与一般急性炎症相同，慢性期则以手术清除病灶死骨为主（图6-7、图6-8）。

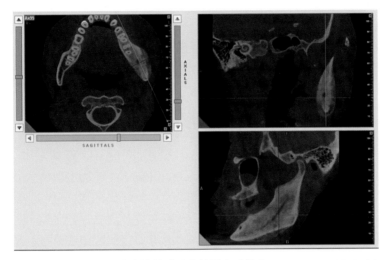

图6-7　CBCT示慢性颌骨骨髓炎的骨膜反应性增生（摘自 Oral and Maxillofacial Surgery）

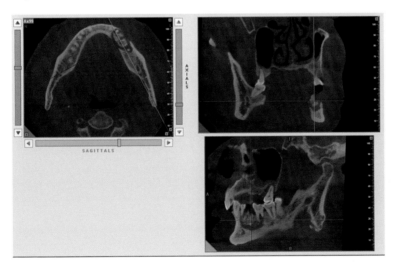

图6-8　CBCT示骨髓炎死骨已形成并分离（摘自 Oral and Maxillofacial Surgery）

临床上以牙源性感染引起的化脓性颌骨骨髓炎最为多见，特异性骨髓炎较少。近年来，由于口腔颌面部恶行肿瘤放射治疗的广泛应用，放射性颌骨坏死及其伴发的骨髓炎有增多的趋势。由于双膦酸盐药物被逐渐应用于预防和治疗由破骨细胞活性增强所致的骨质降解性病症，该类药物相关性颌骨坏死亦逐渐引起临床医师的重视。

（四）面颈部淋巴结炎

面颈部有丰富的淋巴组织，它能将口腔、颌面部的淋巴回流汇集到所属的区域淋巴结内，最后经过颈深淋巴结及颈淋巴干进入颈内静脉。淋巴结有过滤与吞噬进入淋巴液中的微生物、颗粒物质（如尘埃、异物、含铁血黄素）与细胞（如肿瘤细胞等）的功能；而且还有破坏毒素的作用。因此，它是防御炎症侵袭和阻止肿瘤细胞扩散的重要屏障。口腔颌面部的许多疾病，特别是炎症和肿瘤，常出现相应引流淋巴结的肿大。面颈部淋巴结炎常继发于口腔颌面部的感染，成年人以牙源性感染最常见，儿童则多由上呼吸道感染等引起。急性化脓性淋巴结炎表现为局部的肿胀、疼痛和较为明显的全身症状，脓肿形成后临床检查可有波动感或可凹性水肿。急性淋巴结炎应全身应用抗生素，必要时需切开引流。慢性淋巴结炎一般不需治疗。

（五）面部疖痈

面部皮肤是人体毛囊及皮脂腺、汗腺最丰富的部位之一，又是人体暴露部分，接触外界尘土、污物、细菌机会多，易招致损伤。引起单一毛囊及其附件的急性化脓性炎症称为疖，病变局限于皮肤浅层组织，表现为红肿疼痛的皮肤硬结。相邻多数毛囊及其附件同时发生急性化脓性炎症称为痈，其病变波及皮肤深层毛囊间组织时，可顺筋膜浅面扩散波及皮下脂肪层，造成较大范围的炎性浸润或组织坏死，除局部症状外还伴有较为严重的全身中毒症状，其中以海绵窦血栓性静脉炎更为凶险。疖肿通过局部治疗可以缓解。痈的局部治疗严禁局部挤压、挑刺，以避免炎症扩散，同时需要给予抗生素及全身支持疗法。

颜面及颌骨周围存在较多相互连通的潜在性筋膜间隙，其间含疏松的蜂窝结缔组织，形成感染易于蔓延的通道，加之颜面部血液循环丰富，鼻唇部静脉又常无瓣膜，致使在鼻根至两侧口角区域内发生的感染易向颅内扩散，该区域被称为面部的"危险三角区"（图 6-20）。

如果此处的疖、痈处理不当或治疗不及时，会引起海绵窦血栓性静脉炎，导致颅内感染危及生命。

三、口腔颌面部感染的临床表现

牙痛和肿胀是口腔感染的两个标志性症状，有时还会伴随发热。肿胀会出现在病源牙的牙根旁，或者是感染侵及的间隙。感染颌周咀嚼肌群受到炎症递质的激惹、神经反射而出现肌肉痉挛，引起不同程度的张口受限。舌根、口底、颌下、咽旁等部位的间隙感染可导致吞咽、咀嚼、语言及呼吸障碍。隐蔽部位如颞下间隙、翼颌间隙感染，局部可无明显的红、肿、热、痛表现，而主要表现为患侧疼痛及张口受限。全身症状为畏寒、发热、头疼、乏力及食欲减退等。慢性炎症患者，因局部病变经久不愈，长期排脓，全身低热，进食较差，而出现全身衰弱、营养不良和贫血。

四、口腔颌面部感染的并发症

口腔颌面及颈部深面的知名解剖结构均有致密的筋膜包绕。在这些解剖结构的筋膜之间，有数量不等而又彼此连续的疏松结缔组织或脂肪组织填充。由于感染常沿这些阻力薄弱的结构扩散，故将其视为感染发生和扩散的潜在间隙。

根据口腔颌面颈部各个间隙的解剖部位和相互关系，临床上将这些间隙分为4组：①皮下间隙，包括眶下间隙和颊间隙；②下颌骨周围间隙，包括颏下间隙、舌下间隙、下颌下间隙；③咀嚼间隙，包括嚼肌间隙、翼颌间隙、颞间隙、颞下间隙；④颈深间隙，包括咽旁间隙、咽后间隙及气管前间隙。

口腔颌面部感染的常见并发症如下所述。

1. 口腔颌面部间隙感染

口腔颌面部间隙感染均为继发性，常见为牙源性或腺源性感染扩散所致，损伤性、医源性、血源性较少见。感染多为好氧菌和厌氧菌引起的混合感染，也可为葡萄球菌、链球菌等引起的化脓性感染，或厌氧菌等引起的腐败坏死性感染。感染累及潜在筋膜间隙内结构，初期表现为蜂窝织炎；在脂肪结缔组织变形坏死后，则可形成脓肿；化脓性炎症可局限于一个间隙内，也可波及相邻的几个间隙，形成弥散性蜂窝织炎或脓肿；甚至可沿神经、血管扩散，引起海绵窦血栓性静脉炎、脑脓肿、脓毒症、纵隔炎等严重并发症。在感染发生、发展过程中表现出程度不同的化脓性感染的全身症状。

2. 呼吸道梗阻

呼吸道梗阻是口腔颌面部感染最常见的可危及生命的并发症。口底多间隙感染和颈部间隙感染容易引起呼吸道梗阻。口底抬高、伸舌困难、牙关紧闭、吞咽困难、呼吸急促是呼吸道不畅的主要表现。发绀和供养不足所致的意识改变提示患者可能出现了严重的呼吸道梗阻。如果呼吸道梗阻不严重，可以通过脓肿切开引流和合理应用抗生素治疗。但是临床医师必须认识到呼吸梗阻可能在数小时内就会迅速加重。有呼吸道梗阻风险的患者应密切监护，并进行积极的早期干预。

3. 海绵窦血栓性静脉炎

海绵窦位于颅内眼眶后方，内有动眼神经、滑车神经、视神经、三叉神经分支上颌神经、展神经和颈内动脉。大脑内的血液经海绵窦回流至心脏。海绵窦血栓性静脉炎是指由于炎症性血栓进入海绵窦内形成阻塞，并出现静脉内皮细胞水肿。常见的原因是鼻旁窦、眼、耳、鼻或面部皮肤来源的细菌感染或颌面部的脓肿扩散所致。发病突然，可出现单侧眼睑水肿、眼睑下垂、眼球突出、眼球运动受限、视力减退甚至失明、结膜水肿、视网膜出血、瞳孔扩大及对光反射消失。全身表现有高热、寒战、头疼、脉快和出汗等。海绵窦血栓性静脉炎严重且病死率较高，需早期确诊，与神经内科医生联合积极治疗。

五、口腔颌面部感染的诊断和治疗

（一）诊断

根据发病原因、临床检查，诸如口腔或颊部肿胀，进行性加重的牙痛病史，伴或未伴发热，即可支持口腔感染的诊断。标准牙片和曲面体层片对于牙源性间隙感染病因的检查很有帮助，CBCT 对于颌骨骨髓炎病变范围、破坏程度或形成死骨的部位等提供可靠的依据，增强 CT 对于深部脓肿的诊断很有意义。由于脓腔周围被膜区域血运丰富，增强 CT 显示为环状增强影像，而脓腔内部密度较低。实验室检查有外周血分类计数、电解质等其他常规化验。脓液的涂片及细菌培养可确定细菌种类，并作药物敏感实验，以选择合适的抗菌药物。

（二）治疗

口腔颌面部感染的治疗，要注意全身是否存在影响免疫系统功能的因素。常见的影响人体免疫系统功能的因素有糖尿病、慢性肾病、营养不良、酒精中毒、激素治疗、恶性肿瘤等，其中糖尿病是最常见的免疫系统损害性疾病。糖尿病患者一方面存在白细胞迁移功能缺陷，另一方面还存在血管系统的缺陷，损害了血液向微血管床尤其是肢体末端等末梢循环的正常流动。对于口腔颌面部感染来说，糖尿病可能会降低机体对一些严重感染的抵抗力。

针对病原菌进行抗生素治疗，切开引流并清除炎症所产生的脓液和坏死组织，是治疗的关键。既然大部分感染是多种微生物的，治疗上首选广谱的对链球菌和革兰氏阴性厌氧菌敏感的头孢类抗生素，如果患者头孢类抗生素过敏，则可以使用克林霉素，并联合使用甲硝唑。另外，对于免疫系统低下，例如长期使用免疫抑制药物治疗的患者，患有糖尿病或癌症的患者，都可以在最初的治疗中经验性地使用抗生素。当治疗后，感染未能有效控制并加重，且明确有脓肿形成时，或脓肿已溃破但引流不畅者，必须进行切开引流或扩大引流术，冲洗换药以控制感染增进愈合。脓肿局部肿胀局限，但皮肤发红、发亮，压痛明显，有波动感是脓肿形成的指征；深部脓肿经影像学检查证实或穿刺抽出脓液者，均应立即切开引流。

口腔颌面部感染绝大多数是牙源性感染扩散而来，虽然此时口腔颌面部感染是主要原因，但在治疗时应将病灶牙的处理纳入整个治疗方案之中。对于颌周间隙的炎症，若忽略病灶牙的处理，可致治疗不彻底或炎症反复发作。当急性炎症好转或脓肿切开引流后，即应进行病灶牙处理。

（戴　昱）

第五节　口腔颌面部损伤

一、牙外伤

牙外伤是指牙齿受急剧创伤，特别是打击或撞击所引起的牙体、牙髓和牙周组织损伤。分为三类：牙震荡（concussion）、牙脱位（luxation injuries）和牙折（tooth fractures）。

（一）牙震荡（concussion）

牙震荡是牙周膜的一个轻度损伤，通常不伴有牙体组织的缺损，由较轻的外力导致。比如吃饭时不小心咬到筷子，都有可能会产生牙震荡。临床表现是伤后患牙有伸长不适感，轻微的松动和叩痛，龈缘可有少量的出血。临床上对叩诊敏感，但没有移位，也没有松动的牙，一般不做处理，让患牙休息1~2周即可。对于松动的牙应固定两周，受伤后1、3、6、12个月定期复查，看看牙髓活力是否还存在。还要看看颜色有没有改变，是不是牙齿变黑了。拍X线片，观察一下牙根是否有吸收情况。年轻恒牙牙髓的活力可以在受伤后一年才丧失，所以需注意随访。

（二）牙脱位（luxation injury）

牙脱位指牙受外力而脱离牙槽窝。国内分为部分性脱位、嵌入性脱位、完全脱位。国际分类分为伸出性脱位、侧方性脱位、嵌入性脱位、全脱位（图6-9）。

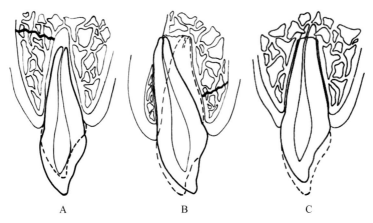

A. 伸出性脱位；B. 侧方性脱位；C. 嵌入性脱位

图6-9　牙脱位（摘自 Endodontics）

1. 伸出性脱位

伸出性脱位是指牙受外力而伸出牙槽窝者。X光片可以看到根尖部的牙周膜有增宽，临床上把它放回牙槽窝，然后用一个牙周夹板固定两周。

2. 侧方性脱位

侧方性脱位是指牙受外力而在牙槽窝内侧方移位。X 光片看到根尖周的牙周膜有增宽影。临床上复位后用牙周夹板固定 4 周，并辅助性调𬌗。侧方脱位牙的神经、血管受到一定程度的损伤，可能需要做根管治疗，防止感染牙髓的细菌通过根管、根尖孔、侧支根管到根尖周，导致该牙根尖周炎或者吸收。

3. 嵌入性脱位

嵌入性脱位是指其临床牙冠变短，𬌗面或切缘低于正常。如果是根尖孔尚未发育完全的年轻恒牙，任其自然萌出，一般在半年内患牙能萌出到原来位置。对于牙根发育完全的恒牙，复位以后夹板固定 2～4 周，或者用固定正畸矫治器迅速地牵出。复位固定后一般需做根管治疗。

4. 全脱位

全脱位是指牙受外力作用而完全脱离牙槽窝。牙完全脱位的三个损害：①供给牙髓营养的神经血管受到了损伤；②牙周膜韧带撕脱；③牙根暴露，牙根表面的牙周膜细胞暴露。

1）影响牙完全脱位预后的因素有牙齿运送的储存介质、口外干燥的时间、根尖发育情况，牙髓治疗还包括随访。

（1）储存介质：大量研究提倡使用的介质是 Hank's 平衡盐液、牛奶，唾液，生理盐水和自来水。Hank's 平衡盐液是一种细胞培养介质，可长达 48 小时维持牙周韧带的活性和增殖能力，是最理想的储存液，但不容易获取。牛奶是很好的储存介质，它能够保存牙周膜韧带细胞长达 8 小时，储存的牙齿 6 小时与脱位后立即再植有同样低的吸收指数。文献表明由于唾液的非生理性的渗透压和细菌，实际上它并不是理想的一个运送介质。自来水具有高渗性，可以在几分钟内导致牙周膜细胞死亡，故临床上不推荐。生理盐水具有与人体细胞相似的渗透压，适宜运送。还有研究推荐使用椰子水、蜂胶鸡蛋白、绿茶提取液、桑葚果汁等。

（2）口外干燥时间：口外干燥时间与牙齿再植效果密切相关。即刻再植是指牙齿的干燥时间少于一小时，或者放置于牛奶中不超过 4～6 个小时。延迟再植是指牙齿干燥超过一个小时或者是放置于牛奶中超过了 6 个小时。对于牙周膜细胞来讲，干燥时间小于 20 分钟，牙周膜细胞确保存活；如果干燥时间大于 60 分钟，牙周膜细胞则完全死亡。

（3）根尖发育情况：根据年龄及视诊可以判断根尖孔是否发育完全，分为年轻恒牙和恒牙。

（4）牙髓处理：坏死的牙髓和其毒素会通过牙本质小管影响牙周膜韧带，在吸收的过程中扮演着重要角色。因此再植牙需要做根管治疗，建议牙再植后 3～4 周内进行根管治疗。对于延迟再植的根尖孔未发育完全的年轻恒牙，需在口外进行根管治疗后再植。

（5）随访：在第 1 个月内，每周都应该进行临床和 X 线片的检查，随后间隔 3、6、12 个月，以后每年复查，连续随访 5 年，随访对于牙外伤的病人非常重要。

2）对于完全脱位牙的处理，根据牙脱位后再植的时间不同，分为即刻再植和延迟再植。

（1）即刻再植：对于自行复位牙的患者，如复位良好，用牙周夹板固定3~4周即可。对于牙齿放置在水、唾液或其他非生理性介质中就诊者，临床上首先将脱位牙更换到Hank's平衡盐液里，然后用拔牙钳夹住牙冠部分，棉花镊子轻轻地将牙根上碎屑清除，轻轻地吸走牙槽窝内的血凝块，用生理盐水冲洗牙槽窝后植入患牙。对于一个年轻恒牙，在Hank's平衡盐液或者冷牛奶或者生理盐水中浸泡之后，还应转移到1%的多西环素溶液中浸泡5分钟，然后再植，这样可以大大提高牙髓的再血管化率，促使根尖孔继续发育。

（2）延迟再植：牙齿表面的牙周膜细胞由于暴露的时间过长，其牙周膜细胞已死亡。临床上首先要去除牙根表面的牙周膜纤维。去除牙周膜纤维有三种方法：①用刮治器轻轻地刮除，进行根面平整。②用3%的柠檬酸或者1%的次氯酸钠浸泡5分钟后冲洗。③用无菌纱布擦去牙根表面的牙周膜纤维。为了减少牙根的吸收，在此之前把它浸泡在2%的氟化钠的溶液中5分钟，牙根吸收率会显著降低。处理牙槽窝后将患牙再植，用夹板固定3~4周。

3）全脱位的并发症。

（1）牙髓坏死：牙髓坏死后牙齿会变色。

（2）牙髓腔变窄或消失：这是由于牙脱位后，牙髓组织内及根尖部血供受到影响，导致牙髓组织变性，加速了牙髓腔内钙化组织的形成。这是轻度牙脱位的反应，严重的牙脱位常会导致牙髓坏死。牙根未完全形成的，牙受伤后牙髓常能保持活力，但也容易发生牙髓腔变窄或者是闭塞。

（3）牙根外吸收：根管内的牙髓的感染，通过根尖孔和牙根表面开放的牙本质小管，导致了根尖周的牙槽骨及牙根的吸收，导致牙根外的吸收。

（4）边缘性牙槽突吸收：嵌入性脱位牙易丧失边缘牙槽骨。

4）牙再植后的愈合方式。

（1）牙周膜愈合：这是最理想的愈合方式。

（2）替代性吸收：就是骨性粘连。牙根和牙槽骨都是硬组织，它们中间正常是由软的牙周膜细胞来隔离的，但是这种愈合是中间的牙周膜细胞缺失，牙根与骨的硬组织直接相连。

（3）炎症性吸收：就是牙根有炎症性的吸收。

（三）牙折（tooth fraction）

牙折是指牙受到外力直接撞击，或因为咀嚼时咬到砂石碎骨等硬物而发生的牙体硬组织的折裂。X线片检查是诊断根折的一个重要依据，明确根折的部位及折断的方向。

1. 牙折分类

牙折分为五类：①釉质折断（enamel fracture）；②冠折未露髓（crown fracture without pulp involvement）；③冠折露髓（crown fracture with pulp involvement；④根折（root fracture），根折又可分分根尖1/3折、根中1/3折和颈1/3折；⑤冠根联合折（crown-root fracture）（图6-10）。

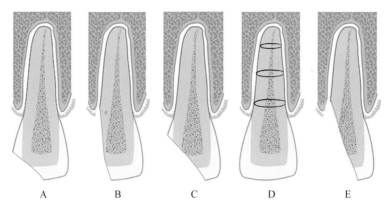

A. 釉质折断；B. 冠折未露髓；C. 冠折露髓；D. 根折；E. 冠根联合折

图 6-10　牙齿折断（摘自 Textbook of Endodontology）

2. 治疗

1）釉质折裂：对于缺损少，牙本质未暴露的冠折可将锐利的边缘磨平。如果牙本质已经暴露，缺损较多，就可用复合树脂来充填。

2）冠折露髓：根据发育的情况不同，分为年轻恒牙和牙根发育完全的恒牙。对于年轻恒牙应该根据牙髓暴露的多少和污染程度做活髓切断术，这样会有利于牙根的继续发育。当根端发育完成以后，再行根管治疗，利于这个桩冠的修复。若根尖孔发育完全，就直接行根管治疗，然后做桩冠修复。

3）根折：一般分为根尖 1/3、根中 1/3 和根上 1/3 的根折。

（1）根尖 1/3 的折裂，在很多情况下，只上夹板固定就行了，不需要做牙髓治疗。但当牙髓有坏死的时候，就需要立刻行根管治疗。

（2）根中 1/3 的折断，用夹板固定。如果牙冠端有错位，那么在固定前应该复位以后再固定。复查的时候，如果牙髓有炎症或坏死的趋势，那么我们就要立刻行根管治疗。如果治疗需要，可将根尖断断端用手术的方法去除，这个叫截根术。

（3）颈 1/3 折，折裂线在龈下 1～4 个毫米，断端不短于同名牙的冠长，牙周情况良好时可选用正畸牵引术。除此之外，还有牵引术、牙槽内牙根移位术。

冠根联合折凡可做根管治疗的，具备桩核冠修复适应证的尽可能保留，如何保留参考牙颈部根折的治疗原则来进行。

3. 根折的转归

（1）钙化性的愈合。两断端由钙化组织联合，与骨损伤的愈合很相似。

（2）结缔组织的愈合。结缔组织将各段分开，断面上有牙骨质生长，但不出现联合。

（3）骨和结缔组织联合。未联合的各段由结缔组织和骨桥来分开。

（4）断端由慢性炎症组织分开。断端多为活髓，而冠端牙髓常坏死。

导致创伤的事故发生时都是瞬间的，而企图在其一开始使其停止几乎是不可能的，因而预防相对较难。目前，在冲撞性的运动和高风险的活动（例如军训和拳击比赛）中常规地使用护齿是最有效的牙外伤预防措施。由于上颌牙齿比下颌的外伤风险高，一般主要是制作适合上颌的护牙胶（图6-11）。这种护牙胶有成品出售，也可去牙医处私人订制，因为材料和制作工序的差异，价格也不同。由于护齿的使用还不够普及，那么现阶段通过科普的方式，使参加拳击等牙外伤高风险的运动人群意识到牙外伤的后果，增强预防保护意识，是牙外伤最重要的一个预防措施。

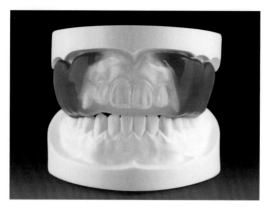

图6-11 护牙胶［洋紫荆牙科器材（深圳）有限公司供图］

（史 彦）

二、面部外伤

（一）伤情特点

口腔颌面部创伤是口腔颌面外科的常见病和多发病，以男性居多，男女比例约为3∶1，20～40岁为高发年龄段。在引起外伤的原因中，道路交通事故居首位，达50%以上。专科伤占全身伤的20%，多发伤以颅脑创伤最为多见。窒息和出血性休克是颌面部创伤的主要致死原因。预防窒息、有效止血和抗休克是创伤急救的首要任务。

口腔颌面部创伤的伤情特点是致死性小，但对面容和功能的破坏性大。颌面部血运丰富，开放性出血较多，但组织修复能力和抗感染能力较强。恢复牙齿的伤前咬合关系是颌骨骨折复位的临床标准。口腔是消化道的入口和呼吸道的上端，口腔损伤可以造成张口、咀嚼和吞咽困难。严重的口腔颌面部创伤容易继发永久性功能障碍和面部畸形，并给伤员的心理健康造成损害。

颌面部撞击伤在交通事故中发生率高，危害大，因而对其防护研究较多。预防措施中安全带的使用最广泛。安全带可有效地缓冲头面部向前下冲力，将动能传给车内物体，乘员受损伤的概率大大减小，特别是驾驶员与方向盘相撞击的损伤明显减少，损伤的严重性也大为减轻。对于自行车和摩托车的乘员来说，戴头盔是避免头面部撞击伤的有效防护办法，头盔能分散缓冲撞击力，相对增加了头面部耐受损伤的程度，从而减少了损伤。据统计，自行车驾驶者戴头盔可减少2/5的致死病例和1/5的致伤病例。摩托车速度比自行车快得多，戴头盔更为重要。

（二）伤情判断与急救

颌面部外伤伤情判断与院前急救是挽救生命的重要环节。急救首先应着眼于对危及生命和重要器官损伤的抢救，救治者应采取直接、简明、准确的方法检查伤员，初步判断有无急性上呼吸道梗阻、意识丧失及大出血，这一过程应在十几秒或几十秒内完成。待生命体征平稳和重要器官损伤得到妥善处理后，再实施口腔颌面部创伤的分类救治。

伤情判断和处理应按顺序进行。首先检查呼吸、血压、脉搏、意识、瞳孔和神经反射，重点了解伤因和现场急救对呼吸道及出血情况的处理，迅速判断呼吸道是否通畅，心、肺状况如何，有无进行性出血，有无严重的颅脑、脊髓及重要脏器损伤。一旦发现有危及生命的情况存在，必须尽快组织抢救，以挽救生命，降低病员死亡率。

1．急性上呼吸道梗阻和出血性休克

急性上呼吸道梗阻和出血性休克是口腔颌面部创伤导致伤员死亡的两个主要原因。要重点检查口腔、咽腔和鼻腔，及时发现进行性出血和可能造成呼吸道梗阻的异物，并予以处理。检查自外耳道和鼻腔流出的液体，仔细辨别有无脑脊液漏，估计颅底骨折情况，并结合伤史和意识变化进一步判断颅脑伤情。检查眼科情况，包括视力、眼球运动、瞳孔大小、对称性和反射灵敏性，特别要注意与颅脑损伤相关的体征以及必须紧急处理的眼球损伤。检查耳、喉，初步判断有无失听、失声和呛咳。检查颈部，观察有无大面积瘀血和颈侧血肿，注意有无气管偏移。胸腔、腹腔、四肢和神经系统的物理检查和选择性的影像学检查也要同步进行，所有异常情况和救治前后的变化都要做详细记录。对颅脑、胸腹和四肢的损伤应及时请相关科室医生进行会诊处理，待生命体征平稳并解除危重病症后，再对颌面部创伤按伤势的轻重缓急和器官的致残伤度有计划地做相应地外科处理。

2．颅脑损伤

发生颅脑损伤时，应详细了解伤情和前期处理情况，注意观察意识形态、生命体征、眼部征象、运动障碍、感觉障碍、小脑特征、头部检查、脑脊液漏和眼底情况。对于颌面部创伤伴发伤后昏迷的伤员，要详细了解昏迷持续时间，有无中间清醒期和再次昏迷史，有无剧烈头痛、躁动不安、频繁呕吐、肢体瘫痪等，以此初步判断颅脑损伤的存在及损伤程度，并决定进一步检查内容。伤后昏迷通常是颅脑损伤的首要指征。昏迷浅、昏迷时间短，说明颅脑损伤轻，多为脑震荡或轻度的脑挫裂伤。昏迷深、持续时间长，说明颅脑损伤重，可见于广泛性脑挫裂伤、脑干损伤等。意识障碍的某些特征性表现可以提示损伤类型，昏迷—清醒—再昏迷提示颅内血肿的可能。有些颅脑损伤不一定当时昏迷，但要常规观察 24~48 小时，如伤情恶化出现昏迷，要考虑迟发性颅内血肿的可能。

3．口腔颌面部的软组织损伤

发生口腔颌面部软组织损伤时，应尽早实施清创术。彻底清除伤口内的细菌和异物；完善止血、消灭死腔；尽量保存组织；按成形原则进行组织对位和无张缝合；严重污染或感染的伤口应放置引流。腮腺和导管损伤的处理以防治涎瘘为原则；面神经撕裂应争取同期吻合。抗感染治疗是早期处理的重要内容，包括选择性注射破伤风抗毒素和狂犬病疫苗。

4. 颌面部创伤性异物的摘除

摘除颌面部创伤性异物时，应恰当掌握手术时机和指征。术前应确定异物的大小、数量和部位；异物所在的解剖层次；伤道的方向和深度；异物与大血管和重要神经的关系。深部异物的摘除可借助解剖标志、针刺探查、X 线透视、磁铁吸引等方法寻找。术中应避免对大血管或重要神经的损伤。

5. 颌面部骨折

颌面部骨折分为下颌骨骨折和面中部骨折，面中部包含了上颌骨、颧骨颧弓、鼻筛区诸骨和额骨的一部分。

1）下颌骨骨折

下颌骨位居面下 1/3，易受到打击造成骨折，交通事故是主要的致伤原因。

（1）临床表现

下颌骨骨折时，患者的临床表现为局部疼痛、肿胀；内出血在局部形成皮下瘀斑；当检查移动骨折时，可在骨折部位探知骨擦音和骨异常动度；功能障碍主要表现为张口受限和错𬌗。错𬌗类型取决于骨折部位及骨折段移位。骨折发生移位后，可造成面部畸形，其中以下颌偏斜畸形较为常见。当骨折损伤下颌牙槽神经时，可引起下唇和颏部麻木。

（2）好发部位及骨折分类

按骨折部位可以分为髁突骨折（骨折线位于或延伸至乙状切迹以上）、喙突骨折、升支骨折、下颌角骨折（磨牙𬌗平面向后水平延伸线与第二磨牙远中垂线之间的骨折）、下颌体骨折（颏孔后和下颌角前区域骨折）、颏正中及颏旁骨折（颏孔之前）、牙槽突骨折（图 6-12）。

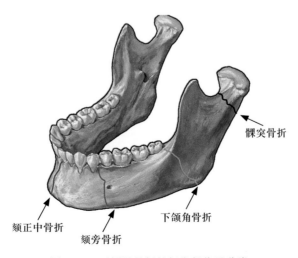

图 6-12　下颌骨骨折的好发部位及分类

（3）常用治疗方法

① 颏正中 / 颏旁及下颌体骨折的治疗：简单的没有移位的骨折，且咬合关系没有改变的，可用牙弓夹板作单颌固定。为了避免长时间的颌间固定，也可以做内固定。如为复杂骨折，特别是斜线、双线、层片状颌粉碎性骨折，通常伴有明显的移位，则应在全麻下通过手术实施解剖复位和内固定。

② 下颌体骨折的治疗：基本与①相同。

③ 下颌角骨折的治疗：下颌角是高应力集中区，常规采用小型接骨板在外斜线处固定。

④ 髁突骨折的治疗：与下颌骨其他部位骨折不同，髁突骨折可以通过两种形式达到临床治愈，一种是骨折复位后在正常解剖位置上愈合，另一种是骨折错位愈合后进行功能改建。但改建必须具备两个基本条件，即正确的𬌗关系和升支垂直距离。髁突骨折的治愈标准是颜面对称、下颌无痛性运动、𬌗关系正常。正是由于髁突具有较强的改建能力，多数髁突骨折经保守治疗后可以治愈。只有当骨折移位，难以通过保守治疗取得良好的𬌗关系和适当的升支垂直高度时，才考虑手术治疗。

2）面中部骨折

分为上颌骨骨折、颧骨颧弓骨折。

面中部骨折约占颌面部骨折的 40% 以上，骨折类型主要取决于外力性质和作用部位，骨折常呈复合型。由于临近颅底，常伴发颅脑损伤。

（1）上颌骨骨折

① 勒内·勒福特（Rene Le Fort）三型分类如下所述。

勒福特（Le Fort）I 型：即牙槽嵴根部水平骨折，骨折线经梨状孔下缘、牙槽突基部，绕颧牙槽嵴和上颌结节向后至翼板下 1/3；

勒福特（Le Fort）II 型，即上颌中央三角区骨折，骨折线从鼻根部向两侧，经泪骨、眶下缘、颧上颌缝，绕上颌骨外侧壁向后至翼板上 2/3；

勒福特（Le Fort）III 型，呈颅面分离状骨折，骨折线经鼻额缝，横跨眼眶，再经颧额缝向后下至翼板根部，形成颅面分离。

② 临床表现及治疗

A. 低水平骨折的临床表现和治疗：低水平骨折多因前方外力所致，骨折块因致伤力、骨重力及翼肌牵拉向后下移位，造成面中 1/3 变长，前部塌陷，后牙早接触、前牙𬌗。如骨折系侧前方外力所致，骨折块可能向一侧移位，出现偏𬌗。口腔检查很容易发现上颌骨异常动度，鼻腔检查可见鼻出血和鼻中隔撕脱；如果骨折发生在一侧或区段，骨折线纵裂牙槽突，可发现牙龈撕裂、骨台阶和区段骨折块活动。

上颌牙槽突骨折或区段骨折可在局麻下行手法复位，然后用牙弓夹板做单颌固定 4～6 周。单纯下垂移位的骨折可采用头帽颏兜托颌骨向上使之复位，并制动 4～6 周。偏斜移位的横断骨折手法复位困难时，可行颌间牵引复位，然后颌间固定 3～4 周，并辅以头帽颏兜托颌骨向上制动。骨折后移位造成反𬌗或向一侧旋转偏牙合时，需切开复位，恢复咬合关系，并在颧牙槽嵴和梨状孔侧缘用接骨板做坚强内固定。当颧牙槽嵴粉碎或骨缺损大于 5mm 时，须植骨。

B. 高水平骨折的临床表现和治疗：高水平骨折常波及鼻、眶、颧、额等周围结构，出现面部肿胀、眶周瘀斑、结膜下出血、眼球下陷和复视、鼻底黏膜撕裂和鼻出血、脑脊液鼻漏；损伤眶下神经，造成眶下区及上唇麻木。骨折移位多呈嵌顿性，骨异常动度不明显。骨折块向后下移位造成面中部塌陷，呈"盘状脸"。向一侧移位，造成面中部扭曲畸形。连带牙槽突移位，造成错𬌗，错𬌗表现类似于低位水平骨折。

高位骨折一旦发生骨折移位，通常需切开复位。手术应尽早进行。经冠状切口、口内切口和面部小切口联合入路暴露骨折。伤后 7～10 天之内的新鲜骨折，可以直接复位。如果骨折后超过两周，骨折已发生纤维性愈合，或者骨折块嵌顿伴发眶底骨折，如术前 CT 有眶底破裂、眶内容物疝出时需通过睑缘下或睑结膜切口，复位眶内容物，修补眶底。

3）颧骨颧弓骨折

（1）临床表现：颧骨颧弓位于面中部侧方最突出部位，多因受侧方或侧前方直接暴力而发生骨折。骨折块受外力作用，通常向后内移位或因颧骨体粉碎，造成面部塌陷畸形。少数情况下，骨折向外移位，可产生面侧隆突畸形。临床检查时，可于眶下缘、颧额缝处触及骨台阶。由于骨折块内陷移位，压迫颞肌和咬肌，阻碍喙突运动，可导致张口疼痛和张口受限。

颧骨骨折常与上颌骨骨折伴发，形成颧骨（上颌骨）复合体骨折。由于损伤了眶下神经，可造成神经支配区麻木。损伤了上颌窦壁，可造成鼻出血。颧骨参与眶缘和眶外下壁构成，骨折常波及眶内容物，形成颧眶复合体骨折。骨折早期，眶周肿胀、皮下、眼睑和结膜下出血、淤斑。颧骨移位或眶壁粉碎导致眶腔扩大，可继发眼球下陷移位，产生复视。如骨折损伤了眼外肌或眼外肌被卡在骨折裂隙内，影响眼球运动，也可产生复视。

（2）骨折的治疗

① 颧弓骨折的治疗：颧弓骨折无移位或轻度移位无须特别治疗；如骨折移位造成面部畸形和（或）张口受限，则应尽早复位，可用单齿钩复位法；

② 颧骨骨折的治疗：有功能障碍时需行切开复位。手术多采用口内切口和面部小切口联合入路，复位至少需三点对位，要从口内、眉弓外、下睑缘下切口联合入路，暴露骨折断面，充分松解骨折块，进行多点协同复位。

（戴 昱）

第六节　口腔颌面部肿瘤

口腔颌面部肿瘤在祖国医学中早有记载。公元前 12 世纪的《医宗金鉴》中指出："黄唇脾胃积火称，初如豆粒渐蚕形，瘤硬溃若反花逆，久变三消定主凶"。这些描述反映了唇癌的一些主要表现，尤其是翻花如杨梅状，与舌癌晚期的菜花状溃疡型肿块颇为相似。又在《医宗金鉴》中有"舌菌"及"石疽生于颈项两旁"等有关舌癌及颈淋巴结转移的描述。

一、概述

口腔颌面部肿瘤包括囊肿、良性肿瘤和瘤样病变以及恶性肿瘤。总体良性比恶性多,约 7：3。癌瘤的患病率约为 2.5/10 万~3.6/10 万,男女构成比约为 2：1,发生的年龄以 40~60 岁为最高峰,其中鳞状上皮细胞癌最为常见,约占口腔颌面部恶性肿瘤的 80% 以上。

(一)囊肿

口腔颌面部囊肿包括软组织囊肿和骨囊肿,多见于青壮年,缓慢生长。囊肿是指发生在机体软硬组织内的病理性囊腔,其内充满液体或半液体物质。囊肿的结缔组织囊壁通常内衬上皮,但也有少数囊肿无内衬上皮,而仅有一纤维结缔组织囊壁。软组织囊肿主要有皮脂腺囊肿、皮样表皮样囊肿、甲状舌管囊肿、鳃裂囊肿、黏液腺囊肿、舌下腺囊肿、腮腺囊肿等;骨囊肿主要有牙源性颌骨囊肿、面裂囊肿和血外渗性囊肿。牙源性颌骨囊肿主要包括根端囊肿、始基囊肿和含牙囊肿。

(二)良性肿瘤和瘤样病变

口腔颌面部良性肿瘤和瘤样病变种类多样,其中有些肿瘤也发生在全身其他部位,有些则发生于口腔颌面部的特定部位,以手术治疗为主,特殊的病变有特殊的治疗方法,应根据病变的来源、部位、大小、患者情况等因素,必要时要结合特殊的检查治疗手段,制订治疗方案。

(三)恶性肿瘤

口腔颌面部恶性肿瘤是头颈部较常见的恶性肿瘤之一,病理类型可分为鳞癌、腺源性癌瘤等,其中鳞状细胞癌占口腔癌的 80%。部位以舌、颊、口底、牙龈、腭等多见,临床上可表现为溃疡型、外生型及浸润型 3 种。

二、口腔癌

(一)口腔癌临床表现

口腔癌早期经常是无症状或症状不明显,因此对于小病损的诊断须慎重,尤其当患者有烟酒嗜好的时候更应注意。它的临床表现与癌瘤的位置有关,患者的口腔黏膜上可能出现红色、红白相间或者白色病损,与白斑共存的时候经常会发现癌,虽然在不同的人群中变化很大,但仍意味着与白色病损有一定的关系。典型的需引起警示的症状是一块白斑是指发生在黏膜表面的白色斑块，不能在临床或病理上诊断为其他任何疾病者，其癌变危险性增加。

白斑是最常见的口腔黏膜潜在恶性病变或癌前病变。癌前病变定义为一种良性的、多形性改变的组织，有较高的恶变倾向。潜在恶性病变由世界卫生组织于 2005 年提出，建议代替癌前病变和癌前状态。

世界卫生组织 1978 年将"癌前病变"定义为"形态学上有改变的组织，其发生癌的概率远高于其相应部位的正常组织"，公认的癌前病变包括口腔黏膜白斑、红斑和红白斑，均不能诊断为其他疾病的特发病变。对"癌前状态"的定义为"较广泛的临床状态，伴随癌变危险性的增高"，包括一系列独立疾病或机体健康状态，包括口腔黏膜下纤维化、扁平苔藓和苔藓样病变、缺铁性吞咽困难、盘状红斑狼疮、光化性唇炎、慢性增殖性念珠菌病、梅毒、先天性角化不良、免疫抑制、着色性干皮病等。而目前建议的"潜在恶性病变"一词则涵盖了"癌前病变"和"癌前状态"所包括的各种癌变潜在危险。

除早期外，口腔癌主要的临床表现为边缘较硬的溃疡。口腔各部黏膜病损的特点如下：

（1）唇癌通常起于唇红，表现为唇红缘狭窄、苍白、硬结或溃疡。发病因素与年龄和日光照射有关，光照性或老年性角化病和弹力纤维病患者易发生唇癌。唇联合处黏膜癌的癌前病变多为结节性白斑且常伴白色念珠菌感染。

（2）颊癌主要位于颊黏膜后部，常延伸至上、下前庭沟。表现为一个周边隆起的溃疡，或者表现为外生性或疣状增生或者其原发部位在咀嚼或者放置槟榔的部位。在病变晚期可累及到邻近的骨和皮肤。

（3）口底癌多位于口底前部近中线处，常为一片红色区域，小的溃疡或者乳头状病损，进展期病例中常扩展至舌。口底或舌下白斑或红斑的癌变危险性较高。

（4）舌癌常为外生性生长伴发溃疡。有时白斑是舌癌的唯一表现。中晚期舌癌可以表现为浸润很深的溃疡，导致舌活动受限。舌癌最常累及的部位为舌侧缘中 1/3，其次是舌腹和舌背，舌尖部最少受累。

（5）牙龈癌通常表现为溃疡性增生性病损，常类似于炎性病损。牙槽嵴的肿瘤偶尔表现为修复体佩戴困难，或相关牙位疼痛，也可能出现刷牙出血。

口腔癌的症状轻重不一，多数患者就诊时病变的基底部扪诊均为不可移动的硬块，不同于普通溃疡。晚期口腔癌向周围浸润生长时，可以破坏邻近组织器官而发生功能障碍，损害面神经造成面瘫；感觉神经受侵时，可引起疼痛，感觉迟钝或消失；波及牙及颌骨组织时可造成牙吸收、松动或病理性骨折；肿瘤侵犯翼腭窝、颞下颌关节、咀嚼肌群时，可引起张口困难。疼痛、出血、消瘦、颈部肿大是常见的口腔癌晚期症状。

恶性肿瘤生长过程中，癌细胞可逐渐侵入其遇到的淋巴管和血管，导致区域性淋巴结转移和远隔器官转移。口腔鳞状细胞癌较易发生颈淋巴转移，就诊时 30%～40% 患者存在颈部转移，表现为颈部无痛性的包块。颈部淋巴结的转移是口腔鳞癌主要的转移方式，它对预后有着重要的影响。口腔颌面部恶性肿瘤除晚期病例外，一般发生远处转移的机会不多，但有些组织类型的肿瘤，如腺样囊性癌、未分化癌、恶性黑色素瘤、骨肉瘤等易向肺、肝、骨等处转移，此时会引起明显的疼痛。

（二）口腔癌的诊断

口腔癌的诊断是建立在完整的病史采集、仔细的临床检查和活检基础上的。活检是在组织的边缘切取（或完整切除）可疑病变，在显微镜下观察细胞的形态与结构，以确定病变性质、类型及分化程度等。通常，该方法被视为最为准确可靠的方法，但有时即使是排除诊断者的诊断水平等因素，也可能出现偏差。当遇到临床诊断与病理不符时，必须结合临床和其他检查方法综合分析，才能做出正确诊断。活组织检查因有可能促使某些肿瘤转移，故应争取诊断与治疗一起完成；必须先行活检以明确诊断的，活检时间与治疗时间应越近越好。

近年来，影像学检查使诊断的准确性大大提高，是肿瘤治疗前准确分期的基本保证，而这种准确分期对于治疗计划的合理制定具有重要意义。治疗前影像检查的目的不仅仅是诊断该病是什么，而在于显示病变的位置、大小和范围，特别是肿瘤与重要解剖结构的关系，如舌部的动静脉、舌下神经、颈动脉、颈内静脉、肌肉组织、结缔组织间隙和骨结构，以及显示肿瘤是否已越过中线，是否侵入深部间隙（咽旁间隙、颅底）和是否发生了区域淋巴结转移。对于口腔和口咽部肿瘤，望诊、触诊和内镜检查只能对大约一半该区域的鳞状细胞癌进行正确分期，这主要限于早期的病例。而对中晚期患者，依靠这些临床手段往往不能进行正确分期。增强后的 CT 和 MRI 检查，可以较好地显示中晚期病变，而对早期病变的显示，不及临床检查。CT 和（或）MRI 的断层影像，对于鼻旁窦和鼻咽部肿瘤的诊断是必需的。其主要优势是真实，无重叠地显示软、硬组织的变化，这对于评价肿瘤向筛窦、眶部和颅底方向的侵犯非常重要；也适于评价肿瘤是否侵犯颞下窝、翼腭窝和咽旁间隙。肿瘤的进展可发生在表面正常的黏膜下，这时的临床检查也难以评估肿瘤的实际侵袭程度。如果临床检查与影像检查结合，则可以明显提高病变评价的准确性。

CT 和 MRI 均不能代替组织病理学检查来确定肿瘤的良恶性质，但可提供重要的线索。这主要根据肿瘤在 CT 上的密度和 MRI 上的信号、结构特征、增强类型、是否有钙化以及侵犯的方式（例如是否有骨的破坏）来决定。CT 和 MRI 的主要作用，表现在可以明确地显示病变对周围组织的侵犯，这对评估预后和设计治疗方案具有重要意义。

20 世纪出现的正电子发射断层扫描（PET）和单光子发射断层扫描（SPECT）可用于检测小的肿瘤病灶。PET 通过测定局部血流、氧利用率及葡萄糖代谢率等来区分肿瘤组织和正常组织之间的代谢差异，有利于肿瘤的早期诊断及对残余肿瘤组织的定位检测，对 N_0 口腔鳞状细胞癌颈部评价的准确的达 92%，优于 CT。SPECT 使用 ^{99m}Tc 标记的单克隆抗体能显示绝大多数淋巴结转移灶。这两种方法更可能用于隐匿小复发灶、隐匿小原发灶或远处转移灶。

（三）口腔癌的治疗

外科手术治疗目前仍是口腔颌面部肿瘤主要和有效的方法，适用于良性肿瘤或放疗及化疗不能治愈的恶性肿瘤。口腔颌面部肿瘤的手术应遵循肿瘤外科治疗原则，将原发肿瘤、复发肿瘤以及区域性淋巴结转移灶一并切除，以期达到治愈肿瘤的目的。

1. 适应证与禁忌证

口腔颌面部肿瘤与全身肿瘤一样，老年患者占大多数，且常伴有糖尿病、高血压、心血管等疾病；同时，患者的肝、肾、肺功能均有不同程度的下降。所以，对于肿瘤患者应严格掌握手术适应证，而且，适应证选择的恰当与否直接关系到患者的安危，更能表现出医疗诊治的水平。手术对肿瘤的切除不仅仅作用于肿瘤的局部，更是对患者全身的一次打击。适应证的选择，应根据患者的生理年龄，肿瘤的临床分期以及耐受手术的程度等综合考虑。当然，对于恶性肿瘤而言，没有绝对手术禁忌证，只有相对禁忌证。因此，术前对患者的综合情况做出评估，以便术前给予积极的治疗，促使患者的身心处于良好的状态，最大限度地减少术后并发症的出现，使患者对手术治疗的耐受性提高。

近年来，随着麻醉学科的发展，在多学科的通力合作下，很多以往被认为不可能治疗的患者，不但能接受手术，而且还能顺利地度过术后危险关，使患者得以康复。因此，现在人们对手术的指征有所放宽。

2. 手术方案的选择

对肿瘤患者除严格掌握适应证外，如何正确地选择个性化手术方案亦十分重要。这涉及手术是否成功，也涉及患者能否耐受手术，直至患者今后的生存状况。因此，术者应充分考虑手术风险的高低、耐受力的大小以及预后趋势等诸多因素，综合考虑后做出正确的选择。目前，衡量医生的技术水平、道德水准和心理素质的高低，直接反映其对手术适应证把握的程度。对于手术适应证的抉择不仅仅局限于医生，也应下放到患者家属，甚至患者本人。

口腔颌面部肿瘤手术由于涉及范围广泛，所累及的颈部血管丰富且复杂，尤其是它可向上至颅底，下至胸膜顶，甚至侵犯颈动脉、颈椎等重要结构，使其风险程度明显增大。因此，除手术本身外，尚应重视围术期的处理。无论手术大小，手术风险始终存在。我们应该从术前准备、术中观察以及术后管理上一环扣一环地做出努力，这样方能保证手术的成功，避免术后并发症的出现。

肿瘤的生物学行为特征以及侵犯范围是肿瘤外科医生决定采用手术治疗和如何选择术式的关键因素。随着人们对现代肿瘤外科原则认识的不断深入，在外科治疗中，应提倡最大限度地切除肿瘤以及所属区域淋巴结，同时必须最大限度地保留肿瘤周围的健康组织和功能。肿瘤的生物学特征对人体危害的程度直接影响手术的成功和患者的生存率，权衡切除范围、组织功能存留和功能重建对机体的负面反应，也直接影响到患者术后的生存质量。因此，在考虑彻底切除的同时，要参照肿瘤的发展和转移的规律及患者的生存期和生存质量，而且，要根据术中的所见兼顾面容和功能，决定切除范围和术式。

对于口腔颌面部早期肿瘤（Ⅰ、Ⅱ期）患者，在行原发灶根治性切除、区域性颈淋巴结清扫术后可以达到较高的生存率，大多数患者术后能长期生存。中晚期（Ⅲ、Ⅳ期）患者，其切除范围随肿瘤的发展不断扩大，包括区域性颈部淋巴结以及肿瘤邻近区域的切除。否则，术后不长的时间内将出现原发灶和颈部的复发和转移。反之，晚期口腔颌面部恶性肿瘤如进行不恰当地扩大根治，如颅颌面联合根治，并不都能取得理想的疗效，反而在某种程度上不如姑息性切除。采用综合序列治疗，则晚期患者有较长的存活期。

口腔癌的生存率有赖于诊断时的分期和病变的位置。目前常用的临床分期方法是国际抗癌协会（UICC）设计的 TNM 分类法。T 是指原发肿瘤，N 是指区域性淋巴结，M 是指有无远处转移。根据原发肿瘤的大小及波及范围可将 T 分为若干等级；根据淋巴结的大小、质地、是否粘连等也可将 N 分为若干等级；远处转移则是利用各种临床检查的结果，也可将 M 划分为若干等级，以上称为 TNM 分类。将不同的 TNM 分类再进行排列组合，即可以得出临床分期。这种分类便于准确和简明地记录癌瘤的临床情况，帮助指定治疗计划和确定预后，同时便于研究工作有一个统一标准，可在相同的基础上互相比较。综合考虑最初诊断、性别、种族、所有年龄群和所有的治疗方式，五年生存率为 50%～60%。T1 期的癌症生存率大约在 90%。

临床分期 T2 及 T2 以上的患者，或已有淋巴结转移或身体远处转移的患者，需手术联合化疗和放疗。对非常小的病损，也可以单独用放疗取代手术，但是放疗一般作为一种联合治疗方法，更多的用在病损大的，不能完全切除的病例，或者已确定有颈淋巴结转移的病例。在口腔癌的联合治疗中，化疗的应用如同放疗，但是化疗不能作为单一治疗。当不能完全治愈时，化疗也可以用来延长生命，这只能被考虑为权宜之计，不是治疗办法。

3. 术后康复

在接下来的术后治疗中，需要进行康复治疗来改进运动功能，咀嚼、吞咽和言语功能。这一阶段需要语言治疗师的参与。口腔癌的治疗往往是一个多学科的协作过程，需要颌面外科、放疗科、化疗科、营养科，甚至需要心理医生参与诊断、治疗、修复和护理。由于口腔癌位置的特殊性，为了保证安全，患者可能需要经历一段时间的气管切开和鼻饲管饮食。

在人类征服癌症的漫长过程中，需要不断地总结经验教训，孜孜不倦地探索病因和治疗方法。在临床实践中，注意收集有价值的临床和科研资料十分重要。它可帮助医务人员了解肿瘤地构成比变化、发病趋势和治疗效果，及时调整研究方向和治疗策略，提高临床诊治和科研水平。建立肿瘤登记报告制度是开展肿瘤防治工作的一项基本建设，取得的资料对制定肿瘤防治规划，考核防治措施效果，探讨恶性肿瘤流行规律和病因等具有重要意义。

随访指治疗结束后继续对患者进行有计划的定期检查。在肿瘤患者的整个治疗过程中，必须强调定期随访和治疗的连续性。很多情况下，一个患者可能接受多种治疗，多个医师可能希望对这位患者进行随访。为避免混乱和得到互相矛盾的建议，一位患者最好选择一名医师作为治疗的中心，再参考参与治疗的其他医师意见。通常这名起主导作用的医师是完成其最主要治疗的医师，有时患者的居住地远离专科医院，这时初级保健医师可负责长期随访，以肿瘤专家的会诊意见作为参考。

两次随访的时间间隔可随情况而不同，治疗后早期可次数多些，然后逐渐减少随访次数。肿瘤的生物学特性也是影响随访频率的因素。一个普遍的随访计划是：第 1 年每月 1 次，第 2 年每 2 月 1 次，第 3 年每 3 月 1 次，第 4、5 年每半年 1 次，6 年以后每年 1 次。有复发或其他问题时，随访次数应增加，原位癌或早期癌患者的随访次数可减少。

与 20 世纪相比，目前，口腔颌面部肿瘤患者的 5 年生存率虽有较大幅度提高，但效果仍不能令人满意。其原因是现在癌症的治疗大都是一种"癌后治疗"，即在癌症已形成之后。如能在癌症形成之前，在发现细胞形态的某些前驱性变化，或发现癌症的生化标志物之后即进行积极治疗，把癌变过程阻断在癌前阶段，定能收到更好的疗效。因此，肿瘤的诊治工作必须贯彻"预防为主"的方针。

（四）口腔癌的预防

按疾病的自然发展史，口腔癌的预防可以从其发展的任何阶段介入，即预防贯穿于疾病发生前直至疾病发生后转归的全过程。其一即为消除或减少致癌因素。

人们早就发现，在锐利的牙嵴、残根以及不良修复体的相应部位，经长期慢性刺激后有发生癌变者，尤其常见于舌癌及颊黏膜癌。在口腔内，由于口腔卫生等关系还常常伴有慢性炎症存在。长期的慢性炎性刺激，再加机械性损伤可能成为促癌因素。除去病因是最好的预防方法。应及时处理残根、残冠、错位牙，磨平锐利的牙尖，去除不良修复体和不良的局部或全口义齿，以免口腔黏膜经常受到损伤和刺激，诱发癌肿。日常生活中，应特别注意口腔卫生，戒除烟酒，不吃过烫和有刺激性的食物，避免嚼槟榔。在户外曝晒或在与有害工业物质接触下工作时，应加强防护措施，防止长时间直接日照。

在临床上可以观察到一些肿瘤患者起病前有严重的精神创伤史，或发病后仍然保持不正常的精神状态。这些事实说明，精神过度紧张，心理平衡遭到破坏，造成人体功能失调，可能是肿瘤发生发展的有利因素。由此可知，避免精神过度紧张和抑郁，保持乐观主义精神，保持健康的精神心理状态对预防肿瘤的发生均有一定的意义。

无论是良性肿瘤还是恶性肿瘤都应早期诊断和早期治疗。恶性肿瘤因其存在致命危险，更应早期诊治。但由于口腔癌早期缺乏特征性症状或无明显症状，极易被忽略而无法得到早期诊断。

应使群众了解癌瘤的危害性，以便加以警惕，及早就医。使群众能了解一些防癌知识，加强自我保健能力。

口腔癌的警示症状和体征如下所述：

（1）口腔内的溃疡，2 周以上尚未愈合；

（2）口腔黏膜有白色、红色和发暗的斑；

（3）口腔与颈部有不正常的肿胀和淋巴结肿大；

（4）口腔反复出血，出血原因不明；

（5）面部、口腔、咽部和颈部有不明原因的麻木与疼痛。

出现上述症状或体征，应提高警惕，及时就医。

（戴　昱）

第七节　唾液腺常见疾病

唾液腺（salivary gland）亦称涎腺，由腮腺、下颌下腺及舌下腺 3 对大唾液腺以及位于口腔、咽部、鼻腔和上颌窦黏膜下层的小唾液腺组成。口腔的小唾液腺按其所在的解剖部位，分别称为腭腺、唇腺、磨牙后腺及颊腺等。

唾液腺的腺泡分为浆液性腺泡、黏液性腺泡以及混合性腺泡 3 种。腮腺由浆液性腺泡组成，下颌下腺是以浆液性腺泡为主的混合腺，舌下腺及多数小唾液腺是以黏液性腺泡为主的混合腺。

所有腺体均能分泌唾液。唾液与吞咽、消化、味觉、口腔黏膜防护以及龋病的预防有着密切的关系。

唾液腺的常见病变有唾液腺炎症、舍格伦综合征（Sjogren syndrome）、唾液腺肿瘤及瘤样病变等（图 6-13）。

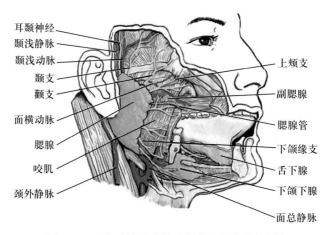

图 6-13　三大唾液腺（摘自胡静老师文献资料）

一、唾液腺炎症

（一）急性化脓性腮腺炎

急性化脓性腮腺炎（acute suppurative parotitis）以往常见于腹部大手术以后，故又称为术后腮腺炎（postoperative parotitis）。由于加强了手术前、后的处理，注意体液平衡和口腔清洁，以及有效抗菌药物的应用，手术后并发的腮腺炎已很少见，多系慢性腮腺炎基础上的急性发作或邻近组织急性炎症的扩散。

1. 病因及病原菌

急性化脓性腮腺炎的病原菌主要是金黄色葡萄球菌，其次为链球菌。患者若患有严重的全身性疾病，如脓毒血症等，机体的抵抗力及免疫力降低，且因高热、脱水、进食及咀嚼运动减少，唾液分泌量也相应减少，唾液的冲刷作用降低，口腔内致病菌可经腮腺导管口逆行侵入腮腺。腮腺区损伤及邻近组织急性炎症的扩散也可引起急性腮腺炎。

2. 临床表现

常为单侧受累，双侧同时发生者少见。炎症早期，症状轻微或不明显，腮腺区轻微肿痛、压痛。若未能及时控制，炎症进一步发展，则可使腺体组织化脓、坏死。此时疼痛加剧，呈持续性疼痛或跳痛。腮腺区以耳垂为中心肿胀更为明显，耳垂被上抬。进一步发展，炎症扩散到腮腺周围组织，伴发蜂窝织炎，皮肤发红、水肿，呈硬性浸润，触痛明显。可出现轻度开口受限。腮腺导管口明显红肿，轻轻按摩腺体可见脓液自导管口溢出，有时可见脓栓堵塞于导管（图 6-14、图 6-15）。

3. 治疗

（1）针对发病原因：及时纠正机体脱水及电解质紊乱，维持体液平衡。

（2）选用有效抗生素：先应用大剂量青霉素或适量头孢类抗生素等抗革兰阳性球菌的抗生素，并从腮腺导管口取脓性分泌物作细菌培养及药敏试验，再选用最敏感的抗生素。

（3）其他保守治疗：炎症早期可用热敷、理疗、外敷如意金黄散，饮用酸性饮料、口含维生素 C 片等，可增加唾液分泌。

（4）切开引流：已发展至化脓时，必须切开引流。其指征是局部有明显的凹陷性水肿，局部有跳痛并有局限性压痛点；穿刺抽出脓液或腮腺导管口有脓液排出；全身感染中毒症状明显。切开引流的方法是局部浸润麻醉，在耳前及下颌支后缘处从耳屏往下至下颌角作切口，切开皮肤、皮下组织及腮腺咬肌筋膜。脓液积聚于筋膜下者，即可得到引流。如无脓液溢出，可用弯血管钳插入腮腺实质的脓腔中引流脓液。因常为多发性，应注意向不同方向分离，分开各个腺小叶的脓腔。冲洗后置橡皮引流条，以后每天用生理盐水冲洗，更换引流条（图 6-16）。

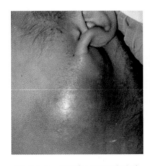

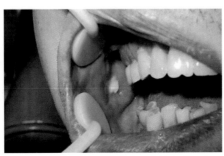

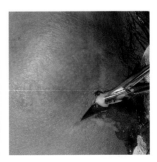

图 6-14　腮腺区以耳垂为
中心的肿胀
（摘自胡静老师文献资料）

图 6-15　脓液自腮腺导管口溢出
（摘自胡静老师文献资料）

图 6-16　用弯血管钳插入腮
腺实质的脓腔中引流脓液
（摘自胡静老师文献资料）

（二）慢性复发性腮腺炎

慢性复发性腮腺炎（chronic recurrent parotitis）可见于儿童和成人，但其转归很不相同。

1. 病因

儿童复发性腮腺炎的病因较复杂。腮腺先天性结构异常或免疫缺陷，成为潜在的发病因素。儿童期免疫系统发育不成熟，免疫功能低下容易发生逆行性感染。上呼吸道感染或口腔内存在炎症病灶时，细菌可通过腮腺导管口逆行感染。成人复发性腮腺炎为儿童复发性腮腺炎迁延不愈而来。

2. 临床表现

儿童复发性腮腺炎5岁左右最为常见，男性多于女性，可突发，也可逐渐发病。腮腺反复肿胀伴不适，但仅有轻度水肿，皮肤可潮红。挤压腺体可见导管口有脓液或胶冻状液体溢出，少数有脓肿形成。间隔数周或数个月发作一次，年龄越小，间隔时间越短，越易复发。随着年龄增长，间隙期延长，持续时间缩短。

3. 治疗

儿童复发性腮腺炎有自愈性，大多在青春期后痊愈。因此，应以增强抵抗力、防止继发感染、减少发作为原则。嘱患儿多饮水，每天按摩腮腺帮助排空唾液，用淡盐水漱口，保持口腔卫生。咀嚼无糖口香糖（sugar-free chewing gum），刺激唾液分泌。若有急性炎症表现，可用抗生素。腮腺造影本身对慢性复发性腮腺炎也有一定的治疗作用。

（三）慢性阻塞性腮腺炎

慢性阻塞性腮腺炎（chronic obstructive parotitis）又称腮腺管炎，以前与慢性复发性腮腺炎一起统称为慢性化脓性腮腺炎。

1. 病因

大多数患者由局部原因引起。如智齿萌出时，导管口黏膜被咬伤，瘢痕愈合后引起导管口狭窄，少数由导管结石或异物引起。由于导管狭窄或异物阻塞，使阻塞部位远端导管扩张，唾液淤滞。

2. 临床表现

大多发生于中年。多为单侧受累，也可为双侧。半数患者肿胀与进食有关，称为进食综合征（mealtime syndrome）。有的患者腮腺肿胀与进食无明确关系，晨起感腮腺区发胀，自己稍加按摩后即有"咸味"液体自导管口流出，随之局部感到轻松感。检查腮腺时见导管口轻微红肿，挤压腮腺可从导管口流出混浊的"雪花样"或黏稠的蛋清样唾液，有时可见黏液栓子。病程久者，可在颊黏膜下扪及粗硬、呈条索状的腮腺导管。

3. 治疗

该病多由局部原因引起，故以祛除病因为主。有唾液腺结石者，先去除唾液腺结石。导管口狭窄，可用钝头探针扩张导管口。也可向导管内注入药物，如碘化油、抗生素等，具有一定的抑菌和抗菌作用。也可用其他的保守治疗，包括自后向前按摩腮腺，促使分泌物排出；用温热盐水漱口，有抑菌作用，减少腺体逆行性感染；采用唾液腺镜冲洗导管并灌注药物，效果良好。经上述治疗无效者，可考虑手术治疗。

（四）唾液腺结石病和下颌下腺炎

唾液腺结石病（sialolithiasis）是在腺体或导管内发生钙化性团块而引起的一系列病变。85%左右发生于下颌下腺，其次是腮腺，偶见于上唇及唇颊部的小唾液腺，舌下腺很少见。唾液腺结石常使唾液排出受阻，并继发感染，造成腺体急性或反复发作的炎症。

1. 病因

唾液腺结石病多发生于下颌下腺，与下列因素有关：

（1）下颌下腺为混合性腺体，分泌的唾液富含蛋白，较腮腺分泌液黏滞，钙的含量也高出2倍，钙盐容易沉积。

（2）下颌下腺导管自下向上走行，腺体分泌液逆重力方向流动。导管长，在口底后部有一弯曲部，导管全程较曲折，这些解剖结构均使唾液易于淤滞，导致唾液腺结石形成（图6-17）。

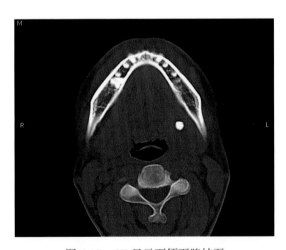

图6-17　CT显示下颌下腺结石

2. 临床表现

可见于任何年龄，以20～40岁的中、青年为多见。小的唾液腺结石一般不造成唾液腺导管阻塞，无任何症状。导管阻塞时则可出现排唾障碍及继发感染的一系列症状及体征：

（1）进食时，腺体肿大，患者自觉胀感及疼痛。停止进食后不久肿大腺体自行复原，疼痛亦随之消失，但有些阻塞严重的病例，腺体肿胀可持续数小时、数天，甚至不能完全消退。

（2）导管口黏膜红肿，挤压腺体可见少量脓性分泌物自导管口溢出。

（3）导管内的结石，双手触诊常可触及硬块，并有压痛。

（4）唾液腺结石阻塞引起腺体继发感染并反复发作。炎症扩散到邻近组织，可引起下颌下间隙感染。慢性下颌下腺炎患者的临床症状较轻，主要表现为进食时反复肿胀，检查腺体呈硬结性肿块（图 6-18、图 6-19）。

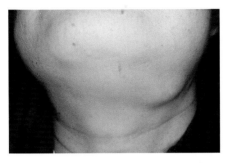 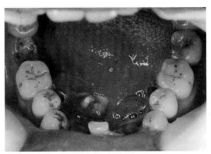

图 6-18　下颌下腺导管堵塞导致腺体　　　　图 6-19　脓性分泌物从下颌下腺导管
　　　肿大（摘自胡静老师文献资料）　　　　　　　口溢出（摘自胡静老师文献资料）

3. 治疗

很小的唾液腺结石可用保守治疗，嘱患者口含蘸有柠檬酸的棉签或维生素 C 片，也可进食酸性水果或其他食物，促使唾液分泌，有望自行排出。能扪及相当于下颌第二磨牙以前部位的唾液腺结石，可采用口内导管切开取石术。位于下颌下腺导管、腺门及部分腺内导管、体积不大以及多发性结石，可采用唾液腺内镜取石术（图 6-20、图 6-21）。经以上方法无法取出的唾液腺结石，以及下颌下腺反复感染或继发慢性硬化性下颌下腺炎、腺体萎缩，已失去分泌功能者，可采用下颌下腺切除术。

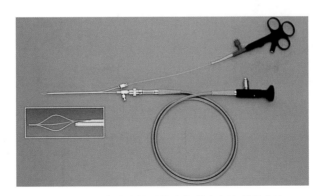

图 6-20　唾液腺内镜（摘自胡静老师文献资料）

二、舍格伦综合征

舍格伦综合征（Sjogren syndrome）是一种自身免疫性疾病，其特征表现为外分泌腺的进行性破坏，导致黏膜及结膜干燥，并伴有各种自身免疫性病症。病变限于外分泌腺

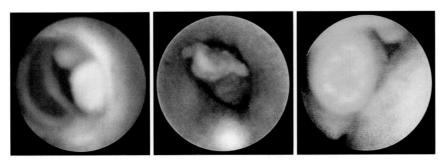

图 6-21 唾液腺内镜取石术（摘自胡静老师文献资料）

本身者，称为原发性舍格伦综合征。同时伴有其他自身免疫性疾病，如类风湿关节炎、系统性硬皮病、系统性红斑狼疮等其他自身免疫病患者则称为继发性舍格伦综合征。

1. 病因

确切的病因及发病机制尚不十分明确，一些研究结果表明其发病可能与病毒感染、遗传和性激素异常等多种因素有关，在这些因素的共同作用下，机体可因 T 淋巴细胞、B 淋巴细胞、树突状细胞和巨噬细胞等多种免疫细胞浸润攻击而使免疫系统受损，组织损伤。

2. 临床表现

多见于中年以上女性。患者的主要症状有眼干、口干、唾液腺及泪腺肿大，类风湿关节炎等结缔组织病症。由于唾液腺腺泡细胞萎缩，唾液分泌减少，出现口干。由于泪腺受侵，泪液分泌停止或减少，角膜及球结膜上皮破坏，引起干燥性角结膜炎。患者眼有异物感、摩擦感或烧灼感，畏光、疼痛、视物疲劳。半数患者伴有类风湿关节炎，约 10% 的患者伴系统性红斑狼疮。

3. 治疗

主要为对症治疗。眼干可用人工泪液滴眼，也可以用硅酮栓行泪点封闭，以缓解眼干症状。口干用人工唾液湿润口腔，缓解不适感。注意口腔卫生、减少逆行性感染的机会。伴发急性炎症时可用抗生素治疗。继发念珠菌感染时，应用抗真菌药物。"养阴生津，清热润燥"的中药亦可缓解症状，阻止病变进展。免疫调节剂，如胸腺素，可调节细胞免疫功能，使其与体液免疫相平衡。免疫抑制剂如羟氯喹、泼尼松、雷公藤总苷等，对继发性舍格伦综合征有类风湿关节炎或类肿瘤型舍格伦综合征患者可考虑应用。对于类肿瘤型舍格伦综合征，可采用手术治疗，切除受累腺体，以防止恶性变。

三、唾液腺黏液囊肿

黏液囊肿（mucocele）是最常见的唾液腺瘤样病变，其中包括一般的黏液囊肿和舌下腺囊肿。

1. 病因

根据病因及病理表现的不同，可分为外渗性黏液囊肿及潴留性黏液囊肿。

（1）外渗性黏液囊肿：占黏液囊肿的80%以上，组织学表现为黏液性肉芽肿或充满黏液的假囊，无上皮衬里。实验研究提示外渗性黏液囊肿是由创伤引起的。

（2）潴留性黏液囊肿：组织学表现为上皮衬里、潴留的黏液团块及结缔组织被膜，发病原因主要是导管系统的阻塞，可由微小唾液腺结石、分泌物浓缩或导管系统弯曲等原因所致。

2. 临床表现

（1）黏液囊肿：好发于下唇及舌尖腹侧。囊肿位于黏膜下，表面仅覆盖一薄层黏膜，故呈半透明、浅蓝色小泡，状似水疱，质地软而有弹性。囊肿很容易被咬伤而破裂，流出蛋清样透明黏稠液体，囊肿消失。破裂处愈合后，又被黏液充满，再次形成囊肿（图6-22）。

（2）舌下腺囊肿：常见于青少年，可分为3类：1）单纯型：占大多数，囊肿位于舌下区，呈浅紫蓝色，扪之柔软有波动感。常位于口底一侧（图6-23）。较大的囊肿可将舌抬起，状似"重舌"。囊肿因创伤而破裂后，流出黏稠而略带黄色或蛋清样液体，囊肿暂时消失。数日后创口愈合，囊肿长大如前。2）口外型：又称潜突型，主要表现为下颌下区肿物，而口底囊肿表现不明显。触诊柔软，与皮肤无粘连，不可压缩。3）哑铃型：为上述两型的混合，即在口内舌下区及口外下颌下区可见囊性肿物。

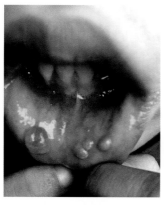 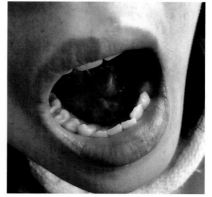

图6-22　黏液囊肿（摘自　　　　图6-23　舌下腺囊肿
胡静老师文献资料）　　　　（摘自胡静老师文献资料）

3. 治疗

（1）小唾液腺黏液囊肿：最常用的治疗方法为手术切除，将囊肿连同其表面部分黏膜完整切除。

（2）舌下腺囊肿：根治的方法是切除舌下腺，残留部分囊壁不致造成复发。对全身情况不能耐受舌下腺切除的患者及婴儿，可做简单的袋形缝合术，待全身情况好转或婴儿长至4~5岁后再行舌下腺切除术。

四、唾液腺肿瘤

唾液腺肿瘤是唾液腺组织中最常见的疾病，绝大多数系上皮性肿瘤，少数为间叶组织来源的肿瘤。唾液腺上皮性肿瘤的病理类型十分复杂，不同类型的肿瘤在临床表现影像学表现、治疗和预后等方面均不相同。

（一）唾液腺良性肿瘤

唾液腺肿瘤中，良性肿瘤占 75% 左右，其中以多形性腺瘤及沃辛瘤（Warthin tumor）最常见。

1. 多形性腺瘤

多形性腺瘤（pleomorphic adenoma）又称混合瘤（mixed tumor）。其生物学特性不同于一般良性肿瘤。包膜可能不完整，有时在包膜中可见到瘤细胞存在。如采用剜除术或手术中肿瘤破裂，极易造成种植性复发。部分病例可发生恶变，因此该瘤属"临界瘤"（border line tumor）。

（1）临床表现：最常见于腮腺，其次为下颌下腺，舌下腺极少见。发生于小唾液腺者，以腭部为最常见。任何年龄均可发生，但以 30～50 岁为多见，女性多于男性。肿瘤生长缓慢，常无自觉症状。肿瘤界限清楚，质地中等，扪诊呈结节状，一般可活动。当肿瘤在缓慢生长一段时期以后，突然出现生长加速，并伴有疼痛、面神经麻痹等症状时，多为恶变。

（2）治疗：手术切除，不能做单纯肿瘤摘除，即剜除术，而应在肿瘤外正常腺体组织内切除。腮腺多形性腺瘤手术应保留面神经，下颌下腺多形性腺瘤常包括下颌下腺一并切除（图 6-24、图 6-25）。

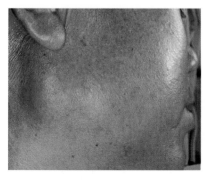 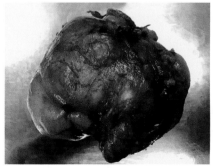

图 6-24　腮腺多形性腺瘤　　　图 6-25　术中腮腺多形性腺瘤剜除后
（摘自胡静老师文献资料）

2. 沃辛瘤

沃辛瘤（Warthin tumor）又称腺淋巴瘤（adenolymphoma）或乳头状淋巴囊腺瘤（papillary cystadenoma lymphomatosum）。其组织发生与淋巴结有关，在胚胎发育时期，腮腺和腮腺内的淋巴组织同时发育，腺体组织可以迷走到淋巴组织中。这种迷走的腺体组织发生肿瘤变，即为沃辛瘤。

（1）临床表现：多见于男性，好发于年龄在40～70岁的中老年，患者常有吸烟史，其发病可能与吸烟有关。可有肿块时大时小的消长史。绝大多数肿瘤位于腮腺后下极（图6-26）。扪诊肿瘤呈圆形或卵圆形、表面光滑，质地软，有时有囊性感。肿瘤常呈多发性，约12%患者为双侧腮腺肿瘤，也可以在一侧腮腺出现多个肿瘤。有些患者术后又出现肿瘤，不是复发而是多发。

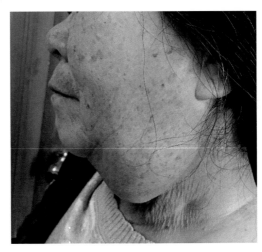

图6-26　沃辛瘤

（摘自胡静老师文献资料）

（2）治疗：手术切除。由于肿瘤常位于腮腺后下极，可考虑行连同肿瘤以及周围0.5cm以上正常腮腺切除的部分腮腺切除术。这种方式不同于剜除术，不会造成复发，但可保留腮腺导管及大部分腮腺的功能。术中应切除腮腺后下极及其周围淋巴结，以免出现新的肿瘤。

（二）唾液腺恶性肿瘤

恶性肿瘤约占唾液腺肿瘤的25%，其中以黏液表皮样癌和腺样囊性癌为最常见。

1. 黏液表皮样癌

黏液表皮样癌（mucoepidermoid carcinoma）根据黏液细胞的比例、细胞的分化、有丝分裂象的多少，以及肿瘤的生长方式，分为高分化和低分化两类。分化程度不同，肿瘤的生物学行为及预后大不一样。

（1）临床表现：女性多于男性，发生于腮腺者居多，其次为腭部和下颌下腺，也可发生于其他小唾液腺，特别是磨牙后腺。高分化者常呈无痛性肿块，生长缓慢。肿瘤体积大小不等，边界可清或不清，质地中等偏硬，表面可呈结节状。腮腺肿瘤侵犯面神经时，可出现面瘫症状，术后可以复发，但颈部淋巴结转移率低，血行性转移更为少见。

与高分化者相反，低分化黏液表皮样癌生长较快，可有疼痛，边界不清，与周围组织粘连。腮腺肿瘤常累及面神经，颈淋巴结转移率高，且可出现血行性转移，术后易复发。因此，高分化黏液表皮样癌属低度恶性肿瘤，而低分化黏液表皮样癌属高度恶性肿瘤。前者较常见，后者少见。

（2）治疗：以手术治疗为主，高分化者应尽量保留面神经，除非神经穿入肿瘤或与肿瘤紧密粘连。与肿瘤粘连而分离保留面神经的患者可采用术中液氮冷冻加术后放疗或 ^{125}I 放射性粒子组织内植入以杀灭可能残留的肿瘤细胞。高分化者如手术切除彻底，可不加术后放疗而低分化者宜加用术后放疗。高分化者不必作选择性颈淋巴结清扫术，低分化者则需行选择性颈淋巴结清扫术。

2. 腺样囊性癌

腺样囊性癌（adenoid cystic carcinoma）过去曾称"圆柱瘤"（cylindroma），根据其组织学形态，可以分为腺样/管状型及实性型，前者分化较好，后者分化较差。

（1）临床表现：最常见于腭部小唾液腺及腮腺，其次为下颌下腺。发生于舌下腺的肿瘤，多为腺样囊性癌。肿瘤易沿神经扩散，常出现神经症状，如局部疼痛、面瘫、舌麻木或舌下神经麻痹。肿瘤侵袭性极强，与周围组织无界限。肿瘤易侵入血管，血行性转移率高达 40%，转移部位以肺为最多见，颈淋巴结转移率低。

（2）治疗：手术切除。手术设计时，应比其他恶性肿瘤扩大手术正常周界，术中宜行冷冻切片检查，以确定周围组织是否正常。术后常需配合放疗，以杀灭可能残留的肿瘤细胞。术后可选用化疗，以减少血行性转移。

（钟晓敏）

第八节　颞下颌关节疾病

一、颞下颌关节

颞下颌关节（temporomandibular joint，TMJ）是颌面部具有转动和滑动运动的左右联动关节，也是颅颌面部唯一活动的关节。这个关节在人体中属于小关节，由髁状突、颞骨下颌窝、关节结节、关节盘及关节韧带组成，左右联动形成一联合关节，主理张口闭口和咀嚼运动。颞下颌关节允许下颌上提、下降、前进、后退及侧方运动，在开口、闭口活动中，髁状突在下颌关节腔内沿髁状突中心通过的冠状轴转动，下颌骨体部表现为下降和上提。作前、后运动时，关节盘连同髁状突一起在上关节腔内围绕位于关节结节内的冠状轴，作弧形滑动。侧方运动则为由一侧髁状突在下关节腔内原位作垂直轴上旋转，而对侧髁状突连同关节盘在上关节腔内向前移动，其结构和功能都是人体最复杂的关节之一。颞下颌关节的主要功能是参与咀嚼、语言、吞咽和表情等。咀嚼运动时，关节要承受压力，而在语言及表情功能时，关节运动又非常灵巧，可见颞下颌关节的解剖结构是既稳定又灵活。当颞下颌关节发生改变时，常会对其功能产生一定的影响。主要涉及颞下颌关节的疾病有颞下颌关节紊乱病、颞下颌关节创伤（包括骨折）、颞下颌关节强直、颞下颌关节脱位、颞下颌关节感染、颞下颌关节发育异常及颞下颌关节肿瘤等，其中最多见的是颞下颌关节紊乱病，是口腔科中继龋病、牙周病和错𬌗畸形之后发病率第四的常见病。

二、颞下颌关节紊乱病

颞下颌关节紊乱病（temporomandibular disorder，TMD）是指累及颞下颌关节或（和）咀嚼肌，具有一些共同症状如下颌运动异常（开口受限、绞索、开口型异常）、疼痛（开闭口或咀嚼时关节区或周围的肌肉疼痛）、弹响和杂音为主的许多临床问题的总称，实际上包含了几大类性质不完全相同的疾病：

（1）无器质性改变的咀嚼肌疼痛（肌筋膜痛）；

（2）无器质性改变但有组织结构位置的改变，如关节盘和髁状突相对位置改变引起的各种关节盘移位；

（3）存在组织结构的病理改变（器质性病变），如滑膜炎症（关节痛）和骨关节病（关节软骨和骨的退行性改变）。

颞下颌关节紊乱病任何年龄都可发病，发病率男女无明显区别，但通常临床以20～30岁青壮年多见，女性明显多于男性（3：1～9：1）。患者就诊时常伴有关节的弹响、破碎音和杂音等，开始时发生在一侧，常常两侧均可累及。可以是功能紊乱性质，也可以是关节结构的异常，甚至是器质性改变如关节软骨和骨的破坏，严重者会引起牙和颌骨的畸形，但是颞下颌关节紊乱病一般有自愈性或自限性，史宗道等报告65%的调查人群具有TMD的某些症状体征，较重和严重者占10.3%，症状年发病率8.9%、症状年自愈率为42.9%，体征年发病率17.5%、体征年自愈率为37.6%。因为该病的自愈性特点，在TMD人群中，大约有3.6%～7%TMD患者会主动寻求治疗。

（一）病因

目前主流观点认为关节解剖因素、𬌗因素、创伤因素、关节负荷过重因素、肌群功能紊乱因素、炎症免疫因素、精神心理因素及其他诸如不良习惯等因素是TMD发病的主要因素，但TMD的具体发病机制，目前尚未清楚，许多学者认为是在多因素相互作用下发生的。多因素致病模式通常是几个因素共同作用的结果，某一个体是否发病可能与致病因素的多和强弱有关。某一个体致病因素越多，发生该疾病的可能性越大；某一致病因素越强，发生疾病的可能性也就越大。每一个因素起的作用因人而异，有的可能以精神因素为主，有的可能以解剖因素为主导，有的可能是由微小创伤造成，有的可能是两个因素造成，有的则可能是其中三个因素造成。多因素在致病过程中的作用不同，我们可以把这些致病因素分为易感因素、促发因素和持续因素。

（二）治疗

其治疗以消除疼痛，减轻不良负荷，恢复功能并提高生活质量为主。优先选择保守治疗，包括热敷、理疗、封闭、针灸、服药、殆垫（图6-27）、调殆等治疗。颞下颌关节紊乱病的外科治疗主要包括，关节注射治疗、关节冲洗治疗、关节内镜术、关节盘复位术、关节盘穿孔修补术、关节盘切除术、关节盘置换术、髁突切除术、髁突高位切除术、髁突刨削术、关节结节切除术、关节结节增高术、颞下颌关节成形术、全关节置换术等。

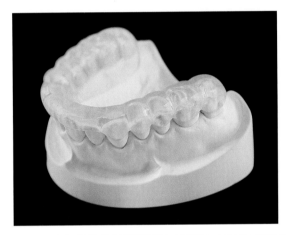

图6-27 殆垫［洋紫荆牙科器材（深圳）有限公司供图］

三、颞下颌关节脱位

髁状突滑出关节窝以外，超越了关节运动的正常限度，以至不能自行复回原位者，称为颞下颌关节脱位。临床上按部位分可分为单侧或双侧脱位；按性质分可分为急性、复发性和陈旧性脱位；按脱位方向分有前方、后方、上方和侧方脱位。以急性和复发性前脱位较为常见。急性脱位应尽快手法固定；复发性脱位可关节腔或关节囊注射硬化剂、翼外肌注射肉毒素、手术改变关节结构等；陈旧性脱位则多需手术治疗。

（一）急性前脱位病因

在正常情况下，大开口末期，髁状突和关节盘从关节窝向前滑动，止于关节结节之下方或稍前方。如果有咀嚼肌紊乱的患者，当大开口末期，例如打哈欠、唱歌、吃大块食物、呕吐等时，翼外肌继续收缩把髁状突过度地向前拉过关节结节，同时闭颌肌群发生反射性收缩，就使髁状突脱位于关节结节前方，而不能自行退回至原位。有学者提出关节结节过高或关节结节前斜面过陡是前脱位的解剖因素。另外，下颌骨颏部在张口状态下受到外力作用或在使用开口器、全身麻醉经口腔插管使用直接喉镜时滥用暴力等均可使颞下颌关节脱位。急性颞下颌关节脱位的临床表现可为单侧，也可为双侧。

（二）临床表现

双侧脱位症状：下颌运动失常，患者呈开口状，不能闭口，唾液外流，语言不清，咀嚼吞咽困难，面中下 1/3 变长，前牙开𬌗、反𬌗，后牙早接触，双侧耳屏前方初诊有凹陷感，在颧弓下可触及移位的髁状突。单侧急性脱位的症状与双侧脱位症状类似，只是上述症状显示在患侧，患者开口困难，颏部中线及下前牙中线偏向健侧，健侧后牙可表现为反𬌗状态。

（三）治疗

颞下颌关节急性脱位后应及时复位，否则脱位关节周围逐渐由纤维组织增生后则难以复位。

1. 复位

复位前应做好思想准备，充分放松，才能使复位顺利进行。

（1）口内法：患者端坐在椅子上，头部紧靠墙壁，下颌牙𬌗面位置稍低于术者双臂自然下垂肘关节水平。术者站立于患者前方，两拇指缠绕以纱布（防止咬伤）置于患者口内后牙区牙面上，并尽可能向后。其余手指握住下颌体部下缘，复位时拇指压下颌骨向下，力量逐渐增大，其余手指将颏部缓慢上推，当髁突移到关节结节水平以下时，再轻轻将下颌向后推动。此时髁状突即可滑入关节窝而得以复位。有时在复位瞬间能听到清脆的弹响声。当下颌复位时，由于咀嚼肌反射性收缩使上下牙关紧闭，可能咬伤术者拇指，所以在即将复位闭颌时，应将拇指迅速滑向颊侧前庭，以免咬伤。当双侧同时复位有困难时，可先复位一侧再复位另一侧。

（2）口外法：患者和术者的体位同口内法。复位时术者用两拇指放在患者两侧突出于颧弓下方的髁状突前缘，然后用力将髁状突向下方挤压。此时患者感觉下颌酸麻，术者同时用两手的示、中指托住两下颌角、以无名指、小指托住下颌体下缘，各指配合使下颌角部和下颌体部推向前方，此时髁状突下降并可向后滑入关节窝而得到复位。

有时候由于脱位时间长，咀嚼肌发生痉挛，关节局部水肿、疼痛，或者由于患者不能很好地放松以配合复位，手法复位常比较困难，此时可先行局部热敷或关节周围和咬肌神经封闭后再用上述方法复位，往往能取得一定效果。个别情况脱位时间长达数日或数周，一般复位方法常常无效，此时可使用全身麻醉，配合肌松弛剂进行复位。

2. 限制下颌运动

为了使脱位时被牵拉过度受损的韧带、关节盘和关节囊得到修复，必须在复位后固定下颌 3 周左右，限制开颌运动。固定的方法宜采用颅颌绷带。如复位后未固定或固定时间太短，被撕裂的组织未得到完全修复，可以继发复发性脱位及颞下颌关节紊乱病。

四、颞下颌关节强直

颞下颌关节强直（temporomandibular joint ankylosis）是因为关节内或关节外器质性病变导致患者长期开口困难或完全不能开口的疾病。临床上可以分为两类：一类为发生在关节内的病变，导致关节纤维性或骨性粘连，称为关节内强直；另一类是发生在关节外的病变如颌间挛缩，致使关节不能运动，称为关节外强直。

（一）关节内强直

1. 病因

主要原因是关节创伤，高发年龄是儿童和青少年。受伤方式以颏部受力影响关节较为常见，轻者关节挫伤，重者可导致髁状突骨折，临床以髁状突骨折较为常见。在髁状突骨折病例中，矢状骨折和粉碎性骨折是最容易继发关节强直的两种骨折类型，其共同损伤特点是关节面受到破坏和关节盘发生移位。关节感染是次要原因，局部感染多源于化脓性中耳炎，由于解剖上中耳与颞下颌关节相邻，在儿童岩鼓裂处只有薄层软组织隔开，中耳炎的脓液可直接扩散到关节，引起关节内感染。也可源自血源性感染，如脓毒血症、败血症等所导致的血源性化脓性关节炎。其他原因还可见于产钳损伤、强直性脊柱炎、骨化性肌炎、类风湿关节炎等。

2. 临床表现

1）开口困难：关节内强直的主要症状是进行性开口困难或完全不能开口。病史较长，一般在几年以上。开口困难程度因强直性质而不同，纤维性强直可有一定的开口度，高度钙化的骨性强直则有可能完全无法开口。开口困难造成进食困难，通常只能由磨牙后间隙处缓慢吸入流质或半流质。

2）下颌骨发育障碍：儿童时期发生关节强直可继发面下部发育畸形。下颌畸形程度一般随年龄增长而日益明显。单侧强直可表现为面型不对称，颏部偏向患侧。患侧下颌体、下颌支短小，相应面部反而丰满，健侧下颌由于生长发育正常，面部反而扁平、狭长，因而常常容易误诊为健侧强直。双侧强直患者由于双侧下颌发育障碍，下颌内缩、后退，上颌相对前突，形成小颌畸形面容。发病年龄越小，畸形越严重。部分患者因下颌后缩严重，相应软硬组织特别是舌和舌骨均处于后缩位置，咽腔缩小，造成上呼吸道狭窄，可以引起阻塞性睡眠呼吸暂停综合征。

3）𬌗关系紊乱：下颌骨发育障碍造成面下部垂直距离变短，牙弓变小而狭窄。因此，牙的排列和垂直方向生长均受阻碍，结果造成𬌗关系紊乱，通常表现为下颌磨牙向舌侧倾斜，下颌牙的颊尖咬于上颌牙的舌尖，甚至无法接触；下颌切牙向唇侧倾斜呈扇形分离。如果关节强直发病在发育期以后，面部畸形和咬合关系紊乱的表现则不明显。

4）髁状突活动减弱或消失：用两手小指末端放置于两侧外耳道内，拇指放在颧骨处做固定，让患者做开闭口运动。检查者可以通过外耳道前壁感觉强直侧关节没有动度或动度极小，而健侧关节则存在活动度。

3. 治疗

关节内强直一般需手术治疗。在施行手术前必须有正确的诊断。首先确定是关节内强直还是关节外强直；确定强直的性质是纤维性还是骨性；病变是单侧或双侧，以及病变的部位和范围，才能制定正确的手术计划。手术一般分两种，一种是关节松解术，主要适用于纤维性强直；另一种是关节成形术，通过关节成形去除部分或整个关节骨球，并进行关节重建。关节松解术的手术原则是彻底清除关节内的纤维组织，摘除残余骨折片，在关节前内侧找到移位的关节盘，予以复位和缝合固定，此对于预防关节强直的复发至关重要。

（二）关节外强直

1. 病因

常见的病因是创伤，如上颌结节和下颌升支开放性骨折或火器伤以及伤后感染，均可在上下颌间形成挛缩和瘢痕，颜面部各种物理的或化学的 III 度烧伤后，造成面颊部组织广泛瘢痕，也是常见病因之一。

2. 临床表现

1）开口困难：关节外强直的主要症状是开口困难或完全不能开口。

2）口腔或颌面部瘢痕挛缩或缺损畸形：颌间挛缩使患侧口腔龈颊沟变浅或消失，并可触到范围不等的索条状瘢痕区。

3）髁状突活动减弱或消失：与关节内强直比较，多数挛缩的瘢痕较关节内强直的骨性粘连有伸缩性，所以开颌运动时，患侧髁状突尚可有轻微运动，尤其在侧方运动时，活动更为明显，但如颌间瘢痕已骨化，呈骨性强直时，则髁状突的活动也会消失。

3. 治疗

关节外强直的治疗一般都需要采用外科治疗。在施行手术前同样必须鉴别是关节内强直还是关节外强直。关节外强直的手术方法是切断和切除颌间挛缩的瘢痕；凿开颌间粘连的骨质，恢复开口度。如颌间挛缩的瘢痕范围较小，可用断层游离皮片移植消除瘢痕，切除松解后遗留的创面。

根据颌间瘢痕的范围不同，一般采取两种手术方式：

（1）颌间瘢痕较局限，主要在颊侧黏膜或上下颌牙槽骨间，此时可采取口腔内切开和切除瘢痕，同时用开口器使之开口到最大程度，根据创面大小可选择黏膜瓣或取中厚皮片游离移植消灭创面；

（2）颌间瘢痕已波及上颌结节和髁状突区或整个上下颌之间，此时若从口腔内外贯通手术，不仅不容易到达深部瘢痕区域，而且瘢痕没有完全松解，在不能张大口状态下操作困难，如遇到深部动脉出血则更加难以止血。因此宜从下颌下缘切开，行口内外贯通手术，显露下颌升支和喙突外侧面，切除喙突和下颌支前缘部分骨质，由此进入上颌与下颌之间的瘢痕粘连区，切开和切除深部瘢痕，同时用开口器使开口到最大限度，然后根据不同情况使用各种皮瓣移植以消除术区遗留创面。

（许　勇）

第九节　颌面部神经疾患

支配口腔颌面部的感觉与运动功能的主要脑神经是三叉神经和面神经。因此口腔颌面部的主要神经疾患大多与此两对脑神经有着密切关系。三叉神经为第Ⅴ对脑神经，是最粗大的脑神经，是头面部的主要感觉神经和咀嚼肌的运动神经，因此与之相关的疾病最常见的是三叉神经痛（trigeminal neuralgia）和咀嚼肌群的一些相关疾患。面神经为第Ⅶ对脑神经，是抑制集运动神经纤维、内脏感觉纤维及内脏运动纤维于一体的混合神经，与之相关的疾患则以面神经麻痹和面肌痉挛最常见。本章将简单介绍三叉神经痛、创伤性面神经损伤及贝尔面瘫。

一、三叉神经痛

1. 临床表现

三叉神经痛主要表现为剧烈的阵发性疼痛，疼痛骤然发生，闪电式，极为剧烈。疼痛可自发，也可由轻微地刺激"扳机点"所引起，每次发作时间一般持续数秒、数十秒或1~2分钟又骤然停止。两次发作之间为间歇期，无任何疼痛症状。病症的早期一般发作次数较少，持续时间较短，间歇期较长；但是随着疾病的发展发作越来越频繁，间歇期亦缩短，常给患者带来巨大的身心痛苦。

2. 病因及发病机制

三叉神经痛病因及发病机制比较复杂，到目前为止尚未明确，目前的研究涉及多个学科，在微循环、免疫和神经生化方面的研究也取得进展，虽然现有的研究都未能对该病的临床表现做出完满的解释，但是已认识到三叉神经痛是多因素互相影响、共同作用的结果。各因病因学说可大致归结为周围病因学说和中枢病因学说两方面，免疫因素和生化因素也对三叉神经痛的发生和发展有着重要的作用。

3. 鉴别诊断

头面部有疼痛表现的疾病多达几十种，与三叉神经痛容易混淆的疾病有十几种，如牙源性疾病、鼻咽及颌面部恶性肿瘤、鼻窦炎、舌咽神经痛、灼口综合征、颞下颌关节病、疱疹后神经痛、持续性特发性面痛等。在鉴别中要认真对待病史，把握疼痛的性质、发作特点和扳机点的存在，关注伴随症状和有无异常体征，常可得出初步的印象。另外，神经阻滞麻醉能否暂时遏止疼痛的发作也是鉴别要点之一。

4. 治疗

关于三叉神经痛的治疗，虽然有些新药物已应用于临床，在外科治疗方面也进入到内镜、微创介入治疗的阶段，而且一部分患者已经能够从病因上解决问题，但是目前的治疗方法存在不尽如人意的地方。因此，国内外学者都主张采用先保守治疗，并首选药物治疗，当保守治疗无效或者不能耐受药物的副作用时再选择外科治疗。保守治疗主要以药物治疗（如卡马西平）、封闭治疗、激光治疗为主。外科治疗首先是针对三叉神经干进行毁损性封闭、切断或撕脱、射频热凝；其次是对半月神经结水平进行射频热凝、球囊压迫、甘油注射；最后为三叉神经根及脑干水平的血管减压术、神经根切断术、立体定向放射外科等。

二、面神经疾患

面神经是支配颌面部表情肌的主要运动神经。该神经的损伤将会带来面部表情肌的运动障碍，即面神经麻痹（facial paralysis）。它是以面部表情肌的运动障碍为主要特征的一种常见病，也称为面瘫。

根据病变发生的部位不同，分为中枢性面瘫和周围性面瘫两种：

（1）中枢性面神经麻痹病损位于面神经核以上至大脑皮层中枢之间，即当一侧皮质脑干束受损时，称为中枢性或核上性面神经麻痹；

（2）周围性面神经麻痹的面神经运动纤维发生病变所造成的面瘫，其病变可位于脑桥下部、中耳或腮腺等。

口腔颌面外科就诊患者中多以周围性面瘫为主，最常见的原因为各类创伤引起的创伤性面神经损伤（traumatic facial nerve injury）和贝尔面瘫（Bell's palsy）。面肌痉挛（facial spasm）则是阵发性不规则半侧面神经支配面部表情肌的部分或全部的不自主抽搐或痉挛。本节将对这三种在口腔颌面外科较常见的疾病做简单阐述。

（一）创伤性面神经损伤

1. 病因

创伤在面瘫发病因素中居第二位，近年来其发生率不断增高。主要是颌面部创伤、耳外科、医源性后遗症、肿瘤以及其他疾病所致。其中颌面部创伤及医源性创伤是最主要的致病因素。其损伤多发生在面神经周围支，一般不伴有泪液分泌异常及舌前 2/3 味觉丧失。

2. 临床表现

面瘫的典型症状：静态时患侧额纹消失或减少，鼻唇沟变浅或消失，口角歪斜，偏向健侧。严重者整个颜面部歪斜，患侧睑裂变大，流泪，睑、球角膜充血、炎症甚至导致失明。动态时患侧抬头无力或不能抬额头；皱眉无力或不能皱眉；眼睑不能完全闭合；不能耸肩；鼓腮漏气或不能鼓腮；噘嘴、微小及大张口时口角歪斜。恢复期还可出现患侧的连带运动或患侧的过度运动等后遗症。

3. 治疗

面神经损伤后的治疗方法主要有手术及非手术治疗两大系统。

非手术治疗以药物及物理治疗为主，药物治疗除以前传统的神经营养药物及皮质类固醇类药物的应用外，近十年来迅速发展的神经生长因子已广泛应用于临床，物理疗法中功能训练显得更为有效，我国则更多应用中草药制剂及针灸治疗。这些非手术治疗手段在暂时性面瘫及创伤性面瘫的急性期应用较多，但对其疗效评价及适应证选择尚缺乏更深入系统的研究。

手术治疗方法有各类面神经与其他临近部位的神经吻合术、神经移植术、血管化神经移植术、跨面神经移植术血管化游离肌肉移植术及血管神经化游离肌肉移植术等（图 6-28）。

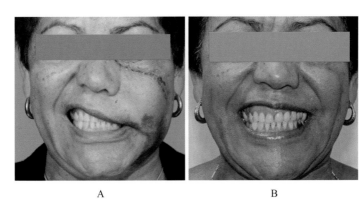

A. 创伤性面神经损伤手术前；B. 创伤性面神经损伤手术后

图 6-28　创伤性面神经损伤

（二）贝尔麻痹

1. 病因

贝尔麻痹是指临床上不能肯定病因的不伴有其他体征或症状的单纯性周围性面神经麻痹，病因不明确，一般认为是由于外界因素（如寒冷、病毒感染及机体的应激状态）引起面神经不同部位供血小动脉痉挛，从而造成面神经因缺血而水肿，进一步又使血管受压导致缺血加重，因而产生面神经麻痹或瘫痪。

2. 临床表现

临床上发病突然，发病前一般无先觉症状，常在晨起时发现有面瘫症状，多单侧发生，仅个别为双侧发生。多见于青壮年，男性多于女性。发病后进展迅速，可于数小时内或 1～2 天达到面瘫最大程度。临床均表现为完全性面瘫状态：患侧口角下垂，上下唇因口轮匝肌瘫痪而不能紧密闭合，故发生饮水漏水、不能鼓腮、吹气等功能障碍。上下眼睑不能闭合的原因是眼轮匝肌瘫痪后，失去了受动眼神经支配的上睑提肌保持平衡协调的随意动作，致睑裂扩大、闭合不全、露出结膜；用力紧闭时则眼球转向外上方，此称为贝尔征（Bell sign），且由于不能闭眼常患结膜炎。前额纹消失与不能皱眉是贝尔面瘫或周围性面瘫的重要临床表现，也是与中枢性面瘫鉴别的主要依据。临床表现取决于病变部位：受限如果病变在茎乳孔附近，则表现为完全性面瘫；其次如果病变部位更高，在鼓索及镫骨肌的神经分支，可能会出现听觉过敏；病变波及膝状神经节可能会出现外耳道疱疹，并有耳郭及外耳道感觉疼痛及剧痛；如果病变波及经过膝状神经节的岩浅大神经，还可能出现泪液分泌障碍；病变在脑桥与膝状神经节之间，感觉与分泌功能障碍一般较轻；如果累及听神经可能有耳鸣眩晕。

3．分期及治疗

贝尔面瘫的自然发展可分为 3 个阶段即急性期、缓解期和后遗症期。急性期的治疗原则是改善面部血液循环，促使面部水肿、炎症消退，以防面神经进一步受损。缓解期的治疗原则是尽快使神经传导功能恢复和加强面部表情肌功能的训练。后遗症期即面瘫症状不再有好转或出现连带运动、面肌抽搐或痉挛等并发症，该期的治疗原则主要是对症治疗，即对面部畸形的康复性矫治。贝尔面瘫大多数预后良好，其预后与其病情严重程度，治疗是否及时、恰当，以及患者的年龄的因素有关。多数患者 2～3 个月内完全恢复。症状轻者可无神经变性，2～3 周即开始恢复，1～2 个月即可恢复正常；有神经变性者常需 3～6 月才能恢复，这类患者面肌功能训练对预后影响很大；严重者恢复时间很长甚至不能完全恢复。因此发病急性期的治疗措施及缓解期的肌肉功能训练对预后影响较大。

4．预后

目前判断面瘫预后优劣的较好方法是采用神经电图检查。大量研究认为发病后 3 周神经电图检查对预后的判定最准确。如该检查在发病后 24 小时内进行，患侧波幅如在发病后检查不低于 90%，常预示面瘫预后良好。

（三）面肌痉挛

1．病因

面肌痉挛亦称半面痉挛，为阵发性不规则半侧面神经支配面部表情肌的部分或全部的不自主抽搐或痉挛等。其发病原因尚未明确，可能是在面神经传导通路上的某些部位存在的病理性刺激所引起，有中枢学说和周围学说两种假说。中枢学说主要认为是面神经核或核上部受刺激或失控引起；而更多的人则支持周围病变学说，认为是颅内周围面神经干受压迫致使面神经脱髓鞘变引起。其他可能的病因包括动脉硬化和高血压病变。少数病例属于各种原因所致面神经麻痹的后遗症。

2．临床表现

面神经痉挛多发于中老年患者，女性多于男性。起病缓慢，无自愈性。痉挛为突发、阵发，有节律，不能控制，可持续几秒至十几分钟，多发于一侧，双侧发病者极少见。当精神紧张或疲惫时加重，不能控制，睡眠时停止发作。疾病早期抽搐多从下睑开始，呈间歇性，以后逐渐扩展至同侧其他表情肌。少数可伴有疼痛，个别有头痛、患侧耳鸣、同侧舌前味觉改变等症状。神经系统检查一般无阳性体征，晚期可有表情肌轻度瘫痪。该病无缓解期，疾病呈缓慢进展，额肌少受累，颈阔肌可受累。根据病史及临床表现，面肌痉挛者可有肌纤维震颤，肌电图可有纤颤点位，而无脑电图异常。面肌痉挛应注意与癔症性眼睑痉挛、习惯性眼睑痉挛、三叉神经痛的痛性抽搐以及小脑桥角部位的肿瘤、炎症或面神经瘤、颅脑损伤等相鉴别。有时还应与舞蹈病及手足徐动症相鉴别。

3．治疗

面肌痉挛发病原因不明，因此目前仍缺少理想的治疗方法。目前临床常用的治疗方法类似于三叉神经痛的治疗方法，包括镇静药物及抗癫痫药物的应用；神经营养药物的应用；超声波及钙离子导入等药物理疗方法；对以上治疗效果不好的，可用局部或面神经主干封闭的疗法，如还不能解决问题，则考虑采用射频温控热凝术使面神经变性，使神经元失活后会出现面瘫等并发症，应注意把握适应证和术后护理。

目前对手术治疗面肌痉挛的争议较大，早期采取的面神经绞榨术、切断术及其他面神经吻合术等已被弃用，较新的颅内微血管减压术则因手术太大，一般患者很难接受，且远期疗效有待进一步证实。

近年来肉毒素在治疗半面神经痉挛及眼睑痉挛中获得良好效果。肉毒素是由肉毒梭菌在生长繁殖过程中所分泌的一种神经外毒素，能够抑制周围运动神经末梢突触前膜乙酰胆碱释放导致所支配肌肉松弛性麻痹，近年来被广泛应用于眼睑痉挛、面神经痉挛等病例的治疗，以及一些 12 岁以上的斜视患者。在面肌痉挛治疗中主要的后遗症为类似早期面瘫的表现，其次是应向患者交代肉毒素治疗有效期常在 3～6 个月，且有复发倾向。

（许　勇）

第十节　唇　腭　裂

唇腭裂（lip /palate cleft）是发生在口腔颌面部最常见的先天畸形。口腔在受精卵第 14 天开始发育，唇在胚胎第 6 周左右形成，而腭在胚胎第 9 周左右形成，唇腭裂的发生是由于各种环境或遗传因素造成的面突融合障碍。如果上颌突与球状突之间的融合过程中受到某种干扰，不能成功结合，就发生了单侧、双侧唇裂或 / 和腭裂。

一、唇腭裂的发病因素

当前国际上对唇腭裂致病原因尚未十分明确，可能的因素有以下几点：

1. 遗传因素

有些唇腭裂患儿直系或旁系亲属中可见类似畸形发生率明显高于普通人群，因此，唇腭裂受遗传因素的影响得到绝大多数学者的认同。

2. 营养因素

动物试验研究表明母鼠孕期缺乏维生素可能导致小鼠发生包括腭裂在内的各种畸形，但这是否意味着人类也会因为缺乏类似的物质而导致先天畸形的发生尚不十分明确。

3. 感染和损伤

临床研究发现孕妇怀孕初期某些损伤如子宫及邻近部位的损伤可影响胚胎的发育而导致畸形。

4. 内分泌因素

动物试验研究表明，给孕期小鼠注射一定量的激素，其生产的幼鼠中可出现腭裂，因此认为妊娠期妇女因各种原因导致的自体肾上腺皮质激素分泌增加可能诱发先天性胎儿畸形。

5. 药物因素

多数药物可经胎盘进入胚胎，有些药物如苯妥英钠、环磷酰胺、美克洛嗪、沙利杜安等均可致畸。

6. 物理因素

胎儿发育期，如孕妇频繁接触放射线或微波等可能影响胎儿的生长发育而导致唇腭裂。

7. 烟酒因素

流行病学调查资料表明，妊娠期妇女大量抽烟酗酒可增加胎儿患唇腭裂的概率。

由此可知口腔颌面部畸形的致病因素是多种多样的，可能是多种因素共同作用的结果。由于病因尚不十分明确，因此妊娠早期有目的的采取措施积极预防是非常必要的。

二、唇腭裂的分类、治疗

（一）唇裂的分类

1. 根据累及的部位分类

（1）单侧唇裂

单侧不完全性唇裂：裂隙自唇红缘裂开未至鼻底；

单侧完全性唇裂：裂隙自唇红缘裂开至鼻底，即整个上唇包括鼻底完全裂开。

（2）双侧唇裂

双侧不完全性唇裂：裂隙自双侧唇红缘裂开未至鼻底；

双侧完全性唇裂：裂隙自双侧唇红缘裂开至鼻底，即双侧上唇包括鼻底完全裂开；

双侧混合性唇裂：一侧上唇完全裂开，另一侧不完全性裂开。

2. 根据裂隙程度分

Ⅰ度唇裂：裂隙局限于唇红部位；

Ⅱ度唇裂：裂隙自唇红延续至上唇，但鼻底处未裂开；

Ⅲ度唇裂：裂隙自唇红缘至鼻底完全裂开。

（备注：双侧唇裂可按单侧唇裂分类方式根据左右分别描述）。

（二）腭裂的分类

1. 软腭裂

腭部裂隙局限于软腭部分，有时仅为悬雍垂处裂开。

2. 不完全性腭裂

裂隙自软腭部分延续至部分硬腭部位。

3. 单侧完全性腭裂

裂隙自软腭部至切牙孔完全裂开，并斜向一侧至牙槽骨，与牙槽部裂隙相连。

4. 双侧完全性腭裂

裂隙自软腭部想前裂开，至切牙孔处向两侧延伸直达牙槽骨，鼻中隔、前颌突及前唇部孤立于上颌牙槽突正中部位。

（三）唇裂的治疗

　　唇裂患儿一般通过唇裂修复术来修复唇部外形和功能，以恢复正常上唇形态，单侧唇裂的患者要使修复后的患侧同正常侧对称，双侧唇裂的患者不仅要两侧对称，而且要尽量符合正常的上唇解剖形态（图6-29）。修复术应注意恢复口轮匝肌的连续性，使上唇在行使功能时具有正常形态，同时需恢复患侧鼻部的正常解剖形态。对于初次修复手术不能完全矫正的唇、鼻畸形，要为下一次继发畸形矫治留有余地。一般认为进行单侧唇裂整复术最合适的年龄为3～6个月。双侧唇裂整复术一般宜6～12月时进行手术。早期性手术可尽早恢复上唇外形和功能，使瘢痕组织减少到最小程度。但对于手术年龄，应根据患儿的身体状况具体对待，如患儿血红蛋白过低，发育迟缓或尚有胸腺肥大者应适当推迟手术治疗时间。

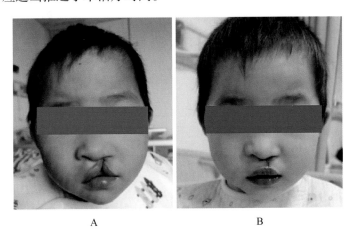

A. 唇裂手术治疗前；B. 唇裂手术治疗后

图6-29　唇裂手术治疗前后

（四）腭裂的治疗

　　腭裂整复手术的主要目的是恢复腭部解剖形态，改善腭部生理功能，重建良好的腭咽闭合功能，为患儿吮吸、吞咽、语音、听力等创造生理功能基础。腭裂患儿最佳手术年龄至今国内外尚存争议。对于单纯腭裂患儿的治疗时机，目前国内主流观点建议在8～18个月即1周岁左右为宜。如果患儿唇裂伴发腭裂，则应分阶段进行手术。即在最佳治疗时期内先行唇裂修复术，术后6个月可酌情行二次手术修复腭裂。例如对于单侧唇裂伴发腭裂的患儿，可在3～6个月时行唇裂修复术，若术后恢复良好，则可于9～12个月（即1周岁前后）行二次手术修复腭裂。若患儿为双侧唇裂伴发腭裂，则建议于6～12个月时修复双侧唇裂，如患儿恢复良好则可于半年后再次行腭裂修复术（图6-30）。

（五）唇腭裂序列治疗

　　由于唇腭裂畸形对患者造成的影响是随着生长发育而出现的，患儿在不同年龄时

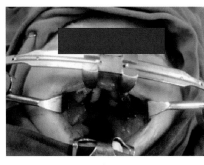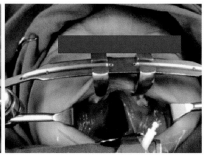

A. 唇裂手术治疗前；B. 唇裂手术治疗后

图 6-30 唇裂手术治疗前后

期出现相应的独特问题，因而相关治疗应该是循序渐进的，而不是某个手术或某个阶段可以完成的。为了达到较理想的治疗效果，需要几种专科医生共同合作参与综合治疗，这是目前国际上多专业协助组序列治疗概念产生的初衷，因此唇腭裂序列治疗的概念被提出。它是指由相关专家组成的治疗组对唇腭裂患儿不同时期的状况作评价和诊断，制订切实可行的治疗方案并予以实施。

唇腭裂治疗小组至少包括以下组成成员：

（1）口腔科有关专业医生：包括儿童牙医、牙正畸医生；

（2）医学专业及有关健康保健专业医生：儿科医生、整形外科医生或颌面外科医生、语言病理医生、测听及耳科医生。

唇腭裂治疗小组序列治疗程序：

1. 第一阶段（上颌骨矫治期：出生～18 个月）

唇裂整复术：目前国际上大多数学者主张暂时延时手术，排除其他并发先天畸形的可能性。一般来说"3 个 10 律"仍用来衡量唇裂整复的最佳时机，即是患儿有 10 周龄；10 磅体重；10 克血色素。

上颌骨矫治（3～9 月龄）：3 月龄左右行唇裂整复术后，单侧或双侧完全性唇腭裂患者上颌牙弓一般会发生塌陷，这是由于唇裂术后唇组织张力增加压迫所致。

腭裂整复术：腭裂整复术一般选择 12 月龄到 2 岁，主要是为了挽救患儿的语音功能，腭裂手术恢复腭部肌肉的连续性即所谓咽环结构，可以改善听力和吞咽功能。

2. 第二阶段（乳牙列阶段：18 月龄到 5 岁）

每 3～4 个月做定期检查，以中断龋病发生，应持续到序列治疗的整个过程完成。

3. 第三阶段（乳牙后期到混合牙列期：6～10 岁或 11 岁）

主要集中处理创伤性咬𬌗和排齐后牙。矫正创伤性咬𬌗对于保护牙列中有关牙牙釉质是必要的，常规上颌扩弓可以矫正后牙弓塌陷。对于未进行过初期牙槽骨的患者扩弓非常重要，一旦矫治完成，需要用被动维持器保持。牙槽骨植骨不但促进语音，而且有利于牙列排列、外形和社会心理等健全发育。

4. 第四阶段（恒牙列期：12 至 18 岁）

大多数唇腭裂患者需要不同程度地按常规正畸方法治疗，但是随着发育的进行，很多患者会发生面中部发育不足，面对这类患儿的颌骨手术需推迟至患儿十岁后才能施行。

有时候严重的前颌骨后缩常规正畸方法是无法矫正的，在这些病例中常选择 Lefort Ⅰ前徙上颌骨。

单侧或双侧唇裂畸形上唇表现为过长或过短，过紧张，缺乏唇红组织，口哨畸形，唇珠过显并偏移等。在发育最终完成前不可能准确地估计畸形程度，因此通常将Ⅱ期整复延迟到 15 至 20 岁。

总之，序列小组虽然组成各异，但包括的专业人员应涉及患者的一般发育及健康状况、牙列发育、面部美学、心理健康、听力及语言发育。序列小组成员之间以及与患儿和家属之间必须加强有效的交流，成员之间应相互尊重其他人的意见，灵活制订和实施治疗方案，并通过小组讨论会的方式，周期性地对以前的治疗过程进行评价，制订相应的变换方案。

（许　勇）

第十一节　牙颌面畸形

牙颌面畸形（dentomaxillofacial deformities）是一种因颌骨生长发育异常引起的颌骨体积、形态结构以及上、下颌骨之间及其与颅面其他骨骼之间的位置关系失调，表现为颜面外形异常，咬合关系错乱与口颌系统功能障碍，又称为骨性错殆（skeletal malocclusion）。以研究和诊治牙颌面畸形为主要内容的学科称为正颌外科学（orthognathic surgery），它集口腔颌面外科学、口腔正畸学、美学、心理学、解剖生理学、围手术学以及麻醉学等相关学科的新理论和新技术为一体，特别是采用现代外科手术与口腔正畸治疗相结合的方式，通过颌骨专用手术器械，矫治通常由单独的正畸或手术治疗难达到满意效果的骨性牙颌面畸形。

一、牙颌面畸形的病因

（一）先天因素

1. 遗传因素

颅面形态是由遗传基因控制，因而具有显著的遗传特征，表现为种族和家族的颅面相似性，即个体的面型具有同一家族所共有的基本特征。因此，某些牙颌面畸形，如下颌发育过度和上颌垂直向发育过度等可由遗传因素引起。

2. 胚胎发育异常

在口腔颌面部的胚胎发育过程中，特别是胎儿发育期母体内环境异常，如母体妊娠期营养不良、内分泌紊乱、损伤、感染，或某些致畸药物的影响，均可导致各胚突的发育或连接融合发生障碍，引起颌面系统的相应畸形。

（二）后天因素

后天（获得性）因素是指在出生后的个体生长发育阶段，任何引起口颌系统生长发育障碍的因素，均可导致牙颌面畸形的发生，常见的致病因素如下：

1. 代谢障碍和内分泌功能失调

在婴幼儿期，由于慢性营养不良，维生素 D 缺乏，致使钙、磷代谢障碍，影响骨骼正常而协调的生长发育，导致佝偻病，引起以下颌骨为主的牙颌面畸形。

2. 不良习惯

儿童时期的不良习惯，如吮吸手指，咬笔杆等未能得到纠正，可引起上前牙前突、开𬌗，严重者尚可引起下颌后缩伴上颌前突畸形。

3. 损伤及感染

在颌面发育期，尤其是少儿时期发生的颌面部损伤和感染性疾病，如颌骨骨折、颞下颌关节损伤，特别是由之引起的颞下颌关节强直，以及因颌骨骨髓炎引起的骨质破坏或因肿瘤切除等所致的颌骨缺损，均可导致颌面部的生长发育异常，引起牙颌面畸形。

4. 其他

如病因尚不清楚的进行性偏面萎缩，是出生后，主要在个体生长发育期出现的一侧面部软硬组织呈进行性萎缩和生长发育障碍，最终引起严重而复杂的牙颌面畸形。

二、牙颌面畸形的检查与诊断

对于牙颌面畸形患者的诊断，即在于揭示牙颌面畸形的性质、特征、部位及其类型。为此，必须全面收集病史，进行必要的检查，进而对汇集的资料进行分析，最后得出诊断。

（一）询问病史

按医学常规对患者的现病史、既往史及家族史进行询问，应着重了解其药物过敏史、哮喘史、手术外伤史、出血倾向以及麻醉输血史等。对患者的主诉和治疗要求、年龄、职业、家庭及生活状况等应有所了解，通过医生和患者包括其家属之间的谈话可以了解其心理状况。

（二）全身检查

正颌外科手术通常在全身麻醉下进行，因此必须进行全身健康检查与生化检验，以排除手术与麻醉禁忌。

（三）专科检查

1. 颌面部外形与功能检查

着重检查面部比例是否匀称。正常人颜面部垂直比例应呈均衡的三等分，即发际点至眉间点、眉间点至鼻下点、鼻下点至颏下点，三部分的高度应基本相等，即各占 1/3。以口角为界又将面下 1/3 分为二等分，即鼻下点至口角距是口角至颏下点距的 1/2。

还需对口颌系统功能，包括咀嚼肌和面、唇肌的功能进行检查，以及颞下颌关节、下颌运动（张口度，侧方及前伸）等方面的专科检查。

2. 口腔内检查

口腔内检查应注意牙齿咬合关系、牙体牙周健康、有无缺失牙及阻生齿等。记录前牙覆𬌗覆盖及后牙安氏分类，还要观察上下牙中线是否对齐等。对龋齿及牙周病要及时治疗，最好进行一次全口洁牙。获取上下牙列石膏咬合模型，记录牙、牙槽突、龈颊沟、唇颊系带以及牙弓等的形态和位置。牙𬌗模型是对畸形进行诊断设计及疗效评估不可缺少的重要资料。

3. 头颅影像学检查

X 线摄影是确定诊断、制订治疗计划的重要步骤，通常包括全颌曲面断层片及头颅侧位片。有不对称畸形存在者应补充头颅正位片，必要时应摄取颞下颌关节 X 线片，对复杂畸形患者还可补充 CT 扫描与三维图像重建。

4. 颌面及牙𬌗摄影

对牙颌面畸形患者应该拍摄颜面部正位、侧位及斜侧位面像以及口内正、侧位咬合像，用于资料的记录和治疗前后的对比。

（四）X 线头影测量分析

X 线头影测量分析用于正颌外科的目的在于协助诊断，弄清畸形的特征，并用测量分析所取得资料进行治疗设计、疗效预测和评价（图 6-31、图 6-32）。

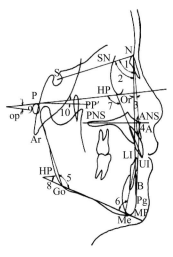

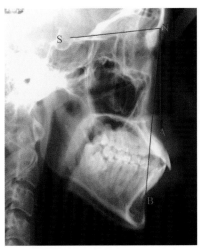

图 6-31　头影描绘图　　　　图 6-32　头颅侧位 X 线像
（摘自胡静老师文献资料）

（五）诊断

根据专科检查结果及 X 线头影测量资料，将所得数据与相应正常值进行比较分析，从而了解颌骨是否存在异常及其程度，结合临床得出诊断。正确的诊断对拟定正确的治疗计划十分重要。

在临床上，对牙颌面畸形进行诊断与鉴别诊断的要素如下：

（1）分析畸形发生的原因，是先天性、发育性还是继发性。

（2）明确畸形的性质，是牙性或是骨性错𬌗。

（3）明确畸形部位，是上颌还是下颌，或者是双颌畸形。

（4）弄清畸形累及方向、范围与严重程度，是矢状向发育异常还是垂直向不调，或两个方向均累及，是否存在不对称畸形等。

三、牙颌面畸形的治疗程序及步骤

在治疗方案确定后，必须按照严格的治疗程序进行，方可获得最佳的治疗效果及避免可能出现的偏差。正颌外科的治疗程序如下所述。

（一）术前正畸治疗

正颌外科患者术前正畸治疗（presurgical orthodontic treatment）的目的不是用正畸手段来矫正牙颌畸形，而是为成功施行正颌外科手术做准备，因此其矫治原则与一般的正畸治疗并不一样（图 6-33）。

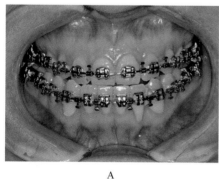
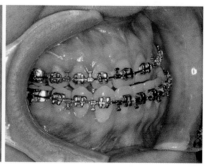

A   B

A. 口内正位像；B. 口内侧位像

图 6-33 正颌手术前正畸治疗

（二）正颌外科手术

当术前正畸治疗结束后，颌面外科医师应与口腔正畸医师一道对原定手术方案再做一次评估和预测。正确的术前设计和对预定方案的顺利实施是保证手术成功的重要条件。外科医生应在术前对手术后牙颌面结构的位置关系有清楚的预见，正颌外科和一般的口腔颌面外科疾患的手术治疗不一样，不是探查性手术，没有特殊情况不能在术中任意改变手术方式。施行精确的骨切开术是确保正颌手术成功的关键，因此，除一般手术器械外，为了保证手术的安全性与准确性，还需配备颌骨手术动力与坚固内固定系统，例如各种类型的微型骨锯、骨钻以及钛板、钛钉等。这些专用手术设备与器械的妥善配置是顺利完成正颌外科手术的一个必要条件。

（三）术后正畸与康复治疗

术后正畸治疗（postsurgical orthodontic treatment）的目的是进一步排齐牙列和整平牙弓，关闭牙列间隙，并作牙位及𬌗位的精细调整，最终建立起稳定良好的𬌗关系，避免或减少术后复发。术后正畸治疗时间以骨组织基本愈合，颌骨关系处于相对稳定的时期开始。目前，正颌外科手术多采用坚固内固定技术，术后约4-5周即可开始正畸治疗，同时进行以恢复颌周肌肉及颞下颌关节功能为目的康复训练。

（四）随访观察

术后应定期随访检查牙颌关系出现的变化。手术后移动过的骨块在愈合过程中，通常会出现轻微的移位，导致轻度开𬌗，覆盖变浅或加深等，这些问题通过术后正畸矫正。如果出现明显的畸形复发，及时通知外科医生进行相应的处理。术后正畸治疗一般在6个月内完成。正畸治疗完成后还应仔细观察4～6周，若无复发倾向，再拆除固定矫正器，并制作保持器，稳定治疗效果。治疗结束后最好定期复查一段时间。

四、常用正颌外科手术

有关外科矫正颌骨发育畸形的术式多达十几种，多要求在经鼻腔气管内插管全麻下进行，本节重点介绍 LeFort I 型骨切开术及下颌支矢状骨劈开术。临床上可针对不同类型的牙颌面畸形，选择某种术式或几种术式联合进行矫治。

（一）LeFort I 型骨切开术

LeFort I 型骨切开术（LeFort I osteotomy）又称为全上颌骨水平骨切开术（total horizontal maxillary osteotomy）。该式基本上是按上颌骨 LeFort 典型骨折分类的 I 型骨折线的走向和部位，切开上颌窦各壁，仅保留以腭侧黏骨膜为主的软组织蒂。使断离的上颌骨在不同方向移动或旋转，用以矫治涉及上颌骨大小与位置异常的畸形。

手术适应证包括以下两类：

（1）上颌三维方向（前后、垂直与横向）发育不足或过度；

（2）上颌𬌗平面倾斜。

在临床上，LeFort I 型骨切开术多与下颌手术配合用来矫治双颌畸形。

（二）下颌支矢状骨劈开术

下颌支矢状骨劈开术（sagittal split ramus osteotomy，SSRO）是由欧洲颌面外科医师 Obwegeser 于 1957 年首次报道，后经改进，成为矫治下颌骨发育性畸形最为常用的一种术式。

该手术的适应证为：

（1）前突下颌，矫正下颌发育不足；

（2）后退下颌，矫正下颌发育过度。

五、正颌外科的术后并发症

正颌外科手术视野狭窄，口腔颌面部神经血管丰富，在手术时及手术后均可能发生意外出血、骨折以及呼吸道梗阻及伤口感染等并发症。因此在术前、术中及术后应采取有效措施予以预防与处理。正颌外科手术的常见并发症如下所述。

1. 出血和血肿

出血（hemorrhage）和血肿（hematoma）是正颌手术最常见的并发症，上下颌骨的手术均可发生，多因伤及知名血管或骨髓腔持续渗血所致。由于渗血引起的颌下与口底部位的血肿形成应给予高度重视，尽早处理。

2. 呼吸道梗阻

由于组织肿胀或血肿形成导致的呼吸道梗阻（airway obstruction）是正颌外科术后一种急性危重并发症，应时刻警惕，在术前和术中就应采取措施预防其发生，术后还应严密监护，及时发现和处理。

3. 颌骨意外骨折

意外骨折（unfavorable split）系指在施行正颌外科手术时，由于各种原因致颌骨在非设计部位或骨切开线部位发生断裂。主要发生在下颌支矢状骨劈开术，升支垂直骨切开术及下颌角截骨成形术时。

4. 周围神经损伤

正颌外科手术可能损伤三叉神经分支，甚至有损伤面神经的报道。下颌升支部手术可能损伤下牙槽神经，颏成形术可能损伤颏神经。

5. 牙根损伤、牙髓坏死，骨块坏死或骨不连接

牙根损伤可发生于根尖下骨切开术及牙根间垂直切骨时，牙根损伤或骨切开线距根尖过近可致牙髓血运障碍，牙髓坏死。颌骨的整体移动一般不会发生骨坏死或不愈合，而切开移动的牙 - 骨块越小，其营养蒂也越小，也愈容易发生坏死或骨不连接的问题。

6. 颞下颌关节脱位

颞下颌关节脱位可能发生于下颌支垂直骨切开术后，也见于下颌角截骨成形术导致的髁突意外骨折与错位。

7. 创口感染

口腔虽属细菌污染环境，但术后发生感染的机会不多，这与颌面部血供丰富抗感染能力强有关，抗生素的使用也大大降低了创口感染概率。

8. 术后畸形复发

复发是指手术矫正后的颌骨部分或全部回到术前位置的情况。复发是一个较复杂而具有普遍性的问题，导致术后复发的主要原因有：牙-骨段的切开和移动不充分，固定不牢靠或过早拆除固定装置。

（钟晓敏）

第十二节　口腔颌面外科学的未来发展趋势

口腔颌面外科是口腔医学的重要分支，它也是临床医学的重要分支之一，与临床医学的很多分支学科在防治疾病的思想、理论、原则和技术上互相渗透和交叉。现阶段对大多数疾病的病因和发病机制仍然不是十分清楚，很多治疗仍然停留在对症治疗阶段。对大多数疾病的预防更是束手无策。

进入 21 世纪以来，随着医学技术的发展与进步，对各类口腔颌面外科领域疾病的诊断、治疗技术得到了提高。主要表现在以下几个方面：

（1）随着分子生物学的发展，以基因组学和蛋白质组学为核心的分子生物学技术必将推动和促进口腔颌面部肿瘤、先天性唇腭裂等有关疾病的研究。人类基因组计划全基因组测序的完成解决了遗传信息库的问题，为了进一步了解这些基因的功能以及其如何发挥作用，蛋白质作为细胞的功能单位有其自身特有的活动规律，其结构复杂促使越来越多的研究者将口腔颌面外科学的研究方向集中在蛋白质水平上，通过基因组学和蛋白质组学的研究来探索口腔颌面部肿瘤、先天性疾病的相关发病机制。

（2）随着基因工程，克隆技术，干细胞研究的发展，口腔颌面部畸形修复和重建领域有望得到新的突破。当今生命科学发展异常迅猛，干细胞研究又是其中最为引人注目的研究领域。随着干细胞应用技术不断突破，其在口腔颌面修复和重建领域的应用呈现愈来愈光明的前景，干细胞研究的深入必将推动组织工程技术的快速发展。目前已经从颌面部分离、纯化、培养了多种干细胞，并促使其形成骨、骨髓、牙本质、牙骨质，甚至是牙周韧带。将来利用患者的自体细胞修复颌面部的软硬组织缺损，既能避免免疫排斥反应，又能获得足够的组织量，还能避免供区手术并发症的发生。

（3）各类计算机辅助技术的开展和应用将极大提高口腔颌面外科疾病诊断、治疗过程中的准确性和效率。主要包括三方面：影像诊断、手术预演和模拟、术中导航。其中，计算机辅助导航系统是在获取影像数据后，与手术视野进行配准，然后运用虚拟现实技术，在计算机内形成虚拟的手术空间，利用光学、电磁学等各种类型的定位仪进行跟踪，显示手术器械、病变组织和正常解剖结构之间的动态三维空间位置关系，从而达到实时术中导航的目的。

（4）随着社会的进步，人们对生活质量要求的提高，口腔颌面部肿瘤治疗、牙颌面畸形治疗以及先天性唇腭裂治疗将越来越提倡序列治疗，在综合序列治疗过程中，多学科联合必将成为发展趋势，以达到提高生存率、治愈率，进而提升患者的生活质量。

（5）从口腔颌面外科医师的培养角度来看，口腔颌面外科专科医师培训将成为未来我国口腔颌面外科医师成长的必由之路。

身处飞速发展的时代中，广大口腔颌面外科医师应努力将自身的发展与广大人民群众的迫切需求相结合，扎实掌握口腔医学和临床医学的基本理论知识与临床技能，保持对医学科学的敬畏与不懈探索精神，中国口腔颌面外科事业必将在一代代口腔人的努力中不断前进，服务社会，造福人民。

（王予江）

参 考 文 献

［1］ 张震康, 俞光岩. 口腔颌面外科学 [M]. 北京: 北京大学医学出版社, 2013: 124-177.

［2］ FLINT PAUL. Cummings otolaryngology- head and Neck Surgery [M], 5th edition. 2010: 177-190.

［3］ VYTLA S, GEBAUER D. Clinical guideline for the management of odontogenic infections in the tertiary setting. Australian Dental Journal. 2017, 62 (4): 464-470.

［4］ SAMARANAYAKE, LAKSHMAN, MATSUBARA VICTOR H. Normal oral flora and the oral ecosystem [J]. Dental Clinics of North America. 2017, 61 (2): 199-215.

［5］ FLYNN, THOMAS R. What are the antibiotics of choice for odontogenic infections, and how long should the treatment course last [J]. Oral and Maxillofacial Surgery Clinics of North America. 2011, 23 (4): 519-536.

［6］ MARDINI SHAZA, GOHEL ANITA. Imaging of odontogenic infections. radiologic clinics of North America. 2018, 56 (1): 31-44.

［7］ 张震康, 俞光岩. 口腔颌面外科学 [M]. 北京: 北京大学医学出版社, 2013.

［8］ 邓辉. 儿童口腔医学 [M]. 北京: 北京大学医学出版社, 2005: 108-126.

［9］ 张益, 孙勇刚. 颌骨坚固内固定 [M]. 北京: 北京大学医学出版社, 2003.

［10］ EDGE STEPHEN B. AJCC cancer staging manual [M]. 7th edition. New York: Spinger, 2010.

［11］ ROBERT E MARX, DIANE STERN. Oral and maxillofacial pathology: a rationale for diagnosis and treatment [M]. Chicago: Quintessence Pub Co, 2003.

［12］ 张志愿. 口腔颌面肿瘤学 [M]. 济南: 山东科学技术出版社, 2004.

［13］ 邱蔚六. 口腔颌面外科理论与实践 [M]. 北京: 人民卫生出版社, 1998.

［14］ 高岩, 李铁军. 口腔组织学与病理学 [M]. 北京: 北京大学医学出版社, 2013: 160, 414, 415.

［15］ 孙弘, 孙坚. 颌面功能性外科学 [M]. 上海: 第二军医大学出版社, 2003.

［16］ 俞光岩. 涎腺疾病 [M]. 北京: 北京医科大学中国协和医科大学联合出版社, 1994, 56-255.

［17］ 俞光岩, 高岩, 孙勇刚. 口腔颌面部肿瘤 [M]. 北京: 人民卫生出版社, 2002, 324-381.

［18］ 俞光岩, 马大权. 功能性腮腺外科 [J]. 中国肿瘤临床, 2010, 37: 908-910.

［19］ 中华口腔医学会口腔颌面外科专业委员会涎腺疾病学组, 中国抗癌协会头颈肿瘤专业委员会涎

腺肿瘤协作组. 涎腺肿瘤的诊断和治疗指南 [J]. 中华口腔医学杂志, 2010, 45: 131-134.

[20] BARNES L, EVESON J W, REICHART P, et al. World Health Organization cassification of tumours. pathology & genetics, head and neck tumours [M]. Lyon: IARC Press, 2005: 209-282.

[21] NAHLIELI O, IRO H, MCGURK M, ZENK J. Modern management preserving the salivary glands. Herzeliye: lsradon Publishing House, 2007: 68-255.

[22] SU Y X, XU J H, LIAO G Q, et al. Salivary gland functional recovery after sialendoscopy [J]. Laryngoscope, 2009, 119: 646-652.

[23] SU Y X, LIAO G Q, ZHENG G S, et al. Sialoendoscopically assisted open sialolithectomy for removal of large submandibular hilar calculi [J]. J Oral Maxillofac Surg, 2010, 68: 68-73.

中英文名词对照索引

Z